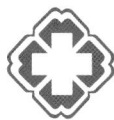

卫生改革与发展绿皮书

智库 中社 年度报告 Annual Report

教育部哲学社会科学发展报告项目

华中科技大学健康政策与管理研究院年度报告

中国医疗卫生事业发展报告

公共卫生应急管理体系改革与发展专题

2020

方鹏骞　　主编

中国社会科学出版社

图书在版编目（CIP）数据

中国医疗卫生事业发展报告.2020：公共卫生应急管理体系改革与发展专题／
方鹏骞主编．—北京：中国社会科学出版社，2022.12

ISBN 978 - 7 - 5227 - 1176 - 8

Ⅰ.①中… Ⅱ.①方… Ⅲ.①医疗保健事业—研究报告—中国—2020 Ⅳ.①R199.2

中国版本图书馆 CIP 数据核字（2022）第 242943 号

出 版 人	赵剑英	
责任编辑	喻　苗	
责任校对	胡新芳	
责任印制	王　超	

出　　版	中国社会科学出版社	
社　　址	北京鼓楼西大街甲 158 号	
邮　　编	100720	
网　　址	http://www.csspw.cn	
发 行 部	010 - 84083685	
门 市 部	010 - 84029450	
经　　销	新华书店及其他书店	

印　　刷	北京明恒达印务有限公司	
装　　订	廊坊市广阳区广增装订厂	
版　　次	2022 年 12 月第 1 版	
印　　次	2022 年 12 月第 1 次印刷	

开　　本	710×1000　1/16	
印　　张	18	
字　　数	286 千字	
定　　价	98.00 元	

编 委 会

（排名以姓氏笔画为序）

张　军　武汉市中医医院

张泽宇　清华大学医院管理研究院

陈　婷　武汉科技大学

李　敬　湖北中医药大学

闵　锐　华中科技大学

郑小芬　温州医科大学

侯　珺　山东大学齐鲁医院

唐昌敏　湖北中医药大学

徐　娟　华中科技大学

徐　静　广州市卫生健康技术鉴定和人才评价中心

龚光雯　湖北中医药大学

黄　娇　武汉大学中南医院

熊昌娥　武汉科技大学

前　　言

　　人类遭遇了近百年来影响范围最广的全球性大流行传染病，对全世界是一次严重危机和严峻考验。人类生命安全和健康面临重大威胁。习近平总书记强调：我们要强化底线思维，增强忧患意识，时刻防范卫生健康领域重大风险。只有构建起强大的公共卫生应急管理体系，健全预警响应机制，全面提升防控和救治能力，织密防护网、筑牢筑实隔离墙，才能切实为维护人民健康提供有力保障。

　　公共卫生事件应急管理是指政府相关部门为预防和处理公共卫生事件而进行的一系列应对活动，主要包括两方面内容：公共卫生事件的预防和准备；对已发生事件的整体控制和医疗援助。中国公共卫生应急管理体系以应急预案、应急管理体制、应急管理机制、应急管理法制为基础架构进行构建，形成相互作用与相互合作的协同管理机制。公共卫生应急管理工作主要由各级专业公共卫生机构、医院和基层医疗卫生机构完成。2021 年中国各级专业公共卫生机构、医院和基层医疗卫生机构分别有 13276 个、36570 个和 977790 个，近十年年均增长率分别为 1.08%、5.22%、0.63%，体系建设逐步加强，管理能力得到提升。

　　从重大疫情防控的实践经验来看，应对重大疫情和突发公共卫生事件必须要具备可靠的突发公共卫生事件防控管理体系，只有防控体系坚强有力、指挥灵敏高效，才能更有效快速地应对重大突发疫情。因此，建立健全公共卫生应急管理体系对于有效应对突发公共卫生事件、保障人民群众生命安全和身体健康、维护社会稳定和国家安全具有重要意义。

　　《中国医疗卫生事业发展报告》主要研究中国医疗卫生事业发展历史，发展现状和未来发展趋势。在广泛文献研究和大量数据收集的基础上，以专题形式系统回顾中国医疗卫生事业发展历史，分析了解中国医疗卫生事业发展现状，预测中国医疗卫生事业未来发展趋势和走向，为中国医疗卫生事业发展提供的智库参考建议与政策转化依据。本书联合知名高校、大型公立医院、省市疾控部门组建跨学科、跨部门的专家团队，将理论与实践相结合，在前序 6 部发展报告的基础上，致力于梳理中国公共卫生应急管理体系各环节发展现状与存在的主要问题，提出前瞻性改革策略与建议，包括应急管理体系建设、应急管理法制与预案建设、面向重大疫情的医疗保险政策分析、疾控体系人才队伍建设、公立医院医防融合机制研究、医疗救治与管理能力建设、护理应急管理、门诊应急管理、院感防控体系、应急物资储备与管理、基层卫生应急能力、中医药的应用、应急管理信息化建设、流行病学预测模型构建、疫苗研发与应用、公共卫生国际合作机制等多个领域，为系统重塑中国公共卫生应急管理体系的提供科学理论依据与决策参考。

本书内容兼具系统性、时代性、创新性和实践性，适合高等院校公共卫生与预防医学、临床医学、护理学、管理学、社会学等学科师生们、相关研究机构的研究人员、疾控机构专业人员、医院管理者与医务人员、基层医疗卫生机构卫生人员、卫生健康管理部门工作人员以及所有对健康政策与管理感兴趣的读者阅读、研讨。期望本书的出版能够对健康政策与管理领域的专家学者、研究人员、卫生健康决策者有所帮助，为健康中国发展战略的积极推进提供助力。

方鹏骞

2022 年 12 月 1 日

目 录

第一章

中国公共卫生应急管理体系

公共卫生应急管理是指政府和有关医疗卫生部门为防止和应对突发公共卫生事件发生而采取的一系列活动，主要包括两个方面：公共卫生事件的预防和准备；事件和医疗援助的总体控制。要想快速应对突发公共卫生事件，维护公众生命健康安全，稳定国家和社会安全，就必须建设一套完善的突发公共卫生事件管理体系。本章从"一案三制"的概念、内容、基础、发展和建设现状等方面对中国突发公共卫生事件管理体系建设的现状进行了描述，就目前管理体系的发展情况从许多方面分析了中国突发公共卫生事件管理体系目前所存在的问题，根据一些相关政策实施的效果，对中国突发公共卫生事件管理系统的未来发展方向进行了展望。

一 中国公共卫生应急管理体系现状

突发公共卫生事件，是指突发性地发生重大传染病、群体性不明原因疾病、重大食物中毒、职业中毒等严重影响公共卫生的事件，对公共卫生造成或者可能造成严重损害。①

---

① 中华人民共和国中央人民政府：《突发公共卫生事件应急条例》（2003 年 5 月 9 日中华人民共和国国务院令第 376 号公布，根据 2011 年 1 月 8 日《国务院关于废止和修改部分行政法规的决定》修订），2021 年 6 月 10 日，http：//www. gov. cn/zhengce/2020 – 12/26/content_5574586. htm。

（一）公共卫生应急管理体系的建设与发展

1. 新中国建立至改革开放

新中国建立初期，应急管理体系主要是建立在安全生产事故处理、自然灾害救援（如地震、水灾、地质灾害等）的实践经验上，公共卫生应急管理以单一主管部门的应对型管理为主，采取"发生—反应式"应对模式，应急管理的主要工作是紧急事件发生后的救灾救援，而事件发生前的公共卫生预防设施、资源配置等尚未引起重视。

在此阶段，中国的各级卫生行政部门未设立专门的卫生应急机构，通常在紧急事件发生后，由政府管理部门牵头，设立临时现场指挥办公室（或机构），全面负责突发事件所在地的救援工作，卫生职能部门作为应对工作的一部分临时参与其中，没有形成系统的应急管理体系。[①] 1953年国家批准建立属于卫生行政部门管理的事业单位性质的卫生防疫站，该机构在公共卫生领域内具有执法监督与技术管理的双重职能。这一阶段的卫生应急事业在国家建设的需要下取得了斐然的成就，在全国范围内逐步防治了天花、鼠疫、霍乱和黑热病等多种急慢性、发病率极高、危害重大的传染病，以及杜绝了血吸虫病等地方病的大规模流行，为中国突发公共卫生事件管理体系的发展奠定了基础。同时突发公共卫生应急的法律体系也未建立起来，故未针对性形成从预防、应对、救援到重建的公共事件应急管理体系。[②]

2. 改革开放至 SARS 疫情暴发

改革开放后，虽然中国迅速发展的社会经济给公共卫生事业的发展奠定了有力的经济基础，但应急管理体系的建设与发展逐渐显得相对滞后，针对突发公共卫生事件的预测以及防控不够及时，且应对和处置突发公共卫生事件以及发生之后善后的能力同样也没有明显的提高。造成这一现象的主要原因是国家对公共卫生的应急管理体系的人才建设、资

---

① 徐婷、鲍勇、王韬：《中国公共卫生应急管理体系的变迁与效果分析》，《中国公共卫生》2020 年第 12 期，第 1704—1706 页。

② 朱荟、陆杰华：《中国特色公共卫生应急联动体系的支撑条件与实践路径》，《上海行政学院学报》2021 年第 2 期，第 4—14 页。

金投入、基础建设不足、指挥管理不得当、信息交流不够畅通、应急防控管理体系不够完善且管理机制不够健全等方面。由于某些应急管理组织机构的突发公共卫生事件的应急管理机制不够完善，从而信息传输不够畅通，致使突发公共卫生事件发生以后各个应急相关部门难以迅速、有效、协调地进行应对。①

2001 年，疾病预防控制中心和卫生监督所由原有的卫生防疫站正式独立出来，这场改革从一个侧面预示着中国的卫生防疫工作向疾病预防的转变。但此时中国的经济体制、社会结构以及治理体系发生剧烈的转变，而突发公共卫生事件应急管理的顶层设计显著落后，具体体现在公共卫生应急管理的制度规划不清，这使得突发公共卫生应急体系的体制机制进一步固化，治理有效性呈现下降趋势。②

3. SARS 疫情暴发之后

2003 年，中国发生特重大公共卫生应急事件——SARS（Severe Acute Respiratory Syndrome，严重急性呼吸道综合征，简称 SARS 或者非典）疫情暴发，推动了中国公共卫生应急管理工作的进程，中国开始重视突发公共卫生事件的防控，开始意识到公共卫生安全极为重要，因此党中央国务院高度重视突发公共卫生事件应急管理体系的建设，一方面加快了应急管理体系的建设工作，另一方面加快了应急管理机制的建设工作。2004 年召开的党的十六届四中全会上再次重点提出：要形成统一指挥下的功能齐全、协调有序、运转高效、反应灵敏的应急管理机制，整个社会的公共卫生应急体系要尽快健全，从而进一步维护公众安全，维持社会稳定，同时进一步提高对突发公共卫生事件的预警时效性和突发公共事件发生之后的应对能力。③ 自中国的国务院应急办公室于 2005 年 12 月正式成立以来，中国开始了以法律法规为指导对突发卫生事件的全过程进行深化改革的历程，但对突发性传染病应急管理方面有所轻视。2018

---

① 张晓玲：《新中国成立以来中国突发公共卫生事件应急管理的发展历程》，《中国应急管理科学》2020 年第 10 期，第 43—49 页。

② 朱荟、陆杰华：《中国特色公共卫生应急联动体系的支撑条件与实践路径》，《上海行政学院学报》2021 年第 2 期，第 4—14 页。

③ 张晓玲：《新中国成立以来中国突发公共卫生事件应急管理的发展历程》，《中国应急管理科学》2020 年第 10 期，第 43—49 页。

年，国务院组建应急管理部，并且规定了应急管理负责制定国家总体应急预案和对其他部门专项预案进行指导的职能。

（二）公共卫生应急管理体系的建设现状

从 SARS 疫情暴发，临时性建立突发公共卫生事件应急预案开始，政府系统性进行总结反思，展开了"全面—主动"的应急管理体系建设，从无到有、从被动到主动、从局部到覆盖全国的公共卫生应急管理体系逐渐建立起来。随后中国以"一案三制"（应急预案、应急管理体制、应急管理机制、应急管理法制）为基础结构来对中国的公共卫生应急管理体系进行构建和不断完善，四者之间不可分割、相互作用、相互补充。[①]

1. 公共卫生应急管理预案建设

突发公共卫生事件不能完全避免，且其经常不确定地突然发生，往往给公众生活以及社会秩序带来巨大的危害，但当其发生时，中国政府以及相关卫生部门会以突发公共卫生事件应急预案为指南，来及时、有效地控制和消除突发公共卫生事件的继续蔓延以及其带来的危害，同时能更有效预防各种突发公共卫生事件的发生，从而最大限度地减少突发公共卫生事件给公众以及社会带来的危害，可见公共卫生应急预案建设极为重要。

2003 年 11 月，国务院成立应急预案工作组。2004 年，国务院办公厅发布了指导方针，《国务院有关部门单位制定和修订突发公共事件应急预案框架指南》和《省（区、市）人民政府突发公共事件总体应急预案框架指南》；6 月至 12 月，国务院应急预案特别会议共审议通过 105 项专项计划和部门计划。2005 年 1 月，国务院原则上审查批准了《国家突发公共事件总体应急预案》，并于 2005 年 4 月颁布实施。建立了符合中国国情的"分类管理、分级责任、区段结合、属地管理"的应急管理体系建设目标，有效推动了"统一指挥、灵敏响应、区域管理"的应急机制形成。[②] 应急预案一般针对突发卫生事件的类型、危害程度等因素来制定，

---

① 徐婷、鲍勇、王韬：《中国公共卫生应急管理体系的变迁与效果分析》，《中国公共卫生》2020 年第 12 期，第 1704—1706 页。

② 金其林、许建、徐斌等：《中国卫生应急体系建设的现状与分析》，《中国医药指南》2012 年第 34 期，第 357—359 页。

同时它还明确了突发卫生事件发生之前、正在发生以及发生之后各个卫生相关部门以及人员的职能和职责，也明确了针对具体的突发卫生事件所应采取的具体措施等。（见图 1-1）

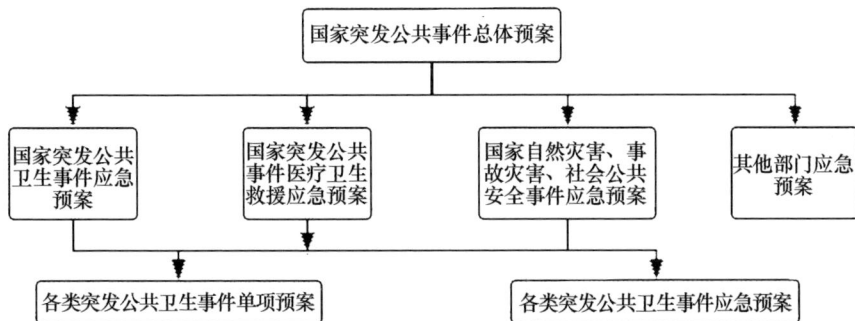

图 1-1　中国突发公共卫生事件预案体系

国家突发公共卫生事件应急预案主要由 8 个部分组成：总则，应急组织体系及职责，突发公共卫生事件的监测、预警与报告，突发公共卫生事件应急处置的保障，突发公共卫生事件的应急反应和终止，善后处理，预案管理与更新，附则。2013 年国务院发布《突发事件应急预案管理办法》，要求进一步修改补充应急预案，完善并提高各地应急预案质量。①

2. 公共卫生应急管理体制建设

管理体制的核心是各级管理机构的建立、职权的分配和相互协调。其实力直接影响到管理的效率和效果。应急管理体系是各级应急管理机构的法律地位、相互权利分配关系、组织形式和运行模式。②

根据《国家突发公共卫生事件应急预案》的内容规定，中国公共卫生应急管理体系建设的基本原则是统一领导、分级负责（见图 1-2）。即当突发公共卫生事件发生时，根据卫生事件发生的危害程度，国务院领

① 徐婷、鲍勇、王韬：《中国公共卫生应急管理体系的变迁与效果分析》，《中国公共卫生》2020 年第 12 期，第 1704—1706 页。

② 金其林、许建、徐斌等：《中国卫生应急体系建设的现状与分析》，《中国医药指南》2012 年第 34 期，第 357—359 页。

导国家卫生健康委员会以及卫生相关部门组建应急指挥部并依照应急预案来指挥指挥部应对和处置突发事件。自治区、直辖市应当视突发公共卫生事件的严重程度设立相应的应急指挥机构，合理组织本行政区域内的工作人员、适当调配物资和运输工具来参加应急工作，协调全区医疗救助机构、疾病预防控制中心等有关部门的应急工作，制定统筹应对方案。①

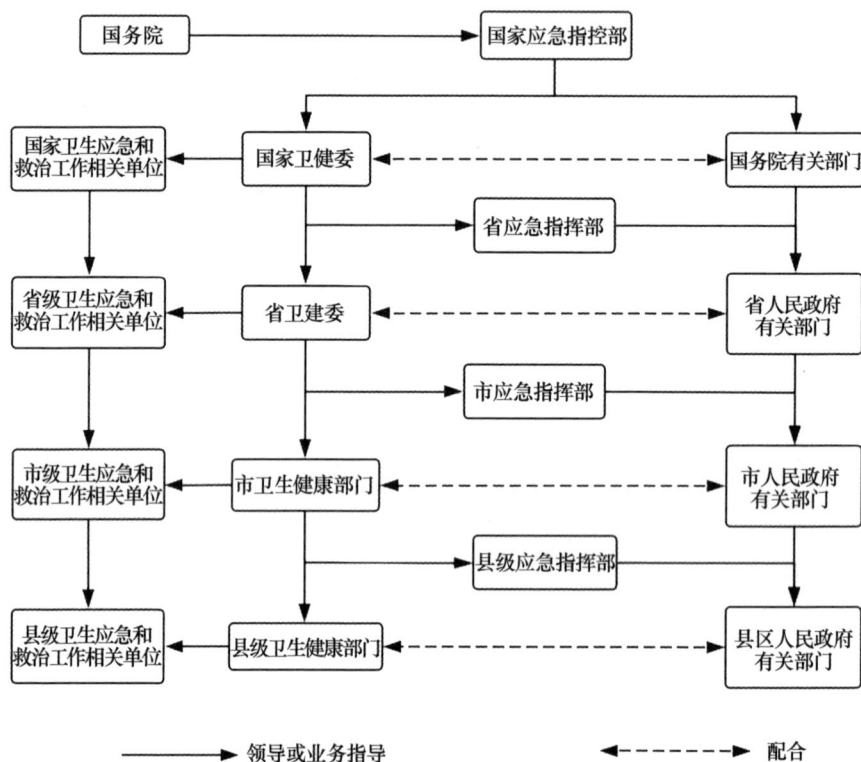

图 1-2 中国突发公共卫生应急管理体制

3. 公共卫生应急管理机制建设

突发公共卫生事件应急管理机制主要是围绕突发公共卫生事件的防

---

① 高路：《中英公共卫生应急体系比较与经验借鉴》，《中外医学研究》2011 年第 12 期，第 93—96 页。

控、应对、善后等整个过程，是应对公共卫生事件的核心。公共卫生应急管理机制比较固定，有具体、规范的规则和规范。根据突发公共卫生事件全过程的特点，中国构建的公共卫生应急管理机制包括监测预警机制、应急准备机制、应急响应机制、恢复机制和评价评估的全过程，以及在整个过程中的实施方案、规章制度、操作流程和应急管理方法与措施等。这说明应急管理机制涵盖突发公共事件和突发公共卫生事件预防监测、事发时的响应和处置，事发后的评估和善后处置等全过程的响应与管理。随着中国应急管理体制逐步建立和完善，关于突发公共卫生事件的应急监测预警、信息报告、决策指挥等多个方面具体应急管理机制建设的文件和方案相继出台。完善的应急管理机制能够弥补应急管理体制引起决策滞后的可能性，同时也能进一步完善应急体制以及应急法制，进而提升整个应急管理体系的能力。[1][2]

卫生应急机制可分为卫生应急组织、卫生应急资源供应、卫生应急过程管理、卫生应急关键环节管理四个方面。（见图1-3）

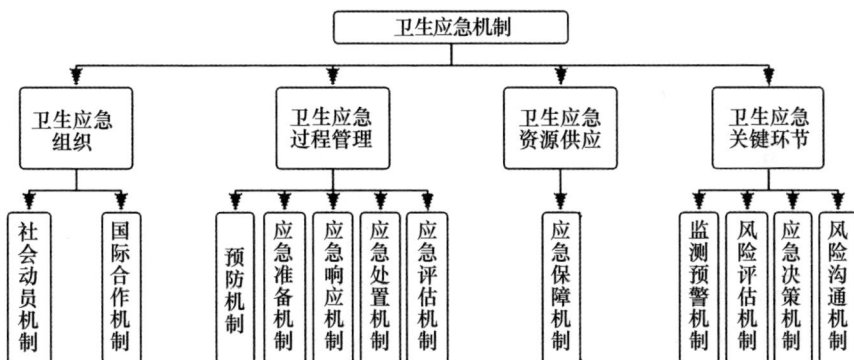

图1-3 突发公共卫生事件应急机制

---

① 徐婷、鲍勇、王韬：《中国公共卫生应急管理体系的变迁与效果分析》，《中国公共卫生》2020年第12期，第1704—1706页。
② 金其林、许建、徐斌等：《中国卫生应急体系建设的现状与分析》，《中国医药指南》2012年第34期，第357—359页。

（1）卫生应急组织

通常情况下，突发公共卫生事件一旦发生，发生时间不确定、规模巨大并且危害重大复杂，无法单纯依靠一个部门去解决问题，因此，在卫生应急过程中，要在政府的领导下，多个部门之间协同配合，互帮互助，畅通彼此之间的信息交流渠道，从而带动整个社会参与应急过程，来一同应对突发卫生事件，这样能够更迅速应对突发公共卫生事件，将其带来的危害最大限度地减小。卫生应急组织包括社会动员机制、国际合作机制。

（2）卫生应急资源供应

突发公共卫生事件应急资源是整个突发公共卫生事件应急过程的物质基础，是保障突发公共卫生事件应急处理能力的核心要素。卫生应急资源地供应在应急过程中十分重要。通过建立卫生应急资源保障机制，可以实现对卫生应急相关的人员储备、财物资源储备和信息资源的有效管理，保证突发事件的应急效果。

（3）卫生应急过程管理

卫生应急过程管理可分为预防和准备、响应和应对、善后和恢复这三个环节。在预防和准备环节，需要进行风险控制，将最大限度地避免突发卫生事件的发生，同时还需要合理明确和分配各个相关部门在应急过程中所承担的职能和职责。在响应和应对环节，应根据突发卫生事件的危害程度来进行分级响应和预警，合理调配人员和应急物资，保证应急过程中的时效性，同时也要保障受害者以及防控工作人员的基本生活物资需求。在善后和恢复阶段，应对受害者的身体健康进行长期监护，并且政府须承担受害者救助的相关费用，逐渐恢复社会的经济和正常运行。

（4）卫生应急关键环节管理

在卫生应急工作中，一些关键环节可以在整体工作中发挥决定性作用。根据这些重点，建立了监测预警机制、风险评估机制、应急决策与协调机制、风险沟通机制和激励奖惩机制。监测预警机制主要是建立比较完善的应急预案和突发公共卫生事件报告制度来较为全面地采取一些防范措施有效预防突发卫生事件的发生；风险评估机制是相关工作人员以及专家根据法律法规运用各种类型的评估方法来对突发公共卫生事件的风险进行定性、定量评估，为有效防控突发公共卫生事件提供数据支撑；应急决策与协调机制是各部门之间相互协调配合，合理分配应急工作，统一战线，更有效及时去应对处置突发公共卫生事件；风险沟通机制是政府、各部门以及相关官媒与人民群众之间构建良好的沟通桥梁，从而安抚人民群众因突发公共卫生事件带来的负面情绪；激励奖惩机制是适当奖励参与应急过程中工作人员，严惩直接或间接导致突发公共卫生事件的人员。这些关键环节在应急过程中都不可或缺，通过对这些关键点的制度化规范管理，可以提高应急响应效果。

4. 公共卫生应急管理法制建设

1989 年 2 月 21 日，《中华人民共和国传染病防治法》颁布，修订后于 2004 年 12 月 1 日起施行。该法的目的是预防、控制和消除传染病的发生和流行，以及保障公众的身体健康和公共卫生安全免受传染病的危害，公共卫生防疫体系正式步入了法制管理的轨道。[①]

在 SARS 疫情暴发后的 6 年（2003—2008 年），中国制订了公共卫生应急管理计划，初步形成了应急管理体系和机制，及时转化应急管理成果，形成了一系列法律法规和规章制度，使突发公共卫生事件应急管理逐步走上法制化道路。2003 年，国务院颁布了《突发公共卫生事件应急处置条例》（以下简称《条例》），随后各地相继颁布了《突发公共卫生事件应急处置地方性法规实施细则（办法）》。[②]《条例》共分六章 54 条，具体规定了突发公共卫生事件发生前的预防准备、发生后的报告和信息发布、处理和法律责任。[③]

公共卫生应急法制体系本身就是应用于突发公共卫生安全事件的应急处理的，而公共卫生安全事件一般都具有影响大、影响范围广并且具有突发性的特点，这就需要通过相关法律法规的完善以及公共卫生应急法制体系的建设来对公共卫生突发事件进行处理，以降低其社会影响。

---

① 张晓玲：《新中国成立以来中国突发公共卫生事件应急管理的发展历程》，《中国应急管理科学》2020 年第 10 期，第 43—49 页。

② 徐婷、鲍勇、王韬：《中国公共卫生应急管理体系的变迁与效果分析》，《中国公共卫生》2020 年第 12 期，第 1704—1706 页。

③ 中华人民共和国中央政府：《突发公共卫生事件应急条例》，2021 年 6 月 13 日，http://www.gov.cn/zhengce/content/2008 - 03/28/content_6399.htm。

只有不断健全完善相关法律法规，推动公共卫生应急法制体系建设发展，才能够为社会主义和谐社会的构建奠定重要基础。[①] 卫生应急法律制度是政府在突发公共卫生事件中实施应急管理的基础。在宪法的指导下，中国基本形成了以《突发公共卫生事件应急处置法》为基本法，各种单行法律、行政法规、地方性法规等平行法律的突发公共卫生事件管理体系。

2003 年《条例》颁布实施后，中国"一案三制"的突发公共卫生事件应急管理体系全面开始建设，2007 年 1 月《突发事件应对法》正式实施，明确了"突发事件"的概念，并将其分为自然灾害、事故灾害、公共卫生事件和社会安全事件四类，相对《条例》，《突发事件应对法》的内容更加全面。[②] 目前中国立法模式主要是一事一法模式，针对某类突发公共卫生事件的立法，中国的一事一法模式已经逐渐完善，并根据不同的公共事件情况，出现了两级、三级、四级的划分。中国的一事一法模式是针对某类突发公共卫生事件的立法，主要包括《传染病防治法》《食品安全法》等一系列法律法规。2007 年印发《全国卫生部门卫生应急管理工作规范》，从法律法规角度规定了公共卫生事件预防与应急准备、突发事件应急预案应包括的内容、预防控制体系构建制度、突发事件应急报告制度、应急处理等方面的内容，使中国公共卫生事件应急管理有法可依。[③]

2020 年，新冠肺炎疫情暴发，中国各地开始修订本地的《突发公共卫生事件应急条例》。2020 年 9 月 25 日下午，北京市第十五届人大常委会第二十四次会议表决通过了《北京市突发公共卫生事件应急条例》，条例中提到，如果医疗卫生人员察觉到发生或可能发生突发公共卫生事件时，可及时向疾病预防控制机构以及本单位报告，一旦情况较为紧急可以跨级报告。[④] 与此同时，中国国务院常务会议于 2021 年 1 月 8 日召开，

① 李胜军：《健全完善相关法律法规 推进公共卫生应急法制体系建设》，《法制与社会》2020 年第 25 期，第 101—102 页。

② 中华人民共和国国家卫生健康委员会：《中华人民共和国突发事件应对法》，2021 年 6 月 14 日，http://www.nhc.gov.cn/jnr/fzjzrflfg/201405/00c9736e4e7b46f29f4ece289b2b3592.shtml。

③ 徐婷、鲍勇、王韬：《中国公共卫生应急管理体系的变迁与效果分析》，《中国公共卫生》2020 年第 12 期，第 1704—1706 页。

④ 中华人民共和国中央人民政府：《北京出台突发公共卫生事件应急条例 医疗卫生人员可越级报告》，2021 年 6 月 14 日，http://www.gov.cn/xinwen/2020-09/25/content_5547235.htm。

并按照立法要求积极推动《中华人民共和国传染病防治法》以及相关法律法规的修订。①

二　中国公共卫生应急管理体系问题

目前，中国已基本建立了公共卫生应急管理体系，并在近年来防控各类突发公共卫生事件时取得了一定的成效，尤其是在应对此次新冠肺炎疫情中发挥了积极作用，在党的坚强领导下，中国抗击疫情取得重大成果，赢得全球的广泛认可。但与此同时，中国在防疫过程中，公共卫生应急管理中也暴露出许多需要改善的地方。②

（一）公共卫生应急管理体系应急预案存在的问题

如果应急预案体系能够充分体现完整性、细节性、实践性和变化性四个方面，就能够有效地对重大突发事件的处理起到指导作用。

1. 应急预案的内容规定比较粗略

明确问题和等级、确定目标任务、抓好方案规划实施、做好预算工作是一个完整的应急预案需要包含的主要内容。现行预案未能有效连接应急准备和应急反应，应急预案中缺乏对其流程、机构、资源等的明确阐释，③ 各级政府或部门未能明确职责权限，医疗物资未得到合理的调度。绝大多数预案虽然规定了实施方案，但可选择性不强；在"方案实施规划"方面，没有具体明确的规定；在"预算工作"方面，虽然有一些规定，但还不够细化和具体。

2. 应急预案编制的主要依据缺乏科学性

应急预案的编制为应急救援工作的开展奠定了基础。当发生事故时，

---

① 中华人民共和国中央人民政府：《国务院常务会议要求积极推进〈中华人民共和国传染病防治法〉修订工作》，2021 年 6 月 14 日，http：//www.gov.cn/zhengce/2021 – 01/08/content_5578327.htm。

② 《2020 年国务院政府工作报告》，2021 年 6 月 13 日，http：//www.gov.cn/premier/2020 – 05/29/content_5516072.htm。

③ 林枫、王鹏菲：《从机构职能配置入手完善突发公共卫生事件应急管理体系建设》，《决策探索·收藏天下》（中旬刊）2020 年第 4 期，第 20—21 页。

为了将事故控制在最小范围内，降低损失，要及时、有序地启动应急预案，进行科学、有效的救援。各级政府和部门制定应急预案并不是基于实际的风险评估，通常来源于法律法规和上级文件。一些文件的编者往往只简单地进行整理、安排、组合，以及与类似方案的对比，而没有针对经验教训进行总结和完善，更没有通过实战演习进行定期修订。现行应急预案缺乏风险评估、应急能力评估和情景演练，未形成持续反馈和改进机制。[1]

3. 应急预案的可操作性较差

作为应对可能发生的突发事件的计划或方案，应急预案最大的特点在于实践性。从现有的应急预案来看，虽然数目庞大，但是质量参差不齐。巨灾面前，真正发挥的作用有限。目前中国编制的卫生应急预案总数已经超过了 240 万件。然而调查发现：已有的应急预案内容过于宏观和抽象，只体现应对突发事件的标准化流程，原则性规定多、具体实施方案少。[2] 同时预案缺乏制度、体制、机制以及运行基础的支撑，相关法律法规、国家体制、管理机构和相应的技术条件尚未构成应急预案的支撑体系。[3] 当前预案法律基础较为薄弱，各部门综合协调、分类管理、分类负责等应急管理体制不尽完善，阻碍应急预案作用与职能的发挥。而且实施过程中存在层层请示、协调不畅及人为干预等现象，使预案启动时间滞后，影响疫情防控效果。同时不同类型与层级之间的卫生应急预案之间缺乏协调性，国家、省、市、区县不同层级之间的预案之间缺乏联动性，未规范不同层级规范重点[4]，这导致部分机构对应急预案的流程不熟悉。

4. 应急预案内容更新缓慢

为了控制突发事件的发生和扩大，应急预案的制定要根据实践和演

---

① 陈玉芳：《情景应对型高校社会安全突发事件应急准备体系构建研究》，博士学位论文，中国科学技术大学，2017 年。

② 郭雪松、赵慧增：《突发公共卫生事件应急预案的组织间网络结构研究》，《暨南学报》（哲学社会科学版）2021 年第 1 期，第 16 页。

③ 《应急预案体系建设的几点思考》，2021 年 6 月 13 日，http：//www.safehoo.com/Emergency/System/ 2020 04/1599871. shtml。

④ 郭雪松、赵慧增：《突发公共卫生事件应急预案的组织间网络结构研究》，《暨南学报》（哲学社会科学版）2021 年第 1 期，第 16 页。

练的结果、经济社会发展状况及各地具体情况，及时调整修订，使其更具指导性、针对性、有效性。例如，自 2003 年非典疫情以来，中国在应对突发事件，特别是突发公共卫生事件上的法律体系已经基本形成，但随着社会经济文化的不断进步，其内容出现了一些与当前社会发展、科学技术不相适应的地方，特别是作为重要组成部分的《国家突发公共卫生事件应急预案》，已经使用了十几年未曾修改。一些单位虽然对应急预案进行了更新，但只是因为上级的要求、命令，而不是出于形势变化的考虑。此外，预案的信息化进展相对滞后，制约预案的可及性，缺乏能够实现应急准备关键技术、预案制定、培训、演练、能力考核与评价等多重功能需要的综合信息平台。

（二）公共卫生应急管理体系应急管理体制存在的问题

一直以来，党和国家都对应急管理予以高度重视，应急管理体制不断完善。在新一轮的机构改革中，国家疾病预防控制局的建立是应急管理体制改革历史上的一个里程碑。但在当前突发事件愈加复杂和动态的形势中，中国的应急管理体制还有许多不成熟之处。

1. 机构设置不全

应对突发性公共卫生事件，很多地区尚未设置独立编制的卫生应急管理机构。也就是说，在突发性公共卫生事件暴发后，才临时成立专门工作组，负责突发事件的指挥和协调。这种机制的优点是更加灵活机动，节省编制、人员、经费。但同时也暴露出了问题：一是因没有固定的应对突发事件的决策指挥机构，临时组建的应急指挥部门在短时间内无法协调合作，内部存在互相推卸、沟通不畅等问题，影响了对突发事件管理的效率；二是突发性公共卫生事件专家咨询委员会成员随意性大，往往都是兼任的，遇到紧急情况时，往往会临时挑选专家协助决策，这种方式不够规范，在面对突发事件时无法真正发挥决策咨询的作用，影响突发事件的决策质量。按照《国家突发公共卫生事件总体应急预案》工作原则设立的相关机构包括公共卫生事件应急指挥部、日常管理机构和专家咨询委员会，其中突发公共卫生事件应急指挥部，由卫生职能部门根据事件情况，向同级人民政府提出是否组建的建议。① 在本次疫情应对过程中，临时性地建立公共卫生事件应急指挥部，任命负责人进行决策部署和资源调配，在实施应急指挥的初期出现一些地方疾病预防控制中心、医疗机构、应急管理机构、红十字会等相关部门沟通不畅、责权不清、配合不积极、消极不作为等现象，影响了应急管理决策制定和执行的效率。②

2. 各级政府之间、政府与社会组织之间缺乏协调

政府在应对突发公共卫生事件时，通常会第一时间成立应急指挥中心，积极部署防控措施。这些部门不仅有卫生机构，还有质监机构、教育机构、农林单位，虽然从政府角度看，各单位同心协力，应对危机，但在应对突发性公共卫生事件中，存在横向分工不清，各单位沟通不及时的问题，难以形成资源优势互补的协同效应。由于职责交叉，管理脱节，缺乏统一协调的专门部门。每当发生突发性公共卫生事件时，往往是各职能单位各干各的，缺乏协调，只能成立临时性的应急指挥中心来应对突发事件。而突发事件后，应急指挥中心往往会解散，不能及时总结经验教训，某些工作的成效很难保持、延续、巩固。

3. 卫生应急管理体制缺乏可操作性

建立并健全卫生应急管理体制，可以有效保障突发公共卫生事件应急机制的有效运行。目前，中国突发公共卫生事件应急管理体制基本建成，但是很多地区由于近几年较少出现突发公共卫生事件，且未造成不良后果，未启用过临时应急指挥部机制。导致当突发公共卫生事件来临时，临时组建的应急防控指挥部由于工作人员的非专业性，缺乏突发公共卫生事件应急处置经验，导致指挥协调过程中不知所措。

（三）公共卫生应急管理体系应急管理机制存在的问题

总体而言，应急管理机制以整个应急管理过程为主线，涵盖事前、事

---

① 国务院：《国家突发公共卫生事件总体应急预案》，2021 年 6 月 13 日，http：//www. gov. cn/yjgl/2006－01/08 /content_ 21048. htm。

② 黄奇帆：《疫情下对中国公共卫生防疫体系改革的建议》，2021 年 6 月 13 日，http：//www. xinhuane t. com 2020 02/19/c_1 125593623. htm。

中和事后的所有时段，包括预防与应急准备、监测与预警、应急响应与救援、恢复与重建等。①

1. 预警机制不够完善

由于中国一直以来存在着重事后处置，轻事前预警的传统，这就导致了在公共卫生事件发生时，预警机制不能发挥很好的"风险评估、早发现早预防"作用。另外。当前中国公共卫生事件预警工作信息化建设不健全，并未实现智能化预警，需要专业的人员对信息进行再次加工汇总，并对事件进行风险评估预测，不仅主观性较大，且缺乏科学性，预警也缺乏时效。现有的传染病监测和报告系统为已知和确诊传染病的主要监测提供预警。当新的传染病发生，由于缺乏病例的具体信息，疫情类型和判断疫情无法得到准确确定，同时，目前的直接报告系统需要太多的人工干预环节。虽然数据的完整性和准确性有所提高，但这对突发性重大传染病的疫情监测和预警来说是一个缺陷。

2. 应急准备机制不够健全

应急准备机制要求对已发生公共卫生事件做好准备。突发公共卫生事件具有突发性和不确定性，极易导致应急意识的缺失。此外，虽然突发公共卫生事件中公民的知情权有正当的法理依据，但是面对突如其来的事件，部分地方政府及卫生行政部门在预警时选择了"内部预警""酌情公布"的形式，在个人信息搜集与上报的过程之中也存在迟延。② 再加上公共卫生应急宣传教育力度不够，无法引发人民群众积极投身公共卫生应急事件相关知识学习和事件的兴趣和热情，导致其自救能力低，容易听信网络谣言，引发舆情危机。

3. 应急处置机制滞后

突发公共卫生事件的复杂性和不确定性要求管理部门具备应对突发公共卫生事件的较强专业知识。在现行的突发公共卫生事件管理体制下，一些对突发公共卫生事件具有初始阶段决定权的地方政府的领导却有时

---

① 陈宏伟：《科学处理应急管理"防"和"救"的关系》，《社会主义论坛》2020 年第 8 期。

② 赵轩毅：《论突发公共卫生事件中的公民知情权——以〈传染病防治法〉中的信息传导机制为视角》，《法治社会》2021 年第 3 期，第 89—100 页。

不具备其专业能力。同时，一小部分地方卫生委员会主要领导的任免也不完全符合专业背景；地方卫生委员会直属的疾病预防控制中心虽然具有专业知识，但没有行政权力，只属于决策支持部门，受地方卫生行政部门管辖，其职业判断的独立性容易受到地方政府行政权力的干扰。在突发公共卫生事件的早期阶段，快速诊断对于及时做出正确的决策非常重要。但目前，当地有资质的医疗机构和科研机构尚未纳入国家统一检测网络。以传染病检测为例，根据《中华人民共和国传染病防治法》，只有省级以上疾病预防控制中心才有检测权。在防疫初期，以卫生系统为基础的应对系统整体资源不足，地方政府的独立分析和决策能力没有得到充分利用，防疫效果差；现行法律没有明确规定突发公共卫生事件风险评估的权责，导致相关措施不及时；数据采集、共享、转化的应用渠道不畅通，社会关注度不够，基层防疫工作流程存在资源分配不清、各自为政现象。①

4. 应急经费投入不足，保障机制不健全

突发公共卫生事件应急管理机制的建立与完善，很大程度上取决于资金投入的强度，虽然政府对于卫生健康事业的支出逐年增加，但是由于长期存在的"重医疗，轻预防"理念的影响，对公共卫生的支出尤其是对于卫生应急管理的支出仍显不足。再加上公共卫生具有公益性，当前公共卫生事业的经费主要由政府承担，城乡之间的差距导致基层卫生部门缺少卫生应急物资、缺乏卫生应急演练。当前，除了北上广等医疗设施较为发达的大城市外，其他城市普遍存在各种医疗设施不足、公共卫生资源供给不够的情况，许多大城市的三甲医院配置数量普遍不足，中小城市的医疗资源更是稀缺。中国各地的传染病专科医院和综合医院的传染科因为创收能力不强、收入偏低等原因，普遍存在用房紧张、设备陈旧、人才短缺、物资不足等问题。② 一旦暴发疫情，这些短板问题便异常突出。非典疫情期间北京紧急修建小汤山医院；新冠肺炎期间武汉

---

① 韩扬眉、陈晓红：《中国公共卫生应急管理体系将迎改革契机》，《中国科学报》2020 年 2 月 27 日。

② 闻祥岭、蔺娟、马晓媛等：《"平战结合"纾解传染病诊疗困境》，2021 年 6 月 15 日，http://lw.xinhuanet.com/2020−04/：l5/c_138971646.htm。

修建雷神山和火神山医院，以及开设多处方舱医院，便是疫情严重地区传染病医院收治能力不足的具体体现。在全国支援湖北的工作中，很多医疗队都是自带呼吸机等治疗器械前往湖北。此次新冠肺炎疫情，还暴露出中国应急防护物资供给不足的问题，以至于抗疫初期出现一线医护人员自己动手制作防护面罩、口罩、防护服的情况。

（四）公共卫生应急管理体系应急管理法制存在的问题

党和国家多次强调要提高社会管理法治化水平。自 2003 年 SARS 事件后十余年间，中国暴发了数次公共卫生事件：2005 年人感染禽流感事件、2008 年三鹿奶粉事件、2009 年甲型 H1N1 流感事件以及多次在个别省份流行的 H7N9 禽流感疫情。这些突发公共卫生事件的暴发与流行，在不同程度上检验了中国当前公共卫生应急管理法制建设的效果。法制的力量保证了各级政府的应急行动有法可依、有序而为。

1. 传染病认定程序烦琐

现行《传染病防治法》以传染病病种对人体和社会的危害程度、暴发和流行情况的不同作为分类标准，将传染病分为甲类、乙类和丙类，共 39 种疾病，甲类传染病可以采取强制隔离治疗、交通卫生检疫、尸体就近火化等措施。除此之外的原因不明的突发传染病，需要纳入传染病管理的将增列为乙、丙类传染病，须由国务院卫生行政部门决定；若要纳入甲类传染病，只能由国务院决定。传染病的认定事关应急响应程序的启动，传染病类别直接决定采取何种防控措施，而这些最终都将影响到疫情防控的科学性、及时性。

2. 应急指挥体制缺陷引发领导主体混乱

突发公共卫生事件的应急领导主体，决定了由谁代表国家行使国家应急管理权，以及指挥、协调各方关系，作出应急决定等一系列重大问题。SARS 疫情之后，为了强化突发公共卫生事件的指挥系统，提高应急处置效率，《突发公共卫生事件应急条例》的一项重大制度创新便是成立各级应急处理指挥部。指挥部整合了多方面资源，有利于节约沟通成本，避免不必要的重复行为。而对《突发事件应对法》《传染病防治法》《突发公共卫生事件应急条例》中的应急指挥体制进行梳理后发现，这三部法律法规的规定却不尽相同，甚至存在冲突。首先，法定的领导主体不一致。《传染病防治法》确定了各级人民政府为领导机关，《突发事件应对法》确定为县级以上人民政府，而《突发公共卫生事件应急条例》则以各级突发事件应急处理指挥部为领导主体。根据上位法优于下位法和特别法优于普通法的基本法律原则，各级人民政府为突发公共卫生事件应急处置的领导机关，各级突发事件应急处理指挥部若要采取应急措施，应当获得人民政府的明确授权。其次，应急处理指挥部组成部门的组织架构、内部分工等规定不够具体。最后，临时性的指挥部灵活、运行成本低，但由于其随着突发事件的暴发而产生，随着突发事件的平息而解散，临时指挥部就存在着持久性不足的特点。指挥部缺乏持久性将带来法律责任承担主体缺失，不利于突发事件应急经验积累；实用倾向很强，不利于突发事件应对的法制化等问题。

3. 基层应急组织的动员制度不完善

应对突发事件时，政府需要迅速动员各方力量，引导公民有组织地参与疫情防控。其中，以社区为依托的社群形式主要是公民在城乡基层群众性自治组织的协调下，有序地参与突发事件的管理工作。社区、村最贴近突发事件的第一现场，是应急管理中最基础的单元，尤其是突发公共卫生事件时，更需要动员基层力量来紧急应对，以防止疫情从社区外部输入或在社区间扩散、流行。

三 中国公共卫生应急管理体系建议、预测与展望

完善公共卫生应急管理体系是当前非常重要和紧迫的事情。习近平总书记提出要健全重大疫情防控体系和国家公共卫生应急管理体系，并指出要做好公共卫生法治保障、完善疾病预防控制体系、完善重大疫情防控救治体系、健全重大疾病医疗保险和救助制度、健全统一的应急物资保障体系五个方面的工作。[1] 这为完善重大疫情防控体制机制指明了方向，对于弥补中国突发公共卫生事件应急管理体系在应对突发公共卫生

---

[1] 《习近平主持召开中央全面深化改革委员会第十二次会议强调完善重大疫情防控体制机制 健全国家公共卫生应急管理体系 李克强王沪宁韩正出席》，2021 年 6 月 16 日，http://www.cac.gov.cn/2020-02/14/c_1583221601462311.htm。

事件中暴露出的缺陷和不足有重要意义。

（一）应急预案

建立健全应急预案体系的主要目的，不仅是启动应急预案应对突发事件，而且是按照应急预案的预防和应急准备要求，采取有效的处理措施，提前为可能发生的卫生事件做好打算，及时化解可能存在的潜在风险，最大限度地避免和减少突发事件的发生，在不可避免的情况下尽量减少人员伤亡和财产损失。因此，需要尽快完善应急预案，提高预案的质量。

1. 确立制定和完善应急预案体系的原则

目前，在制定和完善应急预案体系时，应注意以下原则：（1）风险评估优先原则。风险评估是消除和预防各类突发事件的基础，是安全保障工作的前提。其建立主要包括四个环节：风险评估专家组的建立、保障措施的制定、预案的制定和定期演练。（2）突出地方特色的原则。各地在制定应急预案时，要认真分析地区的具体情况，总结以往突发事件的原因，发现潜在危险，预测可能发生的情况。（3）操作预案的内容范围，能够有效地识别和解决关键任务，该部门、机构在任务轨道下可以利用现有资源在规定时间内完成关键任务乃至所有任务，符合突发公共卫生事件驱动的要求，满足决策者和公众的成本和时间限制，并与法律一致。

2. 细化应急预案内容

鉴于应急预案的内容比较粗略，需要从以下几个方面进行细化：（1）确定问题及其级别。应急预案可以假设某一类型的突发事件发生，并设定级别。需要整体设计，从假设的事件场景（预案实施的来源）出发，根据事件的发生发展，考虑可能出现的人员、事件、资源和行动路线，从而解决上述问题。（2）确定目标和任务。根据已设定的"问题"级别确定目标和任务。主要包括总目标、总目标下的细化目标、细化目标的确定、关键目标的确定、目标的选择和确定、预期结果等。（3）制订实施计划。这包括制定一系列行动，以及制定纪律、法律和法规以确保实现目标。实现目标的一系列行为包括：明确目标、参与部门的职能和范围，以及明确实施计划的具体方法。（4）应制定各种预算。包括本级应急处置的内容（包括现场、支持系统、救援系统等）以及本级应急处置过程中的人员配置和动员，特别是现场部门可能使用的材料和设备，计算行动所需的时间和完成目标所需的总时间，以及紧急情况发生后各种重建工作所需的大致资金。

3. 多种方式进行应急预案演练

应急预案演练是应急准备的重要组成部分，包括桌面演练、功能演练和综合演练。在演练过程中不仅可以找出问题，同时也可以检查预案的可行性和应急准备情况。因此，有必要规定相关部门对应急预案进行定期的培训和演练。针对中国许多地方应急财政资金紧张的实际情况，在对预案进行演练的同时，为了减轻应急演练的财政压力，可协调储备部门，调用过期的物资，或者采取桌面演练或功能演练的方式进行重大突发事件的演练。

4. 动态更新应急预案

了解预案的实施环境是预案开发编制的前期工作，看清可能面对的实际环境，厘清各种环境因素及它们之间的关系，分析利弊。评估内部环境、外部环境，识别未满足现有计划和评估的法律与制度需求缺口，识别和评估应急处置过程中利益相关者的地位和问题、及时更新关键资源和服务能力列表。识别突发公共卫生事件风险与威胁并进行风险评估。同时应当将定期调整预案内容通过法律层面规定下来，如地方预案2 年调整一次，中央预案 5 年调整一次，以适应不断前进的社会发展脚步。最后，建立编制团队管理者制度，与参与预案编制的风险群体和组织保持定期沟通，及时更新关键资源和服务列表以及可能影响突发事件应急处置的重大变化，并能在突发事件发生时，及时启动预案进行应急处置。

（二）应急管理体制

在体制建设上，公共卫生应急管理专业性强，涉及公共卫生、应急管理、应急文化建设、社会宣传、街道社区应急体系构建、环境卫生、食品安全等领域，从体制上需要保障多领域多机构的协同运作。公共卫生应急管理相关机构只有不断优化和健全运作体制，才能有效弥补应急管理指挥决策机制的不足，实现各部门间的高效协作。①

1. 联防联控，加强基层疫情防控能力建设

将突发公共卫生事件管理纳入整个社会运行体系，优化信息系统，夯实基层防线，建立网格化防控管理机制。实行分级管理，确保应急管理机制能够做到统一指挥、各部门实施、后勤保障，确保指令清晰、制度有序、实施顺畅、执行力强；突发公共卫生相关小组迅速抵达，协调战前应急训练，做好心理准备和能力建设；发挥基层作用，提高基础监测、防控、治疗和协调水平，深入开展流行病学调查，联合防控，控制传染源，切断传播途径；在全社会开展传染病防控法律和科普教育，缓解社会恐慌，开展爱国卫生运动，引导科学合理防护，提高全社会依法、有序、有效应对能力。

2. 群防群控，扩大社会参与

疫情防控是一场人民战争，需要广大人民群众的参与。通过重点培训与宣传教育相结合，树立社会危机意识，培养应急能力，全面形成大众社会互救自助的局面。医院和疾病预防控制中心是公共卫生事件的主力，专业的流行病学工作者是主要成员。应为在校学生和其他医疗后备力量提供适当的培训，以提升他们在重大公共卫生事件中的专业能力；社区居委会、社区医院等基层组织作为能首先发现异常情况的主体，培养数据观察和收集能力，提高异常情况发现能力；开展全民公共卫生事件基础知识科普活动，采取学校教育、工作场所宣传、社区普及、案例教学等形式，全面提高风险意识和应对素养，减少情绪恐慌和能力缺失。鼓励社会团体、私营企业和其他社会力量参与防灾救灾。

3. 提高应急管理过程中各职能部门间权责分工及协作能力

2021 年 4 月 28 日，新的副部级机构——国家疾病预防控制局首次亮相。该机构的成立整合了原国家卫生健康委员会应急办公室和疾病预防控制局；省、市、县政府也将建立独立的疾病预防控制机构。国家疾病预防控制局独立而强大的行政权力，将有助于统一全国疫情大数据治理规则，完善基层监测哨站和自下而上的疫情直报制度，从上到下贯彻落

---

① 张观连、黄桂玲、刘清香等：《突发公共卫生事件应急机制研究》，《中国卫生产业》2018 年第 25 期，第 161—162 页。

实中央的防疫方针政策，不封锁一些地区和部门。① 而在机构改革的磨合期，为避免应急工作的漏洞和盲点，应尽快建立统一协调的联动机制，提高政治地位，促进应急管理高质量发展。一是加强应急部门内部联动。机构改革的目的是精简机构、提高效率，应急管理部门的内设机构就是本着这一原则设定的，建议部门内部在熟悉各自职能的基础上，加强部门之间的密切配合，建立工作沟通和联动机制，努力提高应管理效率和水平。二是加强与其他平行部门联动。应急管理是由多部门职能整合，新组建的政府部门，在短时间内可能会出现职能交叉与扯皮推诿、整体效能和应急管理能力不高等问题，建议应急管理部门加强与其他部门的沟通协调，尽快明确各自的职责范围，以便在发生灾害时统一指挥、统一调度，确保应急救援的高效运行。三是加强与社会其他力量联动。发动群众、依靠群众，积极调动社会力量参与应急救援工作，是新时代应急救援管理的客观需要。应急管理部门应该建立健全与社会力量的联动机制，编制操作指南，积极引导社会力量参与应急救援工作。

4. 推进突发公共卫生事件常态化管理

目前，中国疫情防控管理正逐步转变成常态化管理，实现科学应急管理。由于疫情防控应急管理的工作模式因其占用的行政资源多所以长期运行有困难，因此应建立各级多部门共同治理的应急防控工作机制，建立高效的"平战结合"工作机制，当突发公共卫生事件发生后，政府相关职能部门可以第一时间成立应急领导小组，且在相关地方性法律规定和应急的预案中，明确当突发公共卫生事件被及时有效控制住后，实现所有人员及时有序地从应急工作状态转换为日常工作状态，由此将资源的浪费降到最小。

5. 加强应急学科建设，落实宣教工作

政府及相关卫生应急部门应采取有效手段，加强应急管理教育。根据"预防为主"的卫生应急方针，通过编制卫生应急宣传手册，组织社区、学校、企业等开展卫生应急知识讲堂，互联网新媒体宣传等多种手段，普及卫生应急常识，加强广大群众的公共卫生知识水平和卫生应急

---

① 《新组建的国家疾控局如何推进医防协同》，2021 年 6 月 18 日，http：//www. eeo. com. cn/2021/0428/48 6395. shtml。

自救能力，提升其参与突发公共卫生事件预防和应对的主动性。一方面，政府应尊重群众的知情权，有必要强化公民知情权体系下的疫情信息传导机制，建构制度化、常态化的信息公开机制，积极、主动地公开相关信息，并建立突发公共卫生事件的舆情监测系统，防止信息失真导致社会恐慌。另一方面，通过疫情信息公开制度限缩政府机关的行政权能，避免不当涉密的行政事项延误对公民生命健康安全的保障，进而增强社会动员能力，确保突发公共卫生事件应对过程中的防控措施有法可依、于法有据，亦能使得政府公信力在面对公众舆论和社会质疑时，避免受到不必要的误解与损害。①

（三）应急管理机制

如何应对各种突发公共事件，在最短时间内控制局面、减少损失，有效应对管理危机、维护政府公信力等应急管理问题是世界各国政府都会面临的严峻问题。

1. 充实应急体系储备，加强防控保障支撑

建议中国继续加大财政对公共卫生体系的投入力度，调整现有卫生系统的投入结构；制定突发公共卫生事件应急体系财政资金来源、应急物资储备、统筹规划、动员等规范性文件；规范应急物资的管理，重视应急物资配送和物流体系建设，确保应急物资及时送达。

在保障物资储备的同时，还需要运用人工智能和区块链技术，构建精细化、点对点、可查询的应急管理体系；全面培养科学处理、信息分析、形势研判、检验检测、科技攻关能力。推动人工智能的发展，推广非接触型服务，减少高危作业；增加人才库建设，建设平战结合的公共人才队伍，加强应急体系内人员的风险鉴别、应对意识。

2. 统一应急规范，提升效率

统一应急组织指挥系统及工作规范。应明确突发公共卫生事件应急管理的组成部分、人员构成和工作内容，明确日常管理、应急演练、应急处置等，使其在工作时能协调配合。建立以政府为核心，覆盖全国所

---

① 赵轩毅：《论突发公共卫生事件中的公民知情权——以〈传染病防治法〉中的信息传导机制为视角》，《法治社会》2021 年第 3 期，第 89—100 页。

有医疗卫生机构，以各级疾病预防控制系统为抓手，管理公共卫生信息系统协调机制。必须缩短危机预警、危机信息发布的时间，简化审批环节，同时建立责任追究制度，严惩谎报、瞒报信息责任人。此外，形成多功能的政府与社会协同应急管理体系，最大限度地发挥各应急主体的作用，阻断事件的蔓延。

3. 提高救援能力，加强专业人员培训

应急管理队伍是应急管理事业蓬勃发展的基石，针对应急领域人力短缺的问题，应探索多渠道专业人才的选拔。一是通过公务员考试和遴选制度，从应届毕业生和在职公务员中选拔优秀人才充实到应急管理和一线队伍中。二是加强专业救援队伍建设。形成以消防救援、专业救援和社会救援力量互为补充的全面立体的救援队伍体系，打造专业水平高的优势救援力量。对一些基层或企业自身力量薄弱、资金技术等资源不足导致专业装备、技术人员、处置流程不成熟的问题，要整合各方力量和资源对其进行帮扶，建立"一专多能、一队多用"的专业队伍。三是吸收社会志愿者参加，发展好社会救援力量。各生产经营单位要积极建立安全生产应急队伍充实应急管理力量，引领各类应急救援队伍走上规范化、专业化、有序化的发展轨道。

4. 建立大数据管理平台，实现数据共享共用，"互联网＋监管"

信息技术广泛运用于突发事件应急处置领域，为数据收集、信息传递、分析决策提供了良好的平台。对此，我们要加强网络通信互联互通建设，实现数据共享共用。要适应信息化建设的大趋势，把握信息化建设的基本特点，以信息化推进应急管理现代化。建立统一的应急平台，不仅能满足日常工作中的信息汇总、值班值守、安全监测等需求，也能提升面对突发事件时的响应速度和能力。具体来说，一是整合目前与应急管理相关应用系统，建设统一信息化的应急管理平台。对上连接应急管理部数据应用平台，对下汇聚各个市、县应急部门数据资源，实现统一操作入口，统一数据出口。二是加快建设应急管理信息五大子系统。包括指挥信息系统、风险监测系统、应急移动通信系统、"互联网＋监管"和在线服务系统、办公自动化系统，达到信息传递沟通无阻，数据共享，高效便捷的效果。三是补齐科技智能化短板，提升应急管理现代化水平。通过人工智能化软件，实现灾害数字化评估、灾情发展仿真模拟、发展态势智能研判，实现对灾害的精确化掌控，提升智能化辅助决策能力，填补风险感知网络空白，打通应急指挥通信"最后一公里"。

（四）应急管理法制

加强突发公共卫生应急管理，需要考虑对突发公共卫生事件应急管理相关法律法规和规范性文件进行修改完善，提高处置群体性不明原因疾病的效率，理顺应急管理领导体制，健全基层应急动员机制。

1. 加强群体性不明原因疾病的防控机制建设

面对一些群体性不明原因疾病发展为新传染病，只有借助法治的力量才能有序应对，若相应的法制体系已经为群体性不明原因疾病到法定传染病这个阶段的早期识别和有效防控提供了充足的法制资源和法律保障，将有利于提高应对效率，避免疾病后期的暴发与流行，而这就需要相应的法律制度具有一定的预见性、前瞻性、及时性、包容性，能为群体性不明原因传染性疾病防控预留一定的空间。同时赋予地方政府对群体性不明原因疾病一定的紧急行政权。由于群体性不明原因疾病的传染性和危害后果均具有未知性和不确定性，将群体性不明原因疾病的处置纳入《传染病防治法》予以规范。目前，传染病种类及等级的认定权属国务院及国家卫生行政部门，一旦发生群体性不明原因传染性疾病，只有国务院或者国家卫生健康委员会确认后才能启动对应应急响应，这不利于及时有效的疫情防控。故可在法律上明确当群体性不明原因疾病的人数、范围和危害程度达到法定标准后，发病地政府可立即采取相关防控措施。

2. 理顺突发事件应急管理领导体制

首先，保持突发事件应急领导体制的法制统一。修改《传染病防治法》《突发事件应对法》及《突发公共卫生事件应急条例》，予以规范化、一致化。突发事件应急指挥部是否有权采取应急措施，抑或是需要同级人民政府的授权后才能采取应急措施，需要在法律上统一明确。其次，加强突发事件应急指挥部的顶层设计。完善应急指挥部内部组织制度，要明确相关的组织架构，厘清内部承担应急管理工作的各类小组、委员会的主要负责人以及内部的职权分工与配合，并对外作出明确宣告，利于社会的充分了解与积极配合。最后，在法律上健全传染病防治联防联控制度。2019 年 12 月 28 日，第十三届全国人大常委会第十五次会议表决通过了《基本医疗卫生与健康促进法》。该法案将联防联控作为传染病防控的最新原则。因此在今后的法律法规的修改中，需要结合这一最新原则，在总结经验的基础上，将联防联控在法律上明确突出。

3. 健全基层应急组织的动员制度

首先，治理理念上，需要转变立法观念，强化基层应急组织的法律地位。以社区为代表的基层应急管理具备应急准备针对性强和效果佳、响应时间及时、掌握救援信息全面准确、取得救援物资方便快捷、事后自我恢复能力强等优势，因此，在立法上需要转变当前对基层应急组织的"从属""协助""配合"义务定位，充分强调其在应急准备、预测预警、应急处置、事后恢复重建整个突发事件应急管理过程中的组织、指挥、协调作用。其次，组织体系上，下放应急管理权力，扩大基层组织和单位在突发事件应对中的自主权。基层应急管理权有必要从县一级下沉到乡镇一级，由乡镇成立专门的委员会负责本乡镇行政辖区内的突发事件管理工作，各基层群众自治组织联合物业、社区党员干部、志愿者等人员，成立应急管理队伍，负责本区域内突发事件应急管理的日常工作，以提高突发事件的处置速度和效率。同时，有必要在《城市居民委员会组织法》《村民委员会组织法》中规定基层群众性自治组织处理突发事件的法定任务。最后，应急机制上，细化中央、地方层面突发公共卫生事件应急管理法制中关于基层应急管理的规定。在法律上对应急演练、人员配备、资金投入和物资储备予以强制性规定，以明确基层应急组织的应急机制建设；明确基层组织在突发公共卫生事件中的职责范围，建立相应的考核、奖惩机制，以增强基层组织的主动性和积极性。

第二章

突发公共卫生事件应急
管理法制与预案建设

一直以来，党和国家对突发公共卫生事件应急管理予以高度重视，公共卫生应急法制建设为国家突发公共卫生事件应急管理工作开展提供重要支撑。在突发公共卫生事件应急管理中，为了更好地降低损失和迅速控制事态的发展，有权主体的应急权获得了极大扩张，而公民权利则受到了较大限制。但是，应急权的扩张并非是不受限制的，同样也存在着不可突破的法治底线，需要应急法治的全面覆盖。这不仅是理论上的逻辑证成和实定法上的规范要求，同样也获得了政策层面的高度肯定。

本章通过梳理中国应急管理法制建设的发展脉络，重点探讨了中国在突发公共卫生事件应急法制方面存在的不足。同时，结合现行法律政策的实施情况，对为完善中国突发公共卫生事件应急法制及预案提出相关建议。

一　突发公共卫生事件应急管理相关概念
　　界定与法律依据

（一）概念界定

1. 应急管理法制

突发公共卫生事件应急管理法制的定义，可分为广义和狭义两种。狭义上，突发公共卫生事件应急管理法制是处理在突发性公共卫生事件发生时，处理国家权力之间、国家权力与公民权利之间、公民权利之间关系的综合制度，包括应急管理法律法规规章等规范性文件；① 广义上，只要是涉及突发性公共卫生事件的各种规章制度均是应急管理法制的范畴。综合来看，突发公共卫生事件应急管理法制是在突发公共卫生事件时，利用行政紧急权力来调整社会上各个主体之间紧张关系、降低危机损害、恢复正常的社会秩序的应急法律规范，是在紧急状态下针对公民对于生命、健康、权利、信息等方面的不同要求，以及对于法律秩序和政府秩序的不同需求所做出的制度选择和设计，同时能够影响政府正常的管理行为、法律依据、行政程序以及行政成本等方面。换言之，突发公共卫生事件应急管理法制是探讨政府为确保人们避免或减少由于突发公共卫生事件对生命健康的威胁（预防、控制和消除传染病的发生和流行）所采取的诸多措施时所拥有哪些权力、同时该承担哪些义务；此外，还包括政府为防止突发公共卫生事件损害公共利益时限制的公民隐私、自由、所有权以及其他合法权益时，其权力应该受到何种制约。

2. 应急预案概述

突发事件的应急预案是"根据可能或将要发生的危机事件，为了有效、有序地进行应对处置，相应的政府机关或者组织协调、指挥、管理行动所需资源等方面的整体计划和程序规范"②。应急预案是以国家、地方的法律法规和相关制度为基础，兼顾相关部门、地区应对突发事件的实践经验以及地方政治、民族特点，以迅速、有效、有序地应对可能或将要发生的危机事件为目标，而制定的紧急行动方案，使无序的政府应急工作更制度化、程序化。③

制定应急预案是在暴发突发公共卫生事件时，能够有效地对突发公共卫生事件所造成的社会危害性进行评估，同时对参与突发公共卫生事件应急管理中的人员、物资、设备等进行统一的指挥与协调，把突发公共卫生事件对社会造成的危害降到最低，保障人民群众的身体健康与生命安全，以相关的法律法规为依据制定。

①　薛澜、张强、钟开斌：《危机管理：转型期中国面临的挑战》，清华大学出版社 2003 年版，第 157—158 页。

②　钟开斌、张佳：《论应急预案的编制与管理》，《甘肃社会科学》2006 年第 3 期。

③　郑拓：《突发性公共事件与政府部门间的协作及其制度困境》，博士学位论文，复旦大学，2013 年。

　　突发公共卫生事件应急预案的主体结构应由以下几部分内容构成：突发公共卫生事件的预测程序、预警程序、应对程序、应急处置程序、善后、恢复等程序，并且在每个程序及环节明确规定相关部门的权限及职责范围，承担责任的方式，从而保障应急预案的顺利推进及公民权利的保障。

（二）突发公共卫生事件应急管理相关法律制度与应急预案

　　中国高度重视对突发公共卫生事件应急管理，经过多年实践，针对突发公共卫生事件应急管理已经形成较为完善的突发公共卫生事件应急管理法制，为有效应对各种突发公共卫生事件提供了法律依据（见表2－1）。

表2－1　中国突发公共卫生事件应急管理相关法律制度与应急预案

法律制度	法律名称	施行时间/发布部门	主要内容
法律	《中华人民共和国宪法》（以下简称《宪法》）	1982 年（2018 年修订）/全国人大常委会	确立了应急法制的基本原则，同时规定了紧急状态，并对紧急状态下重大紧急权力的行使做了规定。
	《中华人民共和国国境卫生检疫法》（以下简称《卫生检疫法》）	1987 年（2000 年修订）/全国人大常委会	为防止传染病在国内外传播，对交通工具及人员实施国境卫生检疫的相关规定。
	《中华人民共和国传染病防治法》（以下简称《传染病防治法》）	2004 年（2013 年修订）/全国人大常委会	从传染病的防治、传染病暴发后的疫情报告与通告、疫情的控制措施、医疗救治、监督管理和法律责任这几个方面做了综合性、基础性的规定。
	《中华人民共和国突发事件应对法》（以下简称《突发事件应对法》）	2007 年/全国人大常委会	将突发事件明确划分为 4 类，其中突发公共卫生事件为突发事件的一种类型。

法律制度	法律名称	施行时间/发布部门	主要内容
法律	《中华人民共和国基本医疗卫生与健康促进法》（以下简称《卫健法》）	2020 年/全国人大常委会	确定了突发卫生事件卫生应急体系、传染病防控制度以及预防接种制度（涉及重大传染病疫情防控）。
	《中华人民共和国生物安全法》（以下简称《生物安全法》）	2021 年/全国人大常委会	明确了传染病疫情的防控为中国生物安全的重要组成部分，该法第三章防控重大新发突发传染病、动植物疫情包括传染病防控，以此从生物安全风险防控角度填补了中国在生物安全领域的法律空白。
行政法规	《中华人民共和国传染病防治法实施办法》（以下简称《传染病防治法实施办法》）	1991 年/国务院	根据《传染病防治法》从预防、疫情报告、控制、监督、罚则等方面进行了细化。
	《突发公共卫生事件应急条例》	2003 年（2011 年修订）/国务院	对公共卫生事件的预防与处置进行了规定，初步建立了突发公共卫生事件的应急机制。
部门规章	《突发公共卫生事件与传染病疫情监测信息报告管理办法》	2003 年（2006 年修订）/卫生部	明确了突发公共卫生事件与传染病疫情监测信息报告管理的相关工作。
	《突发公共卫生事件交通应急规定》	2004 年/卫生部、交通部	明确了各类突发事件中交通应急预案的内容。
	《国境口岸突发公共卫生事件出入境检验检疫应急处理规定》	2003 年/国家质量监督检验检疫总局	对突发公共卫生事件概念进行了界定，同时从组织管理、报告与通报、应急处理、法律责任方面进行规定，以保障出入境人员和国境口岸公众身体健康。

续表

法律制度	法律名称	施行时间/发布部门	主要内容
应急预案	《国家突发公共事件总体应急预案》	2006 年/国务院	明确了各类突发公共事件分级分类和预案框架体系。
	《国家突发公共卫生事件应急预案》	2006 年/国务院	将突发公共卫生事件划分为四级，明确应急指挥机构的组成及职责。
	《国家突发公共事件医疗卫生救援应急预案》	2006 年/国务院	规定了突发公共事件所导致的人员伤亡、健康危害的医疗卫生救援相关工作。

2003 年非典疫情的暴发，暴露出中国在公共卫生医疗水平及防控领域存在很多不足，依法应对突发公共卫生事件将应急管理纳入法制化轨道成为共识，突发公共卫生事件应急管理法律法规体系得到了迅速发展，初步形成了突发公共卫生事件应急管理的法制体系。

中国《传染病防治法》于 1989 年 9 月开始实施，并经历 2004 年和 2013 年 2 次修改。其中，在 2003 年非典疫情发生后，为了弥补《传染病防治法》在疫情中暴露的不足，在总结了相关经验后于 2004 年进行了修订，从传染病防控的法律机制、制度建设、管理理念以及权益保障等方面推动了中国传染病防控法律制度的创新和完善；[1] 2013 年修订版《传染病防治法》则进一步完善了传染病防控措施的调整制度，该法是中国突发传染病疫情防控的重要法律依据。《突发事件应对法》制定于 2007 年，其立法初衷是在吸取 SARS 疫情暴发中法律体制性协调不足，各部门之间配合不够的经验之上将各类突发事件应急机制及其相关规定予以整合，并就突发事件应对的体制、机制、措施、监测、预警和处置等内容做出系统规定；[2] 随后在 2020 年应对新冠肺炎疫情的经验上，不断完善相关

---

① 石东风、万兵华、谭畅：《〈传染病防治法〉的创新与意义》，《中国公共卫生》2005 年第 21 期。

② 李岳德、张禹：《〈突发事件应对法〉立法的若干问题》，《行政法学研究》2007 年第 4 期。

立法，于 2020 年 6 月起施行《卫健法》明确了突发卫生应急体系，2021 年实施了《生物安全法》填补了中国在生物安全领域的法律空白。在行政法规方面主要有 1991 年根据《传染病防治法》制定的《传染病防治法实施办法》，但因时间太久，与两次修订的《传染病防治法》已无法衔接。① 2003 年非典疫情防控中，国务院紧急出台了《突发公共卫生事件应急条例》，把突发公共卫生事件应急处理纳入法治化管理轨道。② 上述法律法规确立了突发公共卫生事件处置的基本制度和基本程序，为各级政府及工作部门在应对突发公共卫生事件时提供了法律依据和行动指南。为了增强上述法律法规的可操作性，国务院各部门还结合本部门的工作实际制定了相应的部门规章，如国务院卫生部颁布的《突发公共卫生事件与传染病疫情监测信息报告管理办法》（2003 年），国家质量监督检验检疫总局颁布的《国境口岸突发公共卫生事件出入境检验检疫应急处理规定》（2003 年）等。此外，各地立法机关与地方政府先后制定了多部地方性法规和地方政府规章，进一步细化了突发公共卫生事件应急处置制度。

同时，2003 年非典疫情以来，中国政府对于突发公共卫生事件风险防控日益重视以及防备突发公共卫生事件对国民经济与社会所造成的损失，推动了中国在制度建设层面以"一案三制"（预案、体制、机制、法制）为主体框架，并初步完成了突发公共卫生事件的应急管理顶层设计。"一案"即应急管理预案，包括应急管理总体预案、专项应急预案和部门应急预案；"三制"即应急管理法制、体制与机制。在突发公共卫生事件"一案三制"的应急管理体系下，从中央到地方制定了大量应急预案，如国务院 2006 年印发的《国家突发公共事件总体应急预案》，并在该预案的指导下，又印发了《国家突发公共卫生事件应急预案》《国家突发公共事件医疗卫生救援应急预案》两个专项预案，由此构成了突发公共卫生事件应急管理顶层设计中的应急预案部分。随后，原卫生部印发了《群

① 2018 年全国人民代表大会常务委员会执法检查组在《关于检查〈中华人民共和国传染病防治法〉实施情况的报告》中指出："1991 年制定的《传染病防治法实施办法》一直未作修改，相关内容存在与形势和需要不相适应的问题。"

② 孙菊枝：《紧急状态下的公共卫生法律法规建设》，《中国公共卫生》2003 年第 10 期。

体性不明原因疾病应急处置方案（试行）》，以及各级地方政府依据国家预案结合本地实际情况建立了适用本地特点的预案，进一步细化公共卫生应急管理制度。地方应急预案主要包括：省级人民政府的突发公共卫生事件总体应急预案、部门应急预案，各市（地）、县（市）人民政府及其基层政权组织的突发公共卫生事件应急预案。此外，在各级政府，特别是街道办、镇政府基层政府的要求下，社区范围内的主要基层单位、组织机构均按照相关要求制定了适用本单位的应急管理预案，内容涵盖应急管理组织机构、设施设备、应急物资、响应机制、应急演练、志愿者队伍、宣传教育培训等内容，体系结构比较完善，内容比较全面具体。[①]

可见，由 2003 年发展至今，围绕突发公共卫生事件应对这一问题，《突发事件应对法》《传染病防治法》《突发公共卫生事件应急条例》《国家突发公共事件总体应急预案》《国家突发公共卫生事件应急预案》《突发事件卫生应急预案管理办法》等系列规范性文件的颁行，实现了突发公共卫生事件应对"有法可依"的基本目标，标志着中国针对突发公共卫生事件应对已经建立了较为全面的规范体系，先后所颁行的法律、法规和规章等各级各类规范性文件，在总体上能够为重大突发公共卫生事件应对提供科学、有效的指引与规制。

二　对中国突发公共卫生事件应急管理法制与预案建设的反思

随着健康中国战略的加速推进，对中国公共卫生事业的发展也提出了更高的要求。但是，在历次突发公共卫生事件应急管理工作中，暴露出现行法律制度存在诸多不足。本节对突发公共卫生事件应急管理法制与预案存在的问题进行探析，为后文的建议部分奠定理论基础。

（一）基层社区组织作用未得到充分发挥

基层社区组织是社会自治的一种组织化形式，其主要职责是处理好

---

① 周永根：《中国社区应急管理预案法制体系研究》，《湖南社会科学》2018 年第 5 期。

自治范围内的事务，即自己管理自己的事务。同时，在突发公共卫生事件治理工作中，基层社区组织也有协助政府落实各项应急处置措施的义务，仅为协助义务。但中国现行法规范虽课予基层社区组织在突发公共卫生事件中协助政府落实特定应急处置措施的义务，但对于该"协助义务"的适用范围缺乏明确规定，已导致基层社区组织在具体落实措施时出现角色定位不明确的现象。该组织往往无法准确把握哪些事项属于自治职责的范畴，哪些事项属于协助义务的范畴，由此引发角色错位的问题，并继而出现权力行使的随意性。立法的不完善将难以有效约束基层社区组织对权力的行使，也难以抵御权力滥用所造成的对公民合法权益的侵害。因此，有必要通过立法框定基层社区组织协助政府落实防控措施的义务范围，以明确其权力行使的范围。

实践中，在突发公共卫生事件时，各地政府为了尽快完成治理工作，不得不将大量应急处置措施的执行权力下放到基层，并通过村（居）委会等基层社区组织来落实各项措施。由于中国现行法规范对地方政府应急处理措施执行权力的下放的性质尚未明确规定，且基层社区组织协助政府实施应急处置措施的义务范围尚不明确，最终导致该组织在突发公共卫生事件治理工作中的角色出现了错位，最典型的就是将自己等同于行政机关、超越法律权限、擅自行使行政职权。例如，在突发公共卫生事件时，未经授权擅自设卡拦截、断路封路、阻断交通、随意扩大封控对象等。事实上，这些行为已经突破法律所规定的协助义务的界限。

基层社区组织在协助政府落实各项应急处置措施时，面临资源不足的问题，故而需要大量聘用未经培训、不掌握相关执法常识的人员参与其中，由于缺乏法律意识和行政素养，客观上难以实现突发公共卫生事件治理法治化应对的需求。同时，法治思维的缺失，也导致基层社区组织的部分行为失当，违反《突发事件应对法》第 11 条所强调的合理比例原则的事件时有发生。突发公共卫生事件治理中应急处置措施的选择不仅要达到治理目的，更要遵循比例原则，采取必要且有效的手段，严格执法不代表粗暴执法、偏激执法。

（二）跨部门协同机制有待完善

依法应急是做好公共卫生跨部门协同应急管理的根本保证。一直以来，党和国家都对公共卫生应急管理予以高度重视，建立了由卫生健康部门牵头、30 多个部门参与的应对突发公共卫生事件联防联控工作机制，实现了跨部门的协调联动。中国在公共卫生应急管理领域的数次改革中取得了很大的突破，加强跨部门协同应急能力已经成为进一步建立和完善公共卫生应急管理体系的重要举措。

突发性公共事件所具有的危害性大、波及面广等特点，对于社会正常运行、个人生活产生巨大的损害和影响，在应对突发性公共事件的过程中，单个部门难以凭借自身能力有效应对，需要建立跨部门协同机制。中国现行立法中关于公共卫生应急工作中跨部门协同的相关内容，主要是从预案上涉及人力资源、财力保障、物资保障、医疗卫生保障等 11 个领域有所概述。但是，相关规定针对突发公共卫生事件应急管理中，各部门之间的协调联动，工作分配与合作缺乏具体可操作的规定。同时，立法的缺失导致政府各部门在突发公共卫生事件应急管理中，治理资源信息不畅通，各个部门各自为政，不仅无法发挥跨部门协同机制的积极作用，而且与现代社会整体性治理需求存在逻辑错位，甚至可能会引发治理失灵的严重后果。因此，需要通过立法完善突发公共卫生事件应急管理的跨部门协同机制的相关规定，以打破突发公共卫生事件应急管理中部门主义、地方主义的难题。

（三）公民权利保障有所欠缺

中国现行《宪法》对紧急状态下公民权利的保障缺乏明确规定，同时《突发事件应对法》赋予了县级以上人民政府在应急响应期间，可以行使非常态法治下的行政权力，更多的规定在于强化政府在此期间的权力行使的条件、方式和范围以及责任，而忽视了对公民权利的保障，涉及公民权利保护的条款明显不足。

立法的缺失导致在突发公共卫生事件应急管理工作中易发生权力越界、手段失当的问题，从而侵犯了公民的合法权益，甚至有些地区"一刀切"的隔离措施造成扩大隔离对象范围甚至过度延长隔离时间的问题。突发公共卫生事件应急处置措施的选择不仅要达到治理目的，更要遵循比例原则，比例原则即在多种行政措施均可实现突发公共卫生事件治理工作之目标时，应选择对相对人合法权益损害最小的措施，要尽可能地减少或者避免对于公民权利的侵犯。因此，政府权力的行使应符合比例原则和最小伤害原则，遵守法律的权力限制范围，防止过度管制。

（四）突发公共卫生事件应急预案有待完善

国务院于 2006 年 1 月印发《国家突发公共卫生事件应急预案》，该预案对突发公共卫生事件应急组织体系职责、监测、预警与报告程序、应急反应和终止程序、善后处理、应急保障措施、预案管理与更新都做出了明确的规定。但时隔 15 年，该预案并未根据形势的变化以及在实际应对突发公共卫生事件中所积累的经验进行适时的修改与完善，同时地方层面的预案也存在诸多问题。具体而言：一方面，中国现存中央到地方的预案数目庞大，质量参差不齐。在突发公共卫生事件应急管理中作用的发挥未达到预期，现有预案的质量、种类、预案的全面性和可操作性方面存在很多问题，[1] 现存应急预案的内容较为宏观与抽象，大多为突发公共卫生事件应对标准化程序与环节的原则性规定，具体实施步骤与环节较少。此外，应急预案编制普遍存在生搬硬套，同质化倾向严重，这一情形在最需要详尽预案指导的基层尤为明显。[2] 同时，应急预案编制流程与内容缺乏规范性，预案的制定与修订未能根据客观实际情况的变化进行修改与完善，缺乏可操作性。另一方面，应急预案未能有效连接应急准备和应急反应，功能的发挥未达到预期，应急预案中缺乏对应对流程、应对机构、应对资源等的明确阐释，[3] 各级政府或部门未能明确自身行政职能和工作范围，医疗物资和设备设施没有做到合理的调配与使用。

---

① 张海波、童星：《中国应急管理结构变化及其理论概化》，《中国社会科学》2015 年第 3 期。

② 庞宇：《中国应急预案管理的问题及对策》，《科技管理研究》2013 年第 11 期。

③ 薄涛：《疾病预防控制机构突发公共卫生事件应急能力理论与评价研究》，博士学位论文，山东大学，2009 年。

三　完善中国突发公共卫生事件应急管理法制及预案的建议

目前，中国突发公共卫生事件应急管理法制与应急预案还远不够完善，需要从各个方面进行完善，以充分发挥应急法制与预案在突发公共卫生事件风险防控中的积极作用。

（一）明确基层社区组织的角色定位

传统的单一社会治理模式很难达到突发公共事件治理的预期功效，根据中国《宪法》第 111 条、《居民委员会组织法》第 3 条、《村民委员会组织法》第 2 条的规定，村（居）委会是自我管理、自我教育和自我服务的组织，在应对突发公共卫生事件时，基层社区组织的主要职责可分为两种：一是基层社区组织作为基层群众自治组织本身所应承担的自治职责。对此，《宪法》《居民委员会组织法》《村民委员会组织法》规定，村（居）委会应当依法办理的自治事务以及向政府提供意见建议，基层社区组织应当承担起其所在区域内自治事务的组织与促进责任。例如，在突发公共卫生事件时，负责相关知识的宣传教育、为村（居）民采购和发放防护用品、维护社区的治安秩序、积极向政府反映村（居）民有关意见和建议等。二是协助政府做好公共卫生事件治理相关工作的义务。突发公共卫生事件的应急处置是一项系统工程，需消耗大量人力、财力、物力，仅依靠政府力量显然是不够的，亟待外部资源的辅助。对此，政府可将基层社区组织作为一种行政辅助力量，以弥补其行政力量的不足。既然是协助义务，就意味着基层社区组织协助政府开展工作的义务必然是有限的，该组织处于辅助性地位。"自治"与"协助"的平衡不能被打破，即基层社区组织的自治空间与自治主体地位不能被挤压。基层社区组织与政府在突发公共卫生事件治理工作中有着位置上的主次之分：前者在协助的范围内，仅起到辅助作用，而后者则处于主导地位，基层社区组织对政府工作的协助，必须以政府的要求或请求为前提，不能自作主张参与政府的行政管理活动。

但是现行立法对基层社区组织"协助义务"的表述语焉不详、较为抽象且缺乏可操作性，遂导致该组织在突发公共卫生事件治理工作中时常混淆其基于宪法授予的自治职责与上述"协助义务"，并在角色错位之干扰下可能存在侵犯公民合法权益的行为。因此，有必要对基层社区组织在突发公共卫生事件风险防控中的各项行为进行合法性审视。同时，对协助义务的法律属性、适用范围、实施程序、法律责任分担等问题做出精细化的安排，从而提高基层社区组织参与突发公共卫生事件治理的法治化水平。

（二）加强公共卫生应急管理跨部门协同的法律保障

依法应对突发公共卫生事件是国家治理体系和治理能力现代化的重要标志。突发公共卫生事件应急管理法制是以化解突发公共卫生事件风险，以及保障公众身体健康与生命安全为根本目的，需要切实地推进突发公共卫生事件依法防控、科学防控。首先，需要完善相关立法中涉及跨部门协同应急管理工作的规定，厘清不同应急主体的权责关系，塑造应急协同的治理机制，根据突发公共卫生事件涉及的不同领域，科学、合理地划分责任承担的主要部门和协助部门，以实现政府各部门权力界定的约束。其次，在突发公共卫生事件时，政府各部门在应急管理协同工作中存在极大的随意性，其根本原因是中国现行法规范尚缺乏对跨部门应急协同工作相关程序性内容的规定，因此，应当运用相关法律规范来引导和监督政府各个部门权力行使的范围、方式、程序及法律责任，以此规范政府各部门权力的行使与实现跨部门协同应对突发公共卫生事件。最后，公共卫生应急管理跨部门协同体系需要在制度设计上朝着精细化的方向发展，确保跨部门协同工作的衔接、协调与配合，明确规定跨部门协同应急管理的原则、纪律与责任，强化公共卫生跨部门协同应急管理体系充足而具体的法律制度规范供给。

为了充分发挥跨部门协同机制的作用，政府及其相关部门需要提高践行应急法治的能力与水平，对突发公共卫生事件中跨部门协同机制及其协同路径有着清醒的认知，充分尊重政府其他各部门参与突发公共卫生事件风险防控的自主性地位，并及时、全面地公开有关风险防控信息，为政府相关部门依法参与重大公共卫生风险防控提供充分有效的法治保障。厘清不同应急主体的权责关系，塑造应急协同的治理机制。

（三）加强执法活动的实质合法性

政府各部门在突发公共卫生事件应急管理中，只有践行依法行政，坚持其行为的实质合法，才能最终保障法律效果的落实。所谓实质合法，即要求政府及其相关部门实施的各项防控措施既符合合法性又符合合理性。应急防控措施并不是越严厉越好，而是应当遵守比例原则的要求。尤其是在多种行政措施均可实现突发公共卫生事件治理工作之目标时，应选择对相对人之合法权益损害最小的措施。学者劳伦斯·高斯汀教授提出的在公共卫生法领域化解公共健康和个人利益冲突的三个基本原则即防止对他人构成风险的不伤害原则、保护无行为能力者的最佳利益原则、保护身心健全成年人免受自我伤害的父爱主义原则，[①] 从而使得应急措施能更好地遵循比例原则的约束，更好地保护公众健康兼顾对于公民权利的保护。以突发公共卫生事件中，社区实施的封门措施为例，有的社区采取了较为温和的方式，如采取电子封条的方式，一旦房门被打开，电子警报就会响起，信息也随之被发送到社区管理员的手机上。如此一来，既可达到防控目的，又大大降低了对当事人合法权益的损害。具体而言，根据比例原则，政府及其相关部门在实施各项防控措施时，必须考虑以下几点：（1）对公民基本权利的限制，必须是为了实现疫情防控的行政目标，换言之，所采取的行政措施必须有助于实现目的（妥当性原则）；（2）在可供选择的各项防控措施中，应首选对当事人侵害最小、最温和的措施（必要性原则）；（3）手段与目的之间不得超过必要的限度，即在突发公共卫生事件时，对公民基本权利的限制不得超过恢复正常社会秩序所必要，而需符合均衡性与合比例性（均衡性原则），换言之，即便所选择的限制手段已满足必要性原则的要求，但若由该最小损害手段所导致的个人利益之损害仍超出所欲实现之公共利益的，则手段与目的之间就存在失衡的问题。

---

①　［美］劳伦斯·高斯汀、林赛·威利：《公共卫生法：权力·责任·限制》，苏玉菊等译，《政法论坛》2021 年第 2 期。

（四）健全应急预案编制技术性规范

公共卫生应预案需要在编制技术上遵循规范化的原则，提高预案的针对性、实用性和可操作性。制订编制技术规范的工作计划和年度计划，组织科研院所、高校、行业协会和企业等多方力量，尽快推进应急预案编制技术指南的制定与发布；通过对指南的解读、培训，提高应急预案的编制质量，严把预案评审关，保证预案情景设置合理、组织体系有效、应对措施科学、应急资源落实。同时，对已备案的应急预案，备案主管部门可以定期或者积累到一定数量后组织高层次的应急预案编制专家对预案进行复核，采取定时或不定时的预案现场演练，加强预案的科学性及可操作性。

（五）明确应急预案中各部门职责及法律责任

《国家突发公共卫生事件应急预案》对各有关部门参与突发公共卫生事件应急管理的相关职责进行了规定，其中明确规定了卫生行政部门和医疗卫生单位的职责，但是对其他部门的相关职责规定得则较为模糊，并且对于一些重要部门、重要行业的相关职责并没有提及，或以"有关部门""依据各自职责"等含糊的话语带过。因此为了提高应急预案的可操作性，使各级政府及各个部门能明确自身行政职能和工作范围，应当对各个部门在突发公共卫生事件中的职责及具体工作范围进行明确的规定，可参考有关省市的应急预案，如《成都市突发公共卫生事件应急预案》中就明确规定了市卫生局、市发改委、市科技局、市公安局等 20 多个部门单位的职责。卫生行政部门、医院、疾控、卫生监督等部门作为疫情防控的主力军。同时，公安、工信、交通运输、社区、邮政快递等部门及广大的志愿者为疫情防控、物资运输、群众基本生活所需等方面也做了大量工作。在今后的预案编制中，应将各部门履行的职责明确写入应急预案。

同时，应当明确各部门的法律责任，中国既有法规范及其预案，关于突发公共卫生事件中各部门若不履行相应的协助义务将承担的责任尚缺乏明确规定。在相关责任及其后果缺失的情况下，各部门在践行跨部门协作实施防控工作中，极易出现懒政问题或者简单粗暴、"一刀切"的倾向。随之而来的是，不作为、职权滥用的行为无法得到有效遏制，跨部门协作机制将难以发挥其在突发公共卫生事件中的积极作用。因此，应当通过立法明确各部门在突发公共卫生事件中的角色定位、法定职责及违反法定职责所应当承担的法律后果，以此保障跨部门协同机制在突发公共卫生事件中的效用。

四　展望

突发公共卫生事件应急管理的法制建设应当立足前瞻而非事后修订，需不断提高立法技术，只有通过法制手段对突发公共卫生事件相关制度进行设置，并随着社会发展不断修正，才能真正地发挥其在应急管理中应有的功能。诚然，在中国历次突发公共卫生事件应急管理工作中，暴露出现行法制机制存在的诸多问题，未来突发公共卫生事件应急管理法制需进一步理顺各个法律规范性文件之间的关系，并适时地进行废、改、立，从而形成系统性、规范性的突发公共卫生事件应急管理法制体系。

第三章

面向重大疫情的医疗
保险政策研究

新中国成立 70 年以来，在社会发展的不同阶段，国家在中国共产党的领导下成功应对了数次重大疫情，积累了丰富的经验，对今后加强和改进疫情防护工作具有重要的启示。

本部分主要分析了非典肺炎等突发公共卫生事件后中国医疗保障工作的重要进展，重点关注中国医疗保障体系在应对突发公共卫生事件时，针对患者及时救治、医疗机构资金回流、企业减负、居家慢性病患者用药保障等方面采取的政策，希望可为今后快速应对突发公共卫生事件的发生提供可供参考的经验总结，远期应建立成熟的、长期的疫情防控应急保障机制。

一 1949—2019 年重大疫情防控中的医疗
保险相关政策回顾

（一）1949—2019 年中国经历的重大疫情回顾

依照《中华人民共和国传染病防治法》，重大疫情是指传染病的突然暴发、流行，对人民身体健康的危害程度很大。2005 年世界卫生大会修订的《国际卫生条例》对"国际关注的突发公共卫生事件"的定义强调重大疫情具有"严重危害、广泛传播"的时空特征。《2020 年国家突发公共卫生事件应急预案》解释"重大疫情"是指一种传染病在短时间内发生，涉及范围广泛，出现大规模的病人或死亡病例，其发病率远远高于常年发病率水平的特殊情形。

新中国成立以来，党领导全国人民多次正面抗击疫情，保障人民健康。新中国成立初期重点控制短期内危及人民生命安全的烈性传染病，改革开放后则着重防控影响人均寿命的慢性传染病，非典疫情暴发后加大力度监测和防治新发传染病。[①]

第一阶段，新中国成立后，全国上下大力开展爱国卫生运动，改善社会卫生状况，保障人民基本身体健康。这一时期医疗卫生部门的重点任务是防治各种流行病，其重点防治对象是严重危害人民健康的鼠疫、天花、霍乱等烈性传染病。同时在世界其他区域暴发的重大疫情也影响了中国，分别为1957年2月在中国贵州西部出现，病毒源自"野鸭"的"亚洲流感"，1968年7月，由亚洲流感病毒的抗原转变，进化为新型病毒的"香港流感"。

第二阶段，改革开放以后，全国卫生工作方针发生变化，这一时期的工作重点也从烈性传染病防治转向了慢性传染病防治，以结核病、麻风病、艾滋病等慢性传染病为重点；疫情防控方法与手段开始与国际接轨，规范和完善了相关制度和法规。虽然部分传染病在一定时期有所反弹，例如上海的甲肝暴发，但是逐渐制度化的防治规划和防治方案发挥了关键作用。

第三阶段，2003年对于公共卫生领域来说是一个标志性的关键年份。这一年非典疫情暴发，随后的有效防治，推动了突发公共卫生事件应急体系的建设与逐步健全。非典疫情的暴发是中国抗击重大疫情从传统常规防治转入突发应急防治新阶段的重大标志。随后中国先后成功处理了2009年猪流感病毒疫情、2013年人感染H7N9禽流感疫情、2014年西非埃博拉出血热疫情、2019年鼠疫疫情等，中国传染病防治领域，尤其是应对重大疫情的能力得到显著提升，公共卫生体系逐步完善。

2020年中国卫生健康事业发展统计公报显示，2020年全国甲、乙类传染病报告发病267万例，报告死亡2.6万人。

---

① 粟锋：《新中国成立以来党领导人民抗击重大疫情的历史回顾与经验启示》，《思想教育研究》2020年第3期。

（二）1949—2019 年重大疫情防控中的医疗保险相关政策

1998 年 12 月，依据《国务院关于建立城镇职工基本医疗保险制度的决定》，国家在全国范围内基本确立了城镇职工基本医疗保险制度。2000 年，国务院出台《关于城镇医药卫生体制改革的指导意见》和 13 个配套文件，着力改善医疗保障现状。2003 年《关于建立新型农村合作医疗制度的通知》与《关于实施农村医疗救助的意见》的出台，农村的医疗保障制度初步确立。这一时期，尚未建立全民医疗保险制度，其他配套的医疗卫生制度不健全，对于大范围的疫情暴发医疗保障工作的开展缺乏实践经验以形成有效的应对机制。因此，在非典疫情暴发期间，并没有及时地出台医疗保险免费救治的相关政策。但是该疫情推动了国家对公共卫生的制度、法规以及突发公共卫生事件应急响应机制的快速建设及完善，加大了国家对公共卫生领域的投入。此后，国家进行了一系列完善医疗保障制度的改革，促进了相关医疗保障机制的建设，扩大了医疗保险覆盖范围。2009 年，中国初步建成基本医疗保障体系，覆盖对象从城镇职工逐步延伸扩展到城乡居民。2011 年中国已实现了 95% 全民医疗保险覆盖率。

2013 年，在中国暴发人感染 H7N9 禽流感，这时中国的全民医疗保险制度已经基本建设完成，但是相关救治费用并未纳入医疗保险。国家卫生和计划生育委员会办公厅于 2013 年 4 月 3 日发布《关于加强人感染 H7N9 禽流感疫情防控工作的通知》，通知中提出，医疗机构医疗救治费用按照规定渠道解决，不得因费用问题延误救治或推诿患者，各地随后推出一系列医疗救助及医保报销政策，但当时没有出台明确统一的经费来源政策。随后各地的散发疫情，都以卫生部门发布的各项防控工作要求为主，医疗保险相关政策并未明显发挥作用。

二 医疗保险政策在重大疫情防控中的作用及问题思考

（一）突发公共事件中医疗保险的作用

综合分析全国和相关省市的情况，疫情期间的医疗保障工作总体上取得了良好的成效，展现了国家医疗保障制度建设的成果。

1. 确保参保人员不因医疗费用问题影响就医

疫情暴发初期，应党中央、国务院的要求，国家医疗保障局迅速落实各项指示，制定并出台了一系列医疗保障措施。（1）"医保支付＋财政补贴"的多层次综合经济保障，以减轻患者就医顾虑；（2）异地就医"先救治后结算"，为异地就诊患者提供了有力的保障，降低了病人流动造成的传染风险；（3）医保基金支付范围的临时性扩大保障了救治的各项医疗费用。

2. 确保收治住院不因支付政策影响救治

在疫情期间，医保先行拨款、开通疫情救治专项基金"绿色通道"等多项医疗保障措施，医保部门预付资金，减轻医院垫付压力；调整医保年度总额预算指标，为医保定点医疗机构收治患者提供最有力的保障。

3. 医保经办业务平稳有序开展保证了工作效率

大力推行医保业务"不见面办"、放宽非医保业务办理时限，实行"长处方"政策，保障人民健康及长期用药需求。上述重要举措，提高了各地疫情救治保障政策的执行效率，保证了参保群众及时享受各项医疗保障待遇。

由此可见，从疫情初期起，中国就及时调整、创新和完善了医疗保险政策，在救治医疗费用的保障、医疗机构费用来源、流程优化等方面，在疫情防治中起到了关键的作用，彰显了医疗保险制度作为国家医疗保障体制的基本构成部分的重要价值，在特定时期灵活运用的医疗保险制度也反映了国家已经真正贯彻落实了以人民为中心的发展思路。

（二）重大疫情防控中医疗保险的问题分析

医疗保障制度在重大疫情防治防控中发挥了重要的、积极的作用，但也暴露了制度的不完善和机制的缺失。中国医疗保障制度仅依靠临时性的政策措施调整来面对传播范围广、传播速度快、损失大、危害社会多个领域的重大疫情，而缺少重大的应急保障机制，从长远来看，风险巨大，会影响整体制度的良好运行。

1. 常态化的应急医疗保障机制缺乏

从 1996 年医疗保险改革开始，1998 年城镇职工基本医疗保险制度正式建立，经过 20 多年的发展，中国全民医保制度已基本建成。基本医疗保险参保人数已突破 13.5 亿，参保率稳定在 95% 以上，基本实现人员全覆盖，[①] 医疗保障水平显著提升。这种医疗保障制度基本满足了人民群众常规时期的医疗保障需求，但是面对重大灾害、重大突发性事件而带来的应急医疗保障需求，制度安排和相应机制还远远不够。

临时性应急制度主要存在三个方面的问题：一是临时性应急制度具有一定的滞后性。[②] 二是临时性应急制度容易产生运行风险。[③] 三是临时性制度缺乏全面性，同时，疫情暴发期间，如何保障其他重大疾病患者的医疗待遇，如何实现整体医疗保障公平，需要相应的制度安排。

2. 医疗保险基金在重大疫情医疗费用保障方面的责任不明确

医疗保障的费用来源，医疗保险基金的责任界定等是需要在相关法律规范中明确的。而中国现行的与医疗卫生、公共卫生、传染病防治等息息相关的基本法律规范，例如《传染病防治法》《突发事件应对法》《社会保险法》《基本医疗卫生与健康促进法》等，这些法律条块分割，相互独立单列，零碎立法，调整的对象单一有限，仅仅关注传染病的预防、控制、监督费用，医疗救治费用被当作"附带性"问题简单带过，重大疫情医疗救治费用保障机制有关的各项规定分散，基本医保基金与公共卫生资金的协同保障机制，更是缺乏明确的、可操作的规范。

疫情防控工作符合公共经济学中对于公共产品的定义，是一项公共产品，应当由政府财政承担相关工作费用。但是依据疫情期间的医疗费用保障政策，救治费用由医疗保险基金先行支付，政府财政承担超出的部分，这种费用支付方式在短期内对医疗保险基金影响不大，但从长期来看，必然会给医疗保险基金造成较大的支付负担。

因此，从长期来看，突发公共卫生事件的救治及相关费用应当建立长效的费用保障机制，明确资金的来源与渠道，医疗保险基金、公共卫

---

① 人民日报：《覆盖全民全国基本医疗保险参保人数超过 13.5 亿人》，http：//news. cctv. com/2020/01/17/ARTI8YN26paFZzJk3u8zAIcc200117. shtml。

② 申曙光、朱艺唯：《重大疫情防控与中国医疗保障体系的完善》，《中共中央党校（国家行政学院）学报》2020 年第 3 期。

③ 申曙光、朱艺唯：《重大疫情防控与中国医疗保障体系的完善》，《中共中央党校（国家行政学院）学报》2020 年第 3 期。

生基金及国家财政之间的责任划分需要明确，并建立良好的协调支付机制。

3. 医疗保障体系和医疗服务体系发展不协调

中国的医疗卫生改革多年来一直在进行，医疗服务体系网络基本建成，为保障居民的基本医疗服务需求做出了巨大的贡献，但是在此次疫情期间，暴露了中国医疗卫生服务体系存在的诸多问题。一方面，从疫情初期的诊疗过程来看，中国分级诊疗制度实施效果有限。在早期的疫情筛查和防治中，基层医疗卫生机构缺位，应充当"守门人"的基层医疗卫生机构未能发挥自己的职能和作用，未能及时地分流病人，采取有效措施积极应对。大量疑似患者和其他呼吸系统疾病的患者跳过基层医疗卫生机构，集中涌向三级医院，造成医疗资源的挤占，三级医院缺少充足的医疗卫生人力和其他医疗资源对来就诊患者进行分类和识别。同时，这种就医行为也导致了人员的大规模流动和聚集，进一步增加了交叉感染的风险，导致了疫情的快速蔓延。

另一方面，疫情期间的特殊医疗费用的结算和报销政策，针对慢性病患者的"长处方"以及"互联网＋医保"政策的出台，这些既是医疗保险政策，但同时需要医疗卫生机构的积极响应和支持，保证医疗服务的提供，保证各项医疗保险政策顺畅的落实。因此，医疗服务的购买方和供给方分别是医疗保障体系和医疗服务体系，二者要统筹协调发展，医疗保障体系在建设过程中应考虑如何通过机制的建设而带来医疗服务体系的改善，未来医疗保障体系的建设要重点考虑医疗保障和医疗服务之间的深层次联动。

三　新形势下医疗保障发展及完善的策略

2020 年 3 月 5 日，《中共中央国务院关于深化医疗保障制度改革的意见》第七部分指出：完善重大疫情医疗救治费用保障机制。在突发疫情等紧急情况时，确保医疗机构先救治、后收费。健全重大疫情医疗救治医保支付政策，完善异地就医直接结算制度，确保患者不因费用问题影响就医。探索建立特殊群体、特定疾病医药费豁免制度，有针对性免除医保目录、支付限额、用药量等限制性条款，减轻困难群众就医就诊后顾之忧。统筹医疗保障基金和公共卫生服务资金使用，提高对基层医疗机构的支付比例，实现公共卫生服务和医疗服务有效衔接。

从长远发展的角度为完善中国医疗保障体系的建设提出如下建议。

（一）建立健全重特大疾病医疗保险和应急救助制度

1. 健全重大疾病医疗保险制度

医疗保险经办机构要在重大疫情应急响应机制启动等紧急情况发生的时候，快速响应，及时预拨部分医保基金，以保证医疗机构有效开展救治，而不受制于费用；进一步健全医疗保险异地即时结算制度，保障病人不因医疗费用问题影响就诊。研究尝试建立特殊群体、特定疾病医药费用减免机制，有针对性调整医保支付目录、支付限额、用药量等限制性条款。探索建立重大疫情患者医疗费用财政兜底保障机制，完善重大疫情医疗救治医保支付政策，提高对基层医疗机构的支付比例。健全社会捐助制度，健全完善捐赠应急物资分配审核流程，做好物资分配和信息披露。

2. 建立全国统一的应急医疗救助制度

目前，中国没有建立能够应对重大风险事件的应急医疗救助制度，为应对此次重大疫情，医疗保险体系暂时突破了现有制度安排，出台了一系列紧急保障措施，但都是临时政策，灵活性和常态化不足。全国性的应急医疗救助制度应包括三项基本内容：一是建立全国性的应急医疗救助专项基金。筹资渠道多元化，通过中央财政预算、公共卫生费用、全国社会保障基金、社会捐赠和慈善资金等筹集专项基金，并能够从国家层面进行统筹，确保重大疫情或者其他重大事件中，公平、合理的应急医疗服务能够覆盖全体人民。二是推行重大疫情免费救治制度。三是允许医疗机构在需要紧急使用新的治疗技术、手段、药品和器械时突破原定目录，能够在特殊事情上突破医保目录的限制性规定。[1]

（二）建立医保分级诊疗响应机制

继续加强完善医共体建设，进一步发挥县域医共体内龙头单位的引

---

[1] 申曙光：《关于医疗保障发展的三点思考》，《中国医疗保险》2020 年第 3 期。

领作用，实现基层医疗机构诊疗水平的进一步提高。建立分级诊疗病种目录，探索建立部分慢性病、常见病强制分级诊疗机制。异地就医转诊备案制度的健全统一，实施医疗保险报销比例差异化，引导参保人员实现科学、合理有序的异地转诊就医。

进一步完善医保支付机制，提升医疗保险基金使用效率，充分发挥医保支付方式的激励作用，以强化医保支付方式改革对分级诊疗的推动作用。中国现行的医疗保险支付方式对医疗服务供需双方的激励约束机制尚未有效发挥。继续推进医保支付方式向按病种分值付费、按疾病诊断相关分组付费等为主的复合支付方式转变。同时，通过设计差异化医疗的保险报销政策，引导人们的就医行为，鼓励病人在基层医疗卫生机构就诊，有利于分级诊疗的有效落实。另外，地方医疗保险部门可以运用医疗保险的机制优势，配合各类卫生管理部门和三级医疗机构加大对基层医疗机构的支持和帮扶力度，实现基层医疗机构诊疗能力的提升，真正发挥基层医疗卫生机构"守门人"的作用，切实保障广大人民群众的健康。

（三）完善多层次医疗保障体系

继续推动基本医疗保险、大病保险和医疗救助三重制度的完善协调发展，各类医疗保障制度相互衔接，多重保障功能并行不悖，有利于保障重特大疾病和多元医疗需求，有利于维护全体人民的健康。完善和规范医疗保险体系，以基本医疗保险为核心，居民大病保险、公务员医疗补充等为补充，医疗救助兜底，实现多层次的医疗保险体系。鼓励商业医疗保险的发展，引导人民群众树立正确的保险观念，加快发展商业健康保险，增加保险主体，创新丰富产品供给，引导有支付水平的人群购买符合自身保障需求的各类商业健康保险。同时，加强保险市场的监管，提高保险服务能力，尤其要重视健康保险产品设计、销售、理赔等关键环节，鼓励商业医疗保险进行产品创新，设计符合目前疫情形势和人民健康需求的特色产品，满足人们日益多元化、高水平的保险消费和医疗消费需求。鼓励社会慈善捐赠，统筹调动慈善医疗救助力量，支持医疗互助有序发展。

（四）优化医疗保险经办管理服务改革

医疗保险机构要推动并完善工作的长效机制，加快建设与当前医疗保险制度相适应的经办体系；加强经办管理工作服务体系建设，逐步形成全国统一的医疗保险经办管理服务体系。继续抓好并落实重大疫情防控的医疗保险经办管理服务工作，优化医疗保险的公共服务能力，推动医保重点政策落地，积极推进异地就医医疗保险结算管理工作，进一步加强各级医疗保险基金的管理和监督。

同时，加快医疗保险经办工作的信息化，充分使用各种信息技术，提高经办工作的效率。本次疫情防控中，由于医疗保障信息系统的建设和广泛应用，优化了各地医疗保险经办部门的办事流程，提高了经办能力。未来应该在建设全国统一、高效的医疗保险信息系统中，广泛应用互联网＋、云计算、大数据和人工智能，实现全国医保信息互联互通，提升医保信息化管理能力。

（五）加快促进医疗服务与公共卫生融合，共建健康保障

公共卫生和医疗服务的融合依然有限，医疗保障自身的发展并未带来这二者协调发展。在今后的改革中，我们要把医疗保障和医疗卫生的高质量协同发展放在同等重要的地位上，这样才能全方位、全面地保障全体人民健康。

第一，要积极发挥医疗保险在居民健康促进方面的重要作用，打破在目前医疗卫生领域的疾病预防和治疗二者之间的割裂局面，把公共卫生经费和医疗保险基金在慢病管理、疾病预防、传染病控制和健康管理领域里统筹使用。有效发挥在医疗保险系统中，医疗保险第三方健康服务购买的作用，结合疾病谱的变化，社会医疗需求的变化，重大疫情发展态势等，及时调整基本健康服务的内容，将更广泛的健康服务纳入基本医疗服务。全面建立医疗保险的门诊统筹，对公共卫生与基本医疗服务成本进行合理补偿，激励基层医疗机构开展健康管理和疾病防治工作，实现医防共融、预防为主，医疗和公共卫生服务

有效衔接。① 第二，要充分发挥医疗保险在医疗机构管理方面的作用，通过医疗保险支付方式的改革完善，促进人群合理就医，并形成良好的辐射效应，促使医疗机构在提供医疗服务的过程中"以病人为中心""以健康为中心"，多维度地保障人民的健康。而公共卫生经费和医疗保险基金的统筹补偿机制，更加有利于提升健康管理能力，提高预防和医疗的协同服务能力，推动预防、医疗、康复、护理融合发展，共建人民健康保障。

---

① 林枫、杨扬：《关于医保推动公卫和医疗服务融合的几点建议》，《中国医疗保险》2020年第8期，第26—28页。

第四章

疾病预防与控制机构工作人员
激励机制与人才队伍建设

　　公共卫生安全是维护国家安全、保障国民健康的重要基石。随着社会现代化和人口老龄化进程的加快，中国人民生活方式的转变和疾病谱的动态变化，给公共卫生工作的开展带来了全新的挑战。疾病预防控制工作（以下简称"疾控"）的有序开展是确保疫情快速甄别、预警、响应的前提。疾控机构作为中国应对突发公共卫生事件的关键和核心之一，肩负重任。近年来，随着国家对卫生健康事业的不断重视，各类投入不断加大，制度建设不断完善，疾控机构工作人员人力资源配置情况有所改善，人员趋于年轻化，学历和职称方面总体水平有一定提高，但仍无法满足国内日益严峻的公共卫生问题，存在明显的地域和级别差距，专业技术人员配置存在不合理现象，岗位结构尚待优化，职称晋升出现扎堆现象等。激励问题和人才队伍建设是人力资源管理的核心内容，良好的人事激励机制和人才队伍建设是中国公共卫生体系保持和进一步发展自身功能的关键。本章将重点围绕人事关系隶属于疾控机构的相关卫生技术人员，对其激励机制设计与人才队伍建设展开分析和探讨，为中国疾控机构人才队伍建设提供可行性路径，为切实提高疾控队伍整体能力，促进公共卫生和疾病预防控制体系发展提出有效建议。

一　中国疾控机构人力资源发展的基本情况

　　疾控体系是人民健康和生命安全的重要保障，是国家公共卫生安全战略的关键构成部分。然而，21世纪以来，随着社会经济的快速发展，中国国民健康正面临着社会和自然环境、行为方式等因素带来的多重挑战，重大传染病和寄生虫病防控形势依旧严峻，新发传染病频繁出现且防控难度加大，慢性病进一步影响加重人们的健康负担，这对中国公共卫生危机应对能力和公共卫生体系治理现代化提出了更高的要求。

至2021年，中国疾病预防控制体系已运行了67年，疾病预防控制在提高人群健康期望寿命方面起了至关重要的作用。中国疾控机构的前身——卫生防疫站自1953年起陆续建立，2003年非典型肺炎（SARS）疫情过后，中华人民共和国卫生部制定的《关于疾病预防控制体系建设若干规定》颁布后，中国逐渐形成了以"国家—省—市—区/县"四级疾病预防控制模式为中心，基层预防保健组织和医疗机构公共卫生科（或预防保健科）为网底的疾病预防控制网络。主要人员构成包括隶属于疾控机构、卫生监督执法机构等专业公共卫生机构的工作人员，和隶属于医疗机构、基层预防保健组织的专业公共卫生工作人员。

（一）疾控机构人力配置基本情况

疾控工作人员是实现国家安全战略、应对各类公共卫生实践的关键力量和战略部队。在中国现行体制下，疾控机构技术人员同时肩负着技术提供、业务指导和行政管理的多重角色，在所有专业公共卫生机构中，2019年全国3403家各级疾控工作人员总计18.8万人，较2015年有小幅度减少，其中专业卫生技术人员14万人，平均每机构卫生技术人员41.1人，较2015年增加0.3人。中国各级疾病预防控制中心中，包括省级31家、市（地）级410家和县（区）级2755个，卫生技术人员约13.98万人，专业卫生技术人员占比74.6%，符合《疾病预防控制中心机构编制标准指导意见》（中编办〔2014〕2号）中不低于70%的标准。其中，东部地区4.8万人，中部地区4.2万人，西部地区5万人，受东部地区人员流动，西部地区人员增加影响，东、中、西部疾控中心人员配置差距逐渐缩小（见图4-1）。

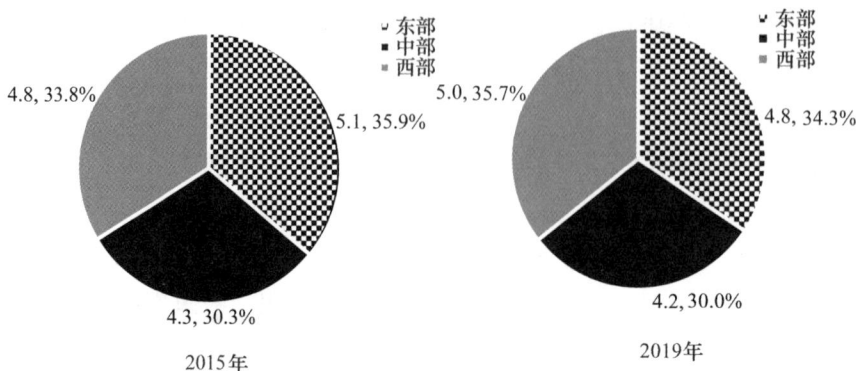

图 4 - 1 不同地区疾控机构卫生技术人员配置情况

数据来源：《2016 中国卫生健康统计年鉴》《2020 中国卫生健康统计年鉴》。

（二）疾控机构人才结构

近几年来，疾控系统卫生技术人员配置不足的情况有所改善，人员在学历和职称方面总体水平均有一定提高，多层次人才梯队逐步完善（见表 4 - 1）。

在性别比例上，2019 年，中国各级疾控机构以女性技术人员为主（8 万人，57.7%），性别比差距明显小于全国卫生技术人员整体性别比，全国卫生技术人员中女性占比 72.2%。

在人才年龄结构上，中青年工作人员占了整体的八成以上，其中以 35—54 岁中年技术人员为主（8.5 万人，61.4%），整体分布情况与同期全国卫生技术人员整体构成情况基本一致。从从业时间上来看，60% 的技术人员从业时间在 20 年以上，高于同期全国卫生技术人员工作年龄构成情况（5—19 年，48.9%）。同 2015 年相比，2019 年疾控机构整体年龄分布高年资员工比重上升明显，55 岁以上职工占比较 2015 年增加 7.7 个百分点，工龄在 30 年以上的技术人员占比较 2015 年增加 6.7 个百分点。

在学历教育水平结构上，整体人员学术教育背景逐渐加强，研究生和本科学历人才占比由 2015 年的 26.6%，增加到 2019 年的 46.1%，整体学历水平优于同期全国卫生技术人员学历结构。

在职业技术能力结构上，2019 年高级职称技术人员 1.9 万人，占疾控机构总体技术人员的 13.6%，较 2015 年增长 4.6 个百分点，高级职称占比明显提升，中级和高级职称技术人员占比明显高于同期全国平均水平。

表 4 - 1 中国疾控机构卫生技术人员配置情况

	2015 年			2019 年		
	人数（万人）	构成比（%）	全国整体构成比（%）	人数（万人）	构成比（%）	全国整体构成比（%）
性别						
男	6.8	48.2	30.3	5.9	42.3	27.8
女	7.4	51.8	69.7	8.1	57.7	72.2
年龄						
<35 岁	3.9	27.3	46.0	3.0	21.1	45.4
35—54 岁	8.9	63.0	45.0	8.6	61.4	43.7
≥55 岁	1.4	9.7	9.0	2.4	17.4	10.9
工龄						
<5 年	1.2	8.6	23.7	1.1	7.7	19.3
5—9 年	1.3	9.3	20.0	1.7	12.2	24.4
10—19 年	4.2	29.7	22.4	3.0	21.2	24.5
20—29 年	4.2	29.6	19.6	4.1	29.4	17.4
≥30 年	3.3	22.9	14.2	4.1	29.6	14.4
学历						
研究生	0.4	3	4.7	0.9	6.7	5.9
本科	3.4	23.6	25.9	5.5	39.4	32.6
大专	5.4	38.2	38.9	4.8	34.5	39.4
高中及以下（含中专）	5.0	35.2	30.5	2.7	19.4	22.2
专业技术职务						
高级职称	1.3	9.0	7.6	1.9	13.6	8.4
中级	5.0	34.9	21.3	4.2	29.9	19.6
初级及以下	8.0	56.1	71.1	7.9	56.5	72.0

数据来源：《2016 中国卫生健康统计年鉴》《2020 中国卫生健康统计年鉴》。

另外,从全国平均水平来看,疾控机构人员配置与医疗机构存在较明显区别。从教育背景的角度来看,本科及以上学历的疾控机构工作人员卫生技术人员占比高于医疗机构0.8个百分点,但执业医师教育背景要远低于医疗机构,本科及以上学历人数占比疾控机构低于医疗机构近20个百分点;医疗机构管理人员学历背景也相对较好,本科及以上学历人数占比高于疾控机构4.6个百分点。与此同时,从从业技术能力来看,疾控机构在技术人员高级职称人数占比方面高于医疗机构,但同样,执业医师和管理人员的高级职称人数占比要低于医疗机构。(见表4-2)

表4-2　　　　2019年中国医疗机构与疾控机构人员配置情况

人员类型	医疗机构			疾控机构		
	人数（人）	本科及以上学历人数占比（%）	高级职称人数占比（%）	人数（人）	本科及以上学历人数占比（%）	高级职称人数占比（%）
卫生技术人员	6487497	45.3	10.1	139839	46.1	13.6
其中：执业医师	2174264	73.1	22.4	69947	53.3	18.5
其他技术人员	320600	44.2	3.9	15607	43.2	6.1
管理人员	373120	49.4	10.2	13599	44.8	8.5
工勤技能人员	600954	/	/	18519	/	/

数据来源:《2016中国卫生健康统计年鉴》《2020中国卫生健康统计年鉴》。

(三) 疾控机构工作人员激励机制与人才制度的实践进展

目前,国内针对疾控机构工作人员激励机制与人才制度的实践与探讨主要集中在疾控机构内部,根据中国整体经济社会和疾控体系发展情况,利用Citespace软件分析得到相关时区图(见图4-2),大致可将中国疾控机构人员激励与人才制度建设的探讨归纳为四个阶段的凸显。第一阶段2004—2007年,初步反思,开始关注疾控人员人力资源管理;第二阶段2008—2012年出现了逐步细化,开始尝试利用人力资源管理、绩效管理等手段探讨激励策略;第三阶段2013—2019年研究进一步深入和规范,出现了相关因素和效果评价类分析,开始出现对反馈机制的思考;

第四阶段 2020 年改革逐渐细化，开始讨论社会环境变化、时代要求背景下的疾控人力激励改革，同时，为了体现研究的延续性，我们还将 2021 年的数据纳入进行了比对，发现随着管理理念的更新，现代管理和治理水平提升要求下，对疾控机构人力资源的探讨也逐渐细化。

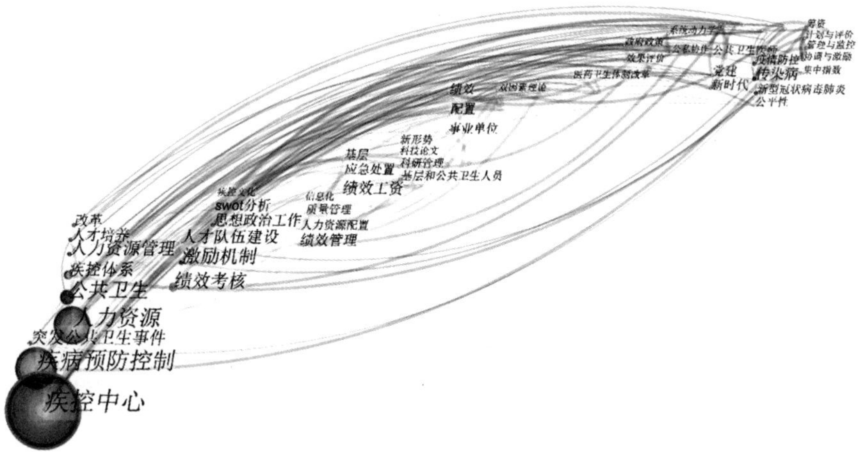

图 4 - 2　基于 Citespace 的关键词时区图谱

二　疾控机构工作人员人力资源发展
面临的主要问题与挑战

激励机制和人才队伍建设是反映中国公共卫生与疾病预防控制事业发展程度的重要标志，也是保障人民群众生命安全、维护社会稳定和国家平稳发展的重要举措。随着高致病性传染疾病复燃和未知传染病的频繁出现，疾控部门面临巨大压力和严峻挑战。疾病预防与控制作为重大疫情应急管理中的重要环节，其工作人员在国民健康维护、公共卫生服务、疾病预防控制工作等方面发挥了不可替代的作用。然而，当前中国公共卫生人才队伍面临着整体规模不足、结构不合理、专业能力有待提升、稳定性差等一系列问题，已经成为制约中国公共卫生与疾病预防控制事业进步的重要因素。

（一）疾控机构人才队伍主要存在问题

1. 人才队伍规模仍无法满足人民群众健康需求

近年来，尽管中国疾控机构人才队伍各方面稳步提升，但面对数量庞大的服务群体，中国疾控机构人才队伍提供的服务仍然不足以覆盖人民群众的健康需求。而这主要是由于，在当前背景下，中国疾控机构人才队伍的整体规模不足、结构不合理及专业能力仍然有待提升。

就整体规模而言，无论是总体数量还是增长速度，疾控机构人力资源配置仍然处于发展不充分的状态，无法与人民日益增长的健康需求所匹配。从总体数量来看，2019 年中国每万人拥有疾控机构专业技术人员仍不足 1 人，每千人公共卫生人员仅为 0.64 人，[1] 还远远未及中国《全国医疗卫生服务体系规划纲要（2015—2020 年）》中所规定的指导性标准："到 2020 年中国每一千常住人口公共卫生人员数量应达到 0.83人。"[2] 从其增长速度可知，中国公共卫生人员的数量增长速度远远低于全科医生、注册护士等其他卫生健康相关从业人员。自 2015 年到 2019年，中国执业医师增加 0.54 人/每千人、注册护士增加 0.82 人/每千人、全科医生增加 1.23 人/每万人，而公共卫生人员仅增加 0.02 人/每万人。同时，专业人员配比不足，虽疾控机构卫生技术人员总体占比为 74.6%，符合《疾病预防控制中心机构编制标准指导意见》（中编办〔2014〕2号）中不低于 70% 的标准，但相比于医院 83.4% 的比例，还有一定差距。公共卫生队伍的总体数量与增长速度直接阻碍国家的公共卫生服务与疾病预防控制能力的提升，疾控机构人才队伍整体规模不足，对更大范围普及公共卫生服务和更加及时应对风险的支撑作用也就相应减少，限制了中国疾病预防控制体系的发展。[3]

---

① 国家卫生健康委员会：《2020 中国卫生健康统计年鉴》，中国协和医科大学出版社 2020年版。

② 《国务院办公厅关于印发全国医疗卫生服务体系规划纲要（2015—2020 年）的通知》，2015 年 3 月 6 日，http：//www.gov.cn/zhengce/content/2015 - 03/30/content_9560.htm。

③ 方鹏骞、张泽宇：《"十四五"期间中国疾病预防控制机构发展战略与重点方向探析》，《中国卫生事业管理》2021 年第 8 期，第 561—563、630 页。

2. 疾控机构人才结构和质量有待进一步提升

中国疾控机构人才队伍的质量有待进一步提升，主要体现为结构有待优化与专业能力有待提升。

在年龄结构上，中国疾控机构人才队伍具有年龄结构总体偏大、高层次人才比例偏低的特点。2019 年，中国疾病预防控制机构、卫生监督机构中 35 岁以下的卫生技术人员分别占比 21.1%、16.3%，青年技术人员比例较低；同 2015 年相比，2019 年疾控机构整体年龄分布呈现整体年龄偏大的趋势，55 岁以上职工占比较 2015 年增加 7.7 个百分点，工龄在 30 年以上的技术人员占比较 2015 年增加 5.4 个百分点。

在专业能力和学历背景方面上，虽然近年来专业能力有所提升，但是疾控机构工作人员中执业医师类卫生技术核心人才和管理人才学历背景低于医疗机构公正提示牌，同时，这两类员工的高级职称人数占比要低于医疗机构。提示，核心技术人员和管理人员的学历背景和专业能力可能同医疗机构相比仍有一定距离。首先，中国疾控机构人才队伍存在综合服务能力、应对公共卫生危机能力欠缺的问题。公共卫生领域涉及传染病防控、健康影响因素防治慢性非传染性疾病、医疗服务和保障、社会治理、科技创新、生态环境等多个健康相关领域，这就要求公共卫生从业人员必须具有综合性的能力。然而，当前中国疾控机构工作人员在专业能力上存在知识、技能单一和碎片化的问题，不能满足现实公共卫生服务及应急管理的需要。其次，目前中国公共卫生从业人员迅速察觉公共卫生危机，正确研判公共卫生危机演变趋势以及对人民群众的潜在危害，并及时做出预警的能力较差，导致公共卫生体系不能迅速应对突发性公共卫生危机。疾控机构人才队伍的结构和专业能力是实现中国疾控机构事业健康可持续发展的关键，必须给予充分的重视并采取一对一的措施，不断提高其日常公共卫生服务与应急管理能力。

3. 疾控机构人才队伍不断萎缩，队伍稳定性有待提高

专业技术人才流失严重是中国疾控机构人才队伍建设面临的一个关键问题，也是制约中国公共卫生与疾病预防控制人才事业发展的一个重要因素。较 2003 年疾控系统建立之初，疾控机构卫生技术人员年均流失 0.8%。公共卫生人才流失可以按人员流失的时间节点划分为两个阶段。第一阶段即毕业生择业阶段。2012 年至 2016 年全国 22 所高校中公共卫生学院的本科毕业生中仅有 53.1% 的人在首次择业时选择了与公共卫生相关的工作，大量本专业毕业生选择了进入其他行业发展。[①] 第二阶段即公共卫生专业人员从业阶段。近 5 年，各公共卫生机构普遍存在高素质人才流失的问题，不乏病毒学、流行病学等关键学科人才。[②] 其中，据国家卫健委卫生统计信息中心监测统计，2017—2019 年，中国疾病预防控制从业人员逐年减少，从 2017 年的 19.07 万人降至 2019 年的 18.76 万人，减少了 3166 人，仅国家疾病预防控制中心流失的中青年高质量人才就达上百人，有些地方性疾控机构人才流失情况可能更加严重。[③] 公共卫生队伍尤其是优秀的专业技术性人才，是推动公共卫生体系有效运作的支撑力量，人员流失直接导致公共卫生系统提供公共卫生服务的能力和防控重大风险的能力普遍不足。

公共卫生人员流失受多方面因素影响，如：薪酬待遇、职业发展前景、考核激励制度等组织因素，家庭原因、工作状态等个人因素以及某些特定社会因素。其中最突出的两个因素就是薪资待遇和职业发展前景。2011 年中国开展事业单位改革，取消了大部分有偿服务项目，客观上导致公共卫生机构的薪酬待遇同其他医疗机构拉开距离。同等级别的公共卫生人员与临床医生的薪资可以相差几倍到十几倍，这种薪酬待遇和工作价值的不匹配，是公共卫生队伍人才不断流失的重要原因。另外，公共卫生行业的高级岗位较少，随着时间的推移，岗位竞聘情况越来越严峻，容易产生"堵车"现象。竞争难度不断加剧的过程中，课题、论文和科研指标权重愈来愈大，阻碍应用型人才晋升。对于一些青年骨干人员而言，职称晋升缓慢，职业通道不畅，个人发展空间受限，会使他们产生越来越显著的离职倾向，这会对公共卫生队伍的稳定造成冲击。

①　崔瑛：《中国公共卫生队伍建设存在的问题与对策探讨》，《现代商贸工业》2021 年第 16 期，第 62—63 页。

②　朱光明、王洪秋：《补齐短板　加快公共卫生人才队伍建设》，《光明日报》2021 年 7 月 13 日，https://m.gmw.cn/2020 – 07/13/content_1301363496.htm。

③　国家卫生健康委员会：《2019 中国卫生健康统计年鉴》，中国协和医科大学出版社 2019 年版。

（二）疾控工作人员激励机制和人才队伍建设问题分析

对中国疾控机构工作人员人才队伍建设存在的问题进行深层次的分析不难发现，其根源可以概括为两个关键点，一是培养体系有待健全，二是激励制度尚待完善。

1. 人才队伍培养体系有待健全

公共卫生教育是公共卫生与疾病预防控制人才队伍建设的前提与基础，培养体系的健全是中国疾控机构人才队伍建设的有力保障。当前，中国公共卫生与疾病预防控制人才队伍培养体系存在学科重视程度不够、内容设置不合理、教育体系不完善的问题。

（1）学科重视程度不足

近年来，"重治轻防"的医学现象使得公共卫生专业长期缺乏应有的关注和重视，导致国内高等教育中公共卫生专业的地位处于边缘化的状态。首先，2019年，中国2688所普通高等学校中，[①]仅有155所高校设置了公共卫生教育或科研组织机构，其中仅有120所高校开设公共卫生与预防医学本科专业。而在137所"双一流"建设高校中不足两成学校独立设置公共卫生学院。[②]其次，在一些设有医科专业的大学及医学院的学科建设项目、国家重点实验室、人才支持计划中，公共卫生层面也处于关注不足的状态。长此以往，容易形成恶性循环，使得公共卫生专业学科结构不合理、学生培养规模缩小、高层次人才培养不足等，同时这又进一步严重限制了公共卫生专业的建设与发展。

（2）一些内容设置不合理

当前，中国公共卫生教育的学科内容设置与高层次复合型和应用型人才的培养需求不匹配。首先，基础课程的设置不适应于综合性人才的培养，主要体现在课程设置不全面，比如公共卫生信息学、社区参与式研究、卫生政策与法律法规、全球健康、公共卫生伦理学等基础课程缺

[①]　中华人民共和国教育部：《2019年全国教育事业发展统计公报》，2020年5月20日，http://www.moe.gov.cn/jyb_sjzl/sjzl_fztjgb/202005/t20200520_456751.html。

[②]　中华人民共和国教育部：《关于政协十三届全国委员会第三次会议第4352号（医疗体育类580号）提案答复的函》，2020年11月19日，http://www.moe.gov.cn/jyb_xxgk/xxgk_jyta/jyta_gaojiaosi/202101/t20210126_511087.html。

乏，导致现代公共卫生专业人员难以具备应急管理、政策发展、社区动员、开展实践、公共卫生科学等核心能力。其次，实践教学与理论教学融合不够深入，主要表现为缺乏规范化的教学实践基地、高质量的实践教学师资队伍、充足的实践教学经费和资源保障、丰富的案例教材以及政策支持和政策保障。

（3）教育体系连贯性不足

在中国，公共卫生教育结构存在不均衡、不完善的问题。一是，与当前中国已形成的规范化临床医学人才培养体系相比，公共卫生人才培养尚未形成包含院校教育、毕业后教育和继续医学教育"三位一体"的规范化体系。继续教育效果发挥不够，受各种制度因素制约，疾控队伍职工的入职后教育培训普遍不足且形式单一，培训效果难以评估，理论培训多于实际操作演练，过分强调形式化，没有产生应有的人才队伍建设效果。二是，公共卫生教育层次结构不合理且界限不清。2019 年，全国公共卫生与预防医学类专业年招收本、硕、博医学生共 1.64 万人，其中本科年招生 1.13 万人（68.9%）；硕士研究生年招收 4450 余人（27.1%）；学术型博士研究生年招收仅 680 人（4.0%）。并且，在中国公共卫生与预防医学的本科教育、科学学位和专业学位的硕士教育以及博士教育中，具有各层次在培养目标、教学内容、实践内容上界限不清的现象，这不利于中国多功能公共卫生与疾病预防控制人才队伍的打造。

基于以上，在公共卫生人才的培养体系中，无论是就课程设置而言，还是从层次结构来看，目前中国的公共卫生教育都无法适应现代化公共卫生与疾病预防控制体系的人才培养使用机制，无法满足中国卫生事业发展的需要和人民群众对疾病防治、健康保护和促进的需求。因此，中国亟须以需求为导向，进一步健全疾控人才队伍培养体系。

2. 人事激励制度设计尚待完善

（1）薪酬和福利激励作用不到位

疾控机构是由政府举办的公益性事业单位，其人事激励制度参照国家有关事业单位工资政策和财政管理制度标准执行，导致人员薪资待遇远低于同水平医院等机构的问题异常突出，人员的薪酬和福利缺乏完整的自主分配权。尽管从 2009 年起，根据多部委发文《关于印发公共卫生与基层医疗卫生事业单位实施绩效工资的指导意见的通知》要求，各级疾控机构先后实施绩效工资，并建立和完善分配激励机制，但囿于单位整体绩效工资总量过低，薪酬和福利调控的能力依然非常有限。[①] 绩效工资分配的经济杠杆难以向关键岗位、高层次人才、业务骨干和做出突出成绩的工作人员倾斜：如省级疾控机构卫生科技领军人才的津补贴，就受到国家工资政策和单位绩效工资总量的限制和影响。同时，现行疾控机构的工资增长与调整分配管理模式，使疾控职工工资收入与社会服务质量、社会信誉、经济效益不相称，缺乏利益驱动力，难以有效调动组织和员工双方的积极性。

（2）职称晋升和岗位设置不科学

目前，疾控机构职称晋升已经成为阻碍各类人才发展的重要原因。按规定，疾控机构专业技术岗位的设置采取结构比例和最高职务档次控制的办法，设岗比例在往年基数的基础上实行总量控制，缺乏合理性和客观性。受相关岗位职数限制，一些优秀的青年专业技术人员的职称得不到及时的评聘，极大地挫伤了工作积极性。此外，缺少动态性岗位考核，"一聘定终身"，直接影响了高素质、高职称人才的积极性，难以形成"卓越人才"激励机制，促成了新一轮的"大锅饭"。

与此同时，2006 年颁布的《事业单位岗位设置管理试行办法的实施意见》虽明确强调"事业单位要按照科学合理、精简效能的原则进行岗位设置，坚持按需设岗、竞聘上岗、按岗聘用、合同管理"的指导原则，但因指标有限、考核无法体现行业特殊性等原因导致部分人才低聘，也影响了疾控人才工作的积极性和创造性。

（3）绩效管理体系不健全

从 2009 年起，为了规范疾控机构的绩效考核和绩效管理，在原卫生部领导下各级疾控实行"双考核"制，即卫生行政部门对各级疾控中心进行绩效考核，在疾控机构内部建立按岗定酬、按工作业绩取酬的内部分配激励机制。经历了十多年的探索，疾控机构内部的二级绩效考核和管理体系已经初步建立，但仍有许多问题亟待改进：绩效管理的系统性差，过分注重执行而缺乏绩效管理的计划、实施和反馈环节；管理指标

[①] 谢金月、苏迎、常红等：《疾病预防控制人才激励机制存在的问题及对策》，《中国卫生资源》2013 年第 2 期，第 126—128 页。

难量化，公共卫生管理的群体性和潜移默化性导致个人岗位绩效指标的设计难以分解；绩效管理培训覆盖不全面，员工对绩效管理的认识存在偏差，多数员工简单地将绩效考核理解为为发放绩效工资提供依据；同时，目前的激励主要是物质激励，且多与聘任岗位级别挂钩，绩效工资偏于形式化，并不能真正展现奖勤罚懒、多劳多得的有效激励作用。

（三）公共卫生与疾病预防体系发展中疾控机构人才队伍建设面临的要求与挑战

1. 疾控机构人才队伍建设的时代要求

加强疾控机构人才队伍整体能力建设，进一步完善疾控机构激励制度，能有效提高疾控机构工作人员面对公共卫生与疾病预防控制工作的综合素质和技术能力。

同所有事业单位改革一样，中国疾控机构的管理体制和人才队伍变革充满了明显的时代特色，笔者以"疾控工作人员"或含"公共卫生人员"）和（"激励机制"或含"激励制度"）为主题词进行检索发现，目前有记载的相关改革实践和研究开始于 2004 年，这可能与 2003 年 SARS 在中国流行性暴发引起国家及相关部门对疾控人员现状及激励的重视有关。2004 年至 2006 年年均发文量皆维持在 7 篇左右，2007 年以后年均发文量有明显的上升，且都在 10 篇以上，2020 年全年发表相关文献 53 篇。由此可以直观地发现，疾控机构的改革明显受到时代发展需求影响。（见图 4 - 3）

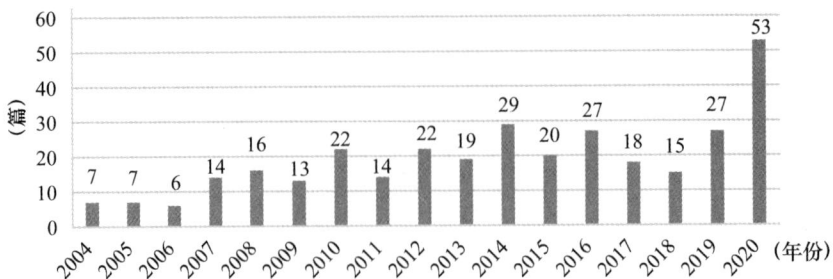

图 4 - 3　2004—2020 年疾控激励机制相关文献年度发表分布

近年来，中国逐步出台多项法律法规及政策，从国家层面对疾控体系改革提出了具体要求和措施，习近平总书记多次就国家公共卫生体系建设作出重要指示，阐述了突发公共卫生事件管理的重要性，明确了下一个阶段在公共卫生领域全面深化改革的具体任务，强调要"加固公共卫生防护网"，"改革疾病预防与控制体系"。并把"推进公共卫生应急体系建设，提升突发公共事件的应急能力，完善国家应急管理体系"明确写入国家"十四五"规划和 2035 年远景目标。为中国疾病预防控制队伍明确了突发公共卫生事件能力建设的方向。同时，我们必须深刻地认识到，目前疾病预防与控制体系的管理与运行机制，特别是重大公共卫生事件的应急与管理能力仍存在明显的不足，阻碍了疾病预防控制体系现代化建设的进程。发展不均衡，人员分配不合理、复合型人力资源匮乏的现象在疾病预防控制系统内仍较为明显，直接影响了疾控队伍的效能。

2. 公共卫生与疾病预防服务提供需求的改变

疾控工作人员是国家安全战略的关键力量，是人民群众健康维护、疾病防控和应对突发公共卫生事件的"战略部队"。塑造强大的公共卫生与疾病预防控制体系，高质量的人才队伍必不可少。而人才队伍的建设与发展必须时刻体现时代要求和行业需求。人类命运共同体关系越来越紧密；而随着国内工业化和城镇化的加速发展，人口密度不断提高，人员流动性急剧增加，人群健康行为不断改善，吸烟、饮酒、不运动等健康危险因素时刻影响着国民身体健康；同时随着社会保障和民生福祉的不断完善，人群健康水平得到显著提升，同时带来的是人口老龄化问题不断显现，这些无时无刻不在影响着公共卫生与疾病预防体系的行业发展，改变着公共卫生服务的提供，给疾控人才队伍能力发展赋予了全新的挑战和要求。

卫生需求的个性化。随着经济的发展，卫生需求不断精细化和个性化发展，广大群众健康意识的不断提高，需要更多更好的卫生服务；社会各界需要更高效的突发公共卫生事件处置能力；职业卫生监测、评价、职业体检需要快速、便捷；农村基本公共卫生服务项目也需要疾控机构不再以条线一次次分别指导；这些不同服务对象的需求，给疾控机构原有的模式和工作方法带来严峻的考验和挑战。

工作要求的变化。近几年来，疾控机构在人员编制缩紧的情况下，工作量呈倍数增长：一是工作模式倾向于痕迹管理，由于对归档材料的要求越来越严格，文字性工作不断增加；二是新项目变多，如新发传染病的防控、突发公共卫生事件的处置、重大传染病防控等要求不断增加且不断细化；三是流动人口的变化给计划免疫、传染病监测、职业卫生等带来的工作量增加；四是慢性非传染性疾病的防控日益紧迫。①

3. 疾控机构工作人员工作的特殊性

疾病预防控制工作人员作为卫生与健康工作者的重要组成部分，是疾病预防控制体系有效运转的核心所在。疾病预防控制工作人员具有卫生健康工作者职业特点的同时，又有鲜明的疾病预防控制工作特点，分析其职业特点，有利于设计出合理、科学、有效的薪酬激励机制，提高疾控工作人员工作活力和自我效能。疾病预防控制工作人员的职业特点包括以下内容。

知识型员工特性。疾病预防控制工作人员，作为知识型员工，具备了其所有特点。由于卫生健康知识的更新迭代速度快，健康需求随着社会的进步不断激发和个性化，疾病预防控制工作人员必须通过不断学习及时更新知识储备。同时，由于掌握有医学、预防、社会等多学科专业知识，要求疾控人员具备强大的专业技术素质以及个人素质，其创造的价值也相对高于其他一般职业，同时，其对自我的要求也从最基础的物质层面的基本需求延伸到自我价值实现等更高层次。

知识时效性。医学知识与技术的发展与时俱进，更新速度较快。这就要求疾病预防控制工作人员面对其专业领域的技术和知识更新时刻保持着较高关注，不断更新知识储备，提升自身能力，以保证向广大居民、社会提供最为合理、科学、有效的疾病预防控制服务。对新知识、新技术的学习与更新，深入研究专业领域内的技能，使得疾病预防控制工作人员在保证自我知识价值的同时，同样增强了自身的核心竞争力，有利于后期的个人发展以及科研发展。

服务群体范围广。不同于临床医学等其他医学学科，疾病预防控制工作面对的是人群，是要以切实保护人群健康、社会为最终目的。因此，

① 卢峰：《关于疾控机构绩效管理机制的思考》，《江苏卫生事业管理》2018 年第 10 期，第 1118—1120 页。

在进行基本疾病预防控制工作中，其服务的开展往往是针对不同人群的健康维护和支持，主要提供一级预防工作，延长和促进健康，这与临床医疗共同构成居民健康保障闭环。

工作难量化。公共卫生工作成效如何，一看老百姓的满意度、获得感，老百姓满意不满意、认不认可；二看疾控工作任务完成情况。但是考虑到疾病预防控制工作的开展受益对象具有广泛性、普适性等特征，同时，疾病预防控制工作的完成多为系统工程，很难获得有效的结果性指标，因此对其工作的考核很难像临床医疗服务一样进行量化评价。①

三　关于疾控工作人员激励机制建立的思考与展望

党的十九大提出的"人才是实现民族振兴、赢得国际竞争主动的战略资源"。公共卫生人员是整个公共卫生体系建设的核心实力所在，加强公共卫生与应急管理人才队伍建设，建立完善、高效、复合型的公共卫生与应急管理队伍，是应对突发公共卫生事件，维护居民健康，确保公共卫生服务有序开展的基本前提和必要保障。2021 年 4 月，国家疾病预防控制局预示着公共卫生与疾病预防控制体系的新一轮改革与建设正式启动。激励制度和人才队伍建设是实现疾控预防控制体系现代化建设的重要基础，高效的激励制度可以有效体现组织对知识的尊重，对人才的重视，从而保证疾控机构人才队伍建设的可持续性。因此，围绕疾控机构人事制度改革，特别是激励机制和人才队伍建设的相关探讨和改革必将成为其中的核心和关键之一。

（一）中国疾控机构工作人员激励机制建立和人才队伍建设的核心任务

优化疾控人才队伍培养体系是扩大公共卫生与疾病预防控制人才队伍规模和提升队伍质量的重要基础，建立完善的公共卫生人员培训制度是提高公共卫生队伍专业素质与服务能力的有效保障，健全公共卫生人

---

① 李爱军：《基层疾控机构绩效考核工作的难点与对策》，《中国公共卫生管理》2012 年第 3 期，第 282 页。

才激励机制是促进中国公共卫生与疾病预防控制人才队伍建设的根本动力。

1. 尽快理顺管理体制，明确责权划分，提升疾控工作社会地位

疾控机构与卫生行政部门的权责边界要进一步明确，疾病预防控制与应急响应体系治理机制应该独立，提高其决策效率。在面对突发公共卫生事件和重大疫情处于萌芽状态等情况时，能够略过常规的卫生管理行政系统，直接向上级政府部门报告，乃至国家最高政府机关。强化疾控体系内部上级对下级的管理，实行重大公共卫生服务项目垂直化管理，做到疾控系统"一盘棋"。在疾病预防控制工作中能真正体现"大健康、大卫生"的理念，落实预防第一，医防融合，建立以公众健康为中心的医疗卫生体系。疾控体系作为公共卫生体系的重要组成部分，应当具备疾病预防与控制以及突发公共卫生事件预判及应急处理、传染病的监测与管理、健康风险的评估与监控、病原微生物实验室检测分析、群体健康教育以及其他技术指导等主要职能。

2. 强化疾控工作人员的能力建设

加强人才培养体系建设，提升疾控机构工作人员的传染病防控能力和应急处置能力，是推进中国公共卫生人才队伍健康可持续发展的原动力。疾控机构应具有高水平地区性传染病病谱的日常监管和监测、新发传染病鉴定的科学研究能力。疾控工作人员要加强对疫情的敏感性，提升现场调查处置能力，完善流行病学调查机制，提升新发传染病的科研和防控水平。面对突发重大公共卫生事件，要提升风险的预警与研判能力和现场调查处置能力，提升信息分析和舆情应对能力。疾控人员不仅要具备公共卫生专业背景，还应当具备临床医学、社会学和卫生管理相关知识储备能力，提升"平战结合"工作能力，"平时"积极联系基层机构和医疗卫生机构，落实基本公共卫生服务；"战时"及时发动各级力量，实现全民参与、联防联控。所有在 P2、P3 实验室工作的人员均经过分子生物学培训，方能切实开展相关检验检测工作。

3. 重构人才激励机制核心制度

设置合理的激励机制，有利于疾控机构及工作人员个人的共同发展。实行目标管理，通过对现有岗位描述以及岗位胜任力分析，设立标杆值，培育员工良性竞争意识，可以形成疾控工作人员的有效激励路径，刺激

疾控工作人员发挥其工作潜力，增强工作能动性。以岗位价值为核心建立疾控人才的激励制度，保障疾病预防控制与公共卫生服务的公益属性。健康卫生服务的无形性、高知识附加值等特性极易造成供需双方的信息不对称，出现逐利行为。以岗位价值为核心建立疾控人才的激励制度改变传统"平均主义"下事业单位"大锅饭"的工作情况，既形成了竞争环境，同时，又区别于"多劳多得"的粗放式逐利激励，在有效提高疾控工作人员劳动收入，凸显其个人价值的同时，亦可以有效形成约束机制，规范其工作行为。

（二）疾控机构工作人员激励机制与人才队伍建设的具体路径探讨

1. 完善人才激励机制的相关建议

激励机制的构建是一项比较复杂的系统工程，它直接关系着疾控人才工作积极性和创造性的发挥。结合激励相关理论把握疾控机构人才激励中的关键需求，其实不断地优化疾控人才配置，开创人尽其才、才尽其用的新局面，促进疾控事业更好更快地发展。[1]

一是充分把握不同需求的乘数效应。马斯洛需求理论将人的需求从五个层次进行了明确阐述，作为被广泛运用和发展的激励理论之一，该理论认为越底层的需求越多，越上层的需求越是快速减少，但越高层次需求满足产生的激励效果越长久。[2][3] 层次的需求之间不是割裂的，其组合效应不是简单的累加关系，根据乘数理论，有限的资源放到倍数大的地方会发挥更大作用。[4] 对疾控人事激励制度建立的关键提示是：应根据各级疾控机构的功能定位和人员结构，充分调整不同需求的激励投入。比如以省市级疾控机构为例，在当前的疾控人才激励机制中，低层次的需求激励如物质需求已基本覆盖，而高层次的需求激励还有待进一步加

---

[1] 张蕊：《中国事业单位薪酬激励机制的分析》，《经营管理者》2011 年第 19 期，第 85 页。

[2] 傅蔚：《浅议马斯洛需求层次理论对员工进行激励》，《经营管理者》2013 年第 14 期，第 110 页。

[3] 叶善文：《构建基于需求层次理论的研究生激励机制》，《宁波大学学报》（教育科学版）2007 年第 4 期，第 121—122 页。

[4] 钟育云：《马斯洛需求层次理论对完善组织激励机制的启示》，《中国经贸》2009 年第 14 期，第 29 页。

强。疾控机构高层次人才激励的主要措施有良好的科研环境、高素质的疾控专家队伍和完善的人才培养机制等，这些方面的激励措施是其激励的重点和难点。同时，需要注意的是，高层次需求的满足往往具有需要高投入的特点，在经费和时间上必须做长期规划。① 比如区县级基层疾控机构，因为财政投入有限，在保障收入维持在当地公务员水平的同时，应该考虑的是如何在固定的供养经费额度内，改善收入结构，加大绩效考核的对工作积极性的转化力度，提高人员专业化素养，更好地为辖区居民提供疾病预防控制服务。

二是行业需求、组织愿景与员工个人价值实现相统一。期望理论认为，对于人的各种行为以及表现出来的心理活动而言，都是为了能够促进终极目标的实现。② 因此，在个人判断能够实现预期目标的情况下，则就会激起努力的动力。在疾控人才队伍建设中，需要在时代背景要求下，把握行业需求，把疾控机构工作人员的个人愿景上升为机构整体愿景，充分协调个人愿景、组织愿景和行业需求。在制定疾控机构整体愿景时，尽可能兼顾到个人愿景，打造"人文疾控"，以疾控文化激发每个职工的意识升华，使其认识到个人、机构和整个公共卫生与疾病预防控制事业的发展是一个息息相关的"共同体"，从而能够激发成员的积极主动性以及创造性，并且能够有效提升员工的职业忠诚度，把自己的聪明才智发挥出来，创造出更大的效益。

三是更新管理理念，确保激励的长效性。管理者必须清楚地认识到激励制度的完善和建立过程不能一蹴而就，应逐步推进，在这过程中既要注重实际贡献，又要适度控制收入差距，以便形成长效激励机制。③ 在一个组织中，人与人之间的利益差距是激励收益少的个人上进的动力。事业单位人力资源管理和分配制度的改革，也是按照这个原理设计的。因此，在设置激励目标和激励调控差距的时候，一定要充分考虑到末位

---

① 胡圆圆、魏书华：《浙江省企业人才激励机制研究——基于企业文化视角》，《东方企业文化》2015 年第 20 期，第 70—72 页。

② 杨丽：《浅析期望理论在疾病预防控制机构人力资源激励中的应用》，《财经界》（学术版）2016 年第 27 期，第 350、352 页。

③ ［美］斯科特·斯内尔、乔治·伯兰德：《人力资源管理》，东北财经大学出版社 2011 年版，第 531—534 页。

激励的问题，应通过推进明确岗位设置、健全沟通反馈渠道等手段，建立长效激励机制。同时，要制定制度约束机制，确保激励制度的合法化和制度化。对疾控机构来说，以绩效考核为讨论热点的人事激励机制正处在逐渐完善阶段，任何管理策略或手段的实施除了需要强有力的组织推动和制度保障，同样需要制度的约束。因此，开展疾控机构内部绩效管理，疾控机构的领导层首先要高度重视绩效管理的重要性，制定相应配套的制度保障，同时也要制定制度约束，加强监管，以促进激励的有序开展。[①]

最后，具体到疾控机构人事激励制度的建设路径和做法上，笔者建议可以从以下几点入手：（1）按照科学的编制核定，足额配置疾控机构工作人员。重点建设业务科室，足额合理分配疾控机构人员，按照中编办对于疾控机构工作人员的配置要求，提升专业技术人员占比。（2）加强岗位设置，提高选拔聘任科学性，增强员工良性流动性。必须明确疾控机构各职能部门和管理科室的岗位目标，建立价值导向下的岗位动态选拔聘用制度，可上可下，可进可出的人力资源制度，可借鉴聘期考核制度，对不同岗位的价值和效能进行明确，同时建立淘汰机制，对不符合考核要求的员工进行调岗调级等负向激励。（3）加强绩效考核实效性，建立利益驱动下的激励机制。必须打破传统的人员经费分配管理模式，合理确定公共卫生机构绩效工资总量和水平。建立组织—员工双向协调的利益驱动力，提高激励的实效性，增强激励可支配资源的储蓄能力。突破现行的事业单位工资调控水平，参考同级医疗机构的薪资待遇，再合理制定疾控机构人员的薪酬制度，落实各种防疫津贴、补贴的发放。允许疾控机构在完成既定任务的基础上开展其他卫生技术服务，允许将收入进行成本核算后按规定用于人员奖励。（4）扩展激励方式，物质与高层次激励相结合。而仅仅以浅层次的利益导向和物质激励的方式不能满足不同职工，以及其在不同时期的工作能力表现的需求。好的激励方式和手段应该是多样化的，应在物质需求实现的同时满足职工尊重、成就、动力和自我价值实现等高层次的精神需求，形成比较系统的激励

---

① 刘海波：《疾病预防控制中心现代化建设的探索及思考》，《中国初级卫生保健》2012年第1期，第5—6页。

机制。

2. 创新公共卫生人才队伍建设的相关建议

建立完善的公共卫生人员培养模式和培训制度是提高公共卫生队伍专业素质与服务能力的有效保障，政策制定者和管理者必须时刻把握时代需求和行业发展变化，以创新培养体系和培训制度为着力点，多措并举拓展中国疾控人才的职业发展空间，形成中国疾控机构人才队伍发展的长效机制。

一是明确公共卫生人才队伍培养的使命和责任。公共卫生与疾病预防控制人才培育应紧紧把握保障国家公共卫生安全和保护人民健康这一核心原则，明确定位，不断拓宽教育视野和明确发展方向，担负起保证国家安全、社会稳定和经济发展的责任。

二是理顺人才培养不同阶段的需求和关系。管理者应该充分认识到公共卫生与疾病预防控制不同层次人才在不同阶段所需要的教育与培训需求，厘清不同阶段的界限和过渡点：重提升公共卫生与预防医学专业本科及以下背景人员的综合素质能力，强化博士背景人员的科研创新能力，加强硕士背景人员的现场实际操作能力，培养具有较高实践能力的实用性人才、较高创新能力和整合能力的预防医学拔尖创新人才、高素质的突发公共卫生危机应急型医学人才，打造一支能打硬仗的疾控人才队伍，为中国人民群众的生命健康保驾护航。

三是围绕实践优化学科发展和教育培养模式。不论是课程设置还是培养模式，应明确公共卫生与应急管理人才的核心能力培养要求，以重实际的实践教学为重点，在提高师生队伍理论素养的同时，提高实践操作能力，重点关注传染病防治、现场流行病学和公共卫生应急；推广形式多样的教学方式，加强复合型人才的多学科背景教育，加强卫生管理、生命伦理和法律法规等人文相关学科以及信息科学、健康大数据等新兴学科的内容学习。探索疾控、医院和科研机构的协同育人机制和平战结合的协调机制，鼓励并支持三方业务骨干平时加强科研与教学合作、工作协作，坚持合作促进、合作育人，战时可以及时配合，处置突发公共卫生事件和应对重大疫情防控任务。

四是完善毕业后继续教育和终身学习体系的发展。受各种因素的制约，虽然新职工入职培训是各级疾控机构的常规事项，但对于专业人才的继续教育活动组织得还相对较少，同时，对于员工缺少通识教育限制了知识型员工的专业发展空间。因此，笔者建议，应主动规划疾控机构工作人员的毕业后继续教育体系，确保个人—组织—行业发展同步。（1）探索和建立中国特点契合的公共卫生和预防医学规范化培训，优化培训方案，打造标准化的培训基地。（2）通过分析疾控工作人员的职业特点，针对性提出适用不同岗位和不同人员的知识与技能的培训计划，增强公共卫生专项人才培养投入，设立预防医学领军人才培养工程。以领军人才培养为平台，引领基层创新团队建设和科研发展，从而带动骨干专业技术人才培养。（3）鼓励组成专业业务/技术学习小组，建立系统性和针对性的人才培训体系和终身学习机制，培养新时代复合型疾控人才。另外，建议根据各类突发公共卫生事件的实际情况，模拟搭建出相应的演练基地，以学习小组为单位组成"以备为战、以练为战"的公共卫生应急及人才演练体系，平时负责单位内部的专业业务学习和培训，对最新技术、知识和发展趋势进行定期、连续性、系统性培训，一旦遇到突发事件，承担起应急核心处置的责任。

四　展望

构建强大的公共卫生与应急管理体系，需要高质量的人才队伍做支撑。在"健康中国"战略推进进程中，秉持着"健康融入所有"的政策理念，笔者认为公共卫生与疾病控制工作已经不再仅关系到卫生这一单独的领域，而是与社会各方环环相扣，相互耦合的。特别是随着国际形势的不断变化，人类命运共同体的不断融合，公共卫生与疾控体系在国家现代化治理体系中的地位日渐攀升，对公共卫生与疾病控制、科研攻关和能力建设等各方面均提出了更高的要求，需要结合医学、社会学、工程学、环境学、经济学和法学等各种背景的人才队伍的共同力量。因此，复合型疾控人才的培育成为助推疾控机构人才发展的关键。加强公共卫生人才队伍建设，提高人员核心能力是提升应对突发公共卫生事件能力的关键一环。同时，逐步完善人事激励制度建设则是人才培养和队伍建设的根本保障，参照建立疾控机构技术型公务员的评聘考核激励体系，建立灵活高效的劳动用人制度，培育卓越型人才，以此建立导向明确、符合社会需求的疾控工作人员激励机制，充分将员工的利益需求与单位的发展目标、愿景相吻合。这样，才能形成一个信息共享、平等参与、知识进步的公共卫生与疾病预防控制人才队伍良性建设与发展机制。

另外，高效的人才激励机制和人才队伍建设应该是可持续的系统合力，它将单位工作结构、人事管理实践和管理流程整合为一体，以此来实现行业进步、机构发展、个人绩效和福利的最大化。同样，激励机制的创建需要建立在良好的内外部环境的支持上，要争取政府有关部门的政策支持和社会各界的认同，营造积极的改革氛围。

第五章

公立医院医防融合机制研究

随着中国社会的主要矛盾转变为"人民日益增长的美好生活需要和不平衡不充分的发展之间的矛盾",中国民众对健康的需求也逐渐着眼于"防病",而不再仅仅是"治病"。习近平总书记提出,"十四五"时期要坚定不移贯彻预防为主方针,坚持防治结合、联防联控、群防群控,建立稳定的公共卫生事业投入机制,加大疾病预防控制体系改革力度。① 2021年3月6日,习近平总书记在全国政协十三届四次会议医药卫生界、教育界委员联组会上指出,人民健康是社会文明进步的基础,是民族昌盛和国家富强的重要标志。预防是最经济最有效的健康策略,要立足更精准更有效地防,推动预防关口前移,改革完善疾病预防控制体系,完善公共卫生重大风险评估、研判、决策机制,创新医防协同机制。

公立医院作为中国医疗卫生服务体系的主力军,不仅承担着疾病诊疗的重任,而且是公共卫生与疾病预防控制体系的重要组成部分。2020年12月21日,国家卫健委出台《关于加强公立医院运营管理的指导意见》(国卫财务发〔2020〕27号),明确指出,医疗、教学、科研、预防是公立医院的核心业务。公立医院在发现传染病及突发公共卫生事件、控制急性传染病扩散、收集疾病预防控制信息及慢性病干预、健康管理等方面,均发挥着不可替代的重要作用。加强公立医院公共卫生职能是促进医防资源内部融合、医防服务外部连续的重要手段。

---

① 《谋篇"十四五"——习近平为这四大领域指明方向》,2020年12月17日,央广网(http://news.cnr.cn/native/gd/20200923/t20200923_525272245.shtml)。

由于长期受"生物医学模式"的影响，大部分公立医院"重医轻防、防治脱节"的现象比较严重，具体体现在公立医院专业与强化治病救人的职能，忽视承担公共卫生的义务；医院领导对公共卫生工作的认可度不够；临床部门与公共卫生部门协同合作机制不明确等。本章将重点探讨医院内部医防融合机制，同时探索医院外部医防融合方式。

一 中国医疗卫生服务体系医防融合发展现状

（一）医疗卫生与公共卫生体系发展现状

近五年来（2015—2019 年），中国医院与专业公共卫生机构发展呈相反态势，医院数量逐年增长的同时，专业公共卫生机构数量却在急剧下降。具体表现为医院数量年均增长率为 4.49%，专业公共卫生机构为 −12.95%，① 如表 5 −1 所示。

表 5 −1　　　　2015—2019 年中国医院与专业公共卫生机构数　　　（单位：个）

年份	医院	专业公共卫生机构
2015	27587	31927
2016	29140	24866
2017	31056	19896
2018	33009	18033
2019	34354	15958

从人员上看，2019 年中国执业（助理）医师总人数达 2882086 人，其中公共卫生类别执业（助理）医师 115128 人，仅占总数的 3.99%。在公共卫生类别执业（助理）医师中，学历为大学本科以上的医师仅占48.3%，而临床类别执业（助理）医师中，学历为大学本科以上的医师占 59.7%，具体各学历层次比例如图 5 −1 所示。

① 国家卫生健康委员会：《2020 中国卫生健康统计年鉴》，中国协和医科大学出版社 2020年版。

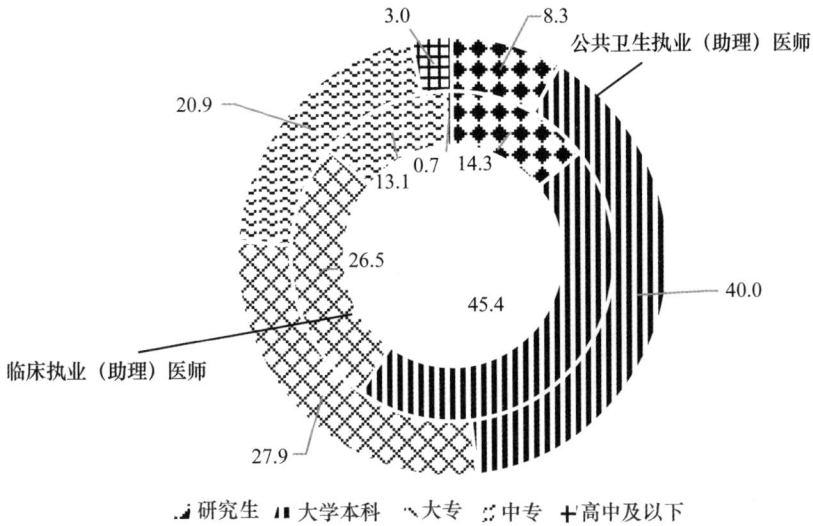

图 5 - 1　2019 年临床与公共卫生类别执业（助理）医师学历构成情况（单位:%）

从聘任技术职务方面来看，被聘任为中级以上职称的临床医师占总临床执业（助理）医师的 50.2%；被聘任为中级以上职称的公共卫生医师占 47.8%（详见图 5 - 2）。

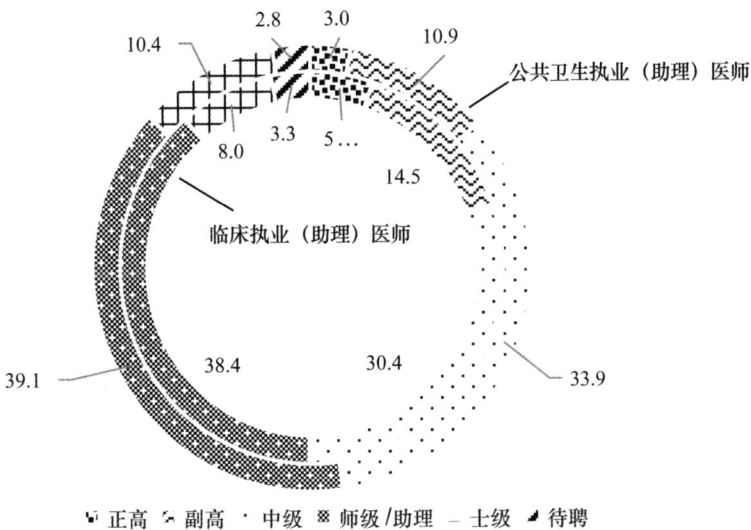

图 5 - 2　2019 年临床与公共卫生执业（助理）医师聘任技术职务情况（单位:%）

（二）共生视角下公立医院医防融合支持环境分析

1. 医防融合共生的内涵

医防融合由"临床医疗"与"公共卫生"两部分共同构成，强调二者最终达到了互惠互利、相互促进的一种状态。围绕合理利用卫生资源、促进患者健康等关键问题，通过临床医疗与公共卫生在服务、资源、基金等方面的融合，促进医疗卫生事业可持续发展，满足人民群众对于全生命周期健康的需求，最终目标是对全人群进行健康管理。

医防融合共生是指"临床医疗"与"公共卫生"两个部分之间的相互作用与依存关系，强调二者之间相互作用、协调的过程。其内涵表现为在政策环境、经济环境、社会环境、技术环境等环境之中，构成医防融合的"临床医疗"与"公共卫生"为实现医与防协调发展、共同发展，最终达到医与防的共生融合关系。

公立医院医防融合的共生内涵表现为两个方面：一是从宏观层面来看，公立医院作为中国临床医疗服务的主要提供主体，即作为临床医疗服务单元分别与专业公共卫生机构和基层医疗卫生机构构成的公共卫生服务单元形成共生；二是从微观层面来看，在公立医院内部，临床科室与承担公共卫生职能的相关科室形成共生。其共生关系整体结构图如图5-3所示。

如图5-3所示，从宏观角度分析，公立医院作为临床医疗服务单元，分别与由专业公共卫生机构和基层医疗卫生机构组成的公共卫生服务单元之间相互作用、影响而形成共生联系，根据共生行为的不同作用，可以将公立医院医防融合在宏观层面的共生关系划分为三组：第一组为公立医院与专业公共卫生机构之间的共生关系，第二组为公立医院与基层医疗卫生机构之间的共生关系，第三组为专业公共卫生机构与基层医疗卫生机构之间。由于本部分的研究主体为公立医院，所以着重分析前两组共生关系。

由图5-3可知，公立医院医防融合共生关系是指各共生单元之间在环境作用下的双向影响与相互作用关系。（1）在健康中国、医联体建设等政策要求下，为了满足社会大众对健康的需求，减轻疾病经济负担，借助信息平台等技术手段，公立医院将医疗服务关口前移，促进医疗资

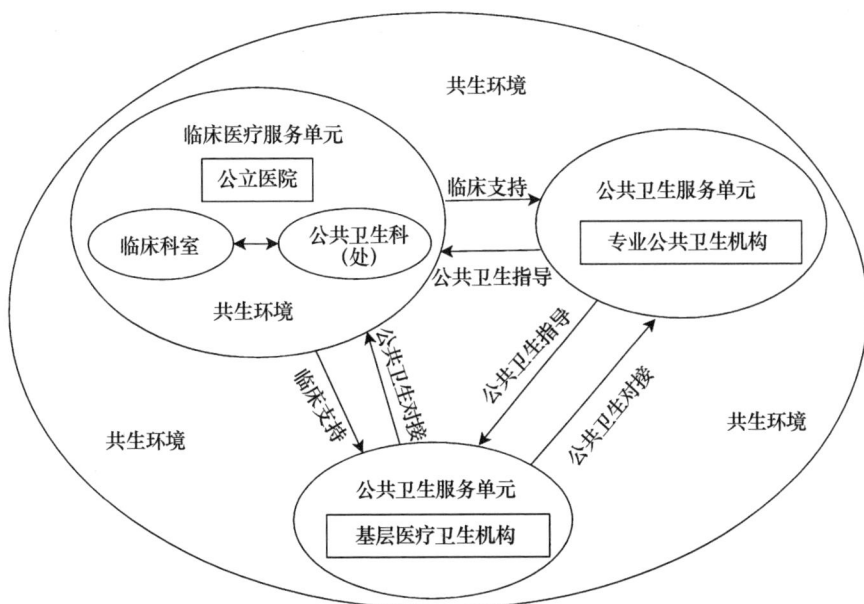

图 5 - 3 公立医院医防融合共生关系结构

源下沉，为基层医疗卫生机构提供临床支持，在提高基层医疗卫生机构的临床医疗服务能力的同时，也促进了其公共卫生服务能力的提升，能够更好地承接上级公立医院下转病人的康复、随访工作。基层医疗卫生机构的公共卫生服务也是对公立医院的临床医疗服务质量进行稳固的过程。（2）除了政策要求以外，更是疫情常态化防控时代要求，公立医院须对专业公共卫生机构提供临床指导，提高其对传染病、慢性病等疾病的临床救治能力，反之亦然，专业公共卫生机构也要为公立医院开展公共卫生指导，促进其服务能力提升，特别是传染病防控能力。

从微观角度分析，公立医院内部临床科室与承担公共卫生职能的相关科室之间由于管理、服务、人才等要素之间的相互影响和相互作用，形成了公立医院内部的医防共生关系。其共生关系主要表现在：临床科室提供临床医疗服务促进公共卫生服务的执行，为有效干预、连续跟踪打下专业基础，没有临床诊断，很多公共卫生服务无法展开。例如对传染病患者的医疗救治，也是落实传染病防控的一个环节，即控制传染源，对传染病人做到早发现、早诊断、早报告、早治疗、早隔离；公共卫生相关科室提供公共卫生服务也会反过来促进临床医疗的发展，早期预防是降低疾病发病率和病死率的关键。临床医疗是以疾病为中心，公共卫生以预防为中心，公共卫生服务需要依靠临床诊断开展工作，临床治疗需要公共卫生来弥补发病前与治疗后在服务上的缺陷与不足。而医防通过共生达到融合状态，最终以健康为中心，进行全生命周期的健康管理。需要注意的是，公立医院内部医生既是临床医疗服务的提供者，同时也是公共卫生服务的提供者，所以本部分将从公立医院（机构）层面与医生层面展开研究，探索公立医院如何促进医防共生发展，将医防融合真正内化为医院的运行机制，促进公立医院由传统的"以疾病为中心"的疾病管理模式转向"以健康为中心"的健康管理模式。

2. 湖北省公立医院医防融合共生单元

共生单元是指形成共生关系、产生交换能量的基本单位，是共生关系的载体。共生单元之间的内在联系是识别共生关系的依据，也是共生关系形成的基础。共生关系还受共生密度和共生界面选择等因素的影响。

医防融合共生关系的共生单元是指提供临床医疗服务与公共卫生服务的各个主体（机构/科室），分为临床医疗服务单元与公共卫生服务单元。从外部来看，临床医疗服务单元在本研究中指的是二级及以上公立医院，公共卫生服务单元包括专业公共卫生机构（如疾病预防控制中心、专科疾病防治所等）与基层医疗卫生机构（如社区卫生服务中心、卫生院等）。从公立医院内部来看，临床医疗服务单元是指临床科室，公共卫生服务单元指的是承担公共卫生职能的相关科室。

临床医疗服务单元的临床医疗服务及资源，公共卫生服务单元的公共卫生服务及资源，二者之间在服务、资源等方面存在势差或相互补充，而能够相容共生，从而形成了临床医疗服务单元与公共卫生服务单元之间的内在联系，具备了医防之间共生关系形成的前提条件。共生密度是指共生单元的数量，在医防融合共生关系中，公立医院、专业公共卫生机构、基层医疗卫生机构的参与决定了共生的密度，密度越大则说明医防融合实施的效果越好。共生界面选择由共生单元之间的竞争程度和信息的对称程度所决定，它又决定了共生单元的数量、质量以及共生能量的生产和再生产方式。在自由竞争与完全信息的条件下，临床医疗服务单元与公共卫生服务单元都会采用就近或择优原则选择形成共生关系的对象。

（1）外部

如表 5 - 2 所示，截至 2019 年，湖北省公立医院的数量占比为 13.9%，专业公共卫生机构与基层医疗卫生机构占比高达 86.1%，说明在共生单元数量方面，公共卫生服务存在优势。但是落实到执行医防融合任务的基本单元——医生层面，公共卫生医师的占比（2.8%）远远低于临床医师（79.4%），每万人口全科医生数也仅 2.17 人，与全国平均水平（2.61 人）存在一定差距（详见表 5 - 3）。这是因为长期重医轻防导致医学生更倾向从事见效快、收入更高的临床医学。临床医疗服务与资源在公立医院较公共卫生服务单元更丰富，而公共卫生服务与资源在专业公共卫生机构与基层医疗卫生机构较临床医疗服务单元具有优势，二者之间通过相互交流、能量交换、相互包容，从而形成共生关系。

表 5 - 2　　2019 年湖北省临床医疗与公共卫生服务提供机构数量情况

机构类别		数量（家）	构成比（%）
公立医院	三级医院	102	13.9
	二级医院	204	
专业公共卫生机构	疾病预防控制中心	112	17.9
	专科疾病防治院（所）	75	
	妇幼保健院（所/站）	101	
	卫生监督所（中心）	106	
基层医疗卫生机构	社区卫生服务中心	353	68.2
	卫生院	1153	

资料来源：《2020 中国卫生健康统计年鉴》。

表 5 - 3　　　　2019 年湖北省临床医疗与公共卫生医生数量情况

类别		人数（人）	构成比（%）
执业（助理）医师	临床	121919	79.4
	公共卫生	4299	2.8
	其他	27424	17.8
全科医生数		12857	
每万人口全科医生数		2.17	

资料来源：《2020 中国卫生健康统计年鉴》。

（2）内部

在公立医院内部，一方面，设置专门承担公共卫生职能的相关科室，即公共卫生服务单元。湖北省各地于2009年发文要求二级及以上公立医院成立公共卫生科室，通过调研也证实该项政策的落实情况较好，基本上每家公立医院都成立了相关科室专门负责医院内部的感染管理与公共卫生服务管理等，并且具备独立办公室，科室内部的人员平均为3—5人，以护理人员为主，公共卫生专业人员较少。另一方面，在临床科室（即临床医疗服务单元）设置公共卫生管理员，对临床科室的公共卫生服务提供情况进行监督，与公共卫生科室保持联系。目前的二者工作现状是临床科室提供医疗服务的同时，落实公共卫生科室下发的公共卫生服务任务，公共卫生科室对临床科室进行监督与考核。部分医院临床科室提供公共卫生服务的考核结果与薪酬挂钩，但是所占比例很低，一般为5%左右，激励效果不明显。本部分期望通过临床科室与公共卫生科室的协调，临床科室能将公共卫生服务与临床医疗服务等同视之，二者之间能进行无障碍交流，信息上报等渠道畅通，最终达到公立医院内部医防共生的最佳状态，即互惠共生的融合状态。

3. 医防融合共生关系

共生关系也就是共生模式，是指临床医疗服务单元与公共卫生服务单元，即公立医院与专业公共卫生机构和基层医疗卫生机构、公立医院内部临床科室与公共卫生科室，二者相互作用或结合的方式、途径、强度，以及物质信息与能量的交流互换关系。中国学术界普遍认为共生模式从组织程度角度，可将共生模式分为点共生、间歇共生、连续共生、一体化共生四种。共生关系遵循一定的规律：共生能量生成、共生系统相变、共生系统进化，即医防融合若要促使医疗服务与公共卫生服务得到关键性提高则需要产生新的能量，需要从一种模式向另一种模式转变，从割裂的状态逐步向互惠共生的一体化共生关系进化。（见表5-4）

表 5-4 共生关系分类及特征

共生关系	特征
点共生	特定时刻共生单元之间的一次相互作用。
间歇共生	某个时间段内共生单元之间的多次相互作用。
连续共生	特定时期内共生单元之间的持续性相互作用。
一体化共生	一段时间内共生单元形成了具有独立功能的共生体。

（1）外部共生关系

一是公立医院与专业公共卫生机构之间的合作关系。通过文献分析与调研发现，目前二者之间并未建立起长期的合作机制，基本上处于各自独立发展的状态，少部分特定时刻下专业公共卫生机构组织公共卫生培训，公立医院派人参加。属于点共生。

二是公立医院与基层医疗卫生机构之间的共生关系，按照医联体的类别可分为两种。第一种是松散型医联体，属于间歇共生。公立医院与基层医疗卫生机构达成协议，在一定时间段内会有多次合作，例如上下转诊。第二种是紧密型医联体，属于连续共生。公立医院与基层医疗卫生机构在特定时期内具有持续的合作关系，并且联系紧密，甚至有些紧密型医联体内二者在管理、人员、财务等方面都实现了共同管理，这种模式下医防的共生关系有从连续共生向一体化共生发展的趋势。

（2）内部共生关系

根据调研了解，湖北省内大部分公立医院的公共卫生科室与临床科室工作开展较为割裂，公共卫生科室一般作为行政职能科室，并未与临床科室之间形成成熟的协调合作机制。合作较多的在于医院内部的传染病报告，需要由临床科室上报到公共卫生科室，再由公共卫生科室上报到全国传染病直报系统；公共卫生科室需要定期对临床科室的传染病上报情况进行监督核查。由此可见，二者的共生关系处于连续共生关系。

共生理论认为在公立医院医防融合的发展中，临床医疗、公共卫生二者存在着多方面的融合共生关系：观念、顶层设计、人才、资金等。譬如，公共卫生政策与医疗卫生政策是相互促进的，都将健康目标融入政策中才能有效促进全民健康的实现；公卫与医疗卫生部门应共同培养医疗与公卫知识都具备的复合型人才，共同建设完善的科教宣传平台以传播医防融合促进健康的知识等。根据共生理论的指导，医防融合的共生关系发展到最高级别时，能产生共生效应，即预防与医疗融合为一体化共生，互利互惠，在健康观念、顶层设计、人才队伍等方面实现有效融合，为患者提供全生命周期的、连续性的医疗卫生服务。（见表 5 – 5）

表 5 – 5　　　　　　　　共生理论与医防融合的对应关系

共生理论要素	医防融合
共生单元	临床医疗服务单元、公共卫生服务单元
共生环境	政策环境、经济环境、社会环境、技术环境
共生关系	公立医院与专业公共卫生机构（点共生） 公立医院与基层医疗卫生机构：（1）松散型医联体（间歇共生） （2）紧密型医联体（连续共生） 公立医院内部临床科室与公共卫生科室（连续共生）

二　中国公立医院医防融合的主要问题与障碍

（一）外部管理体制

1. 医疗与公共卫生体系尚未找到平衡点

新中国成立后至改革开放前（1949—1978），政府将保障居民健康权视为社会主义的基本要求，短时间内采取各项措施形成了中国农村医疗卫生体系，农村合作医疗覆盖率高，但由于中国医疗条件相对不足，[1][2]故主要采用"预防为主，低成本医疗技术"的方针能够极大地改善居民的健康状况，此时中国公共卫生与医疗服务体系是一种以国家为主导的

---

[1]　郑舒、李颖：《中国公共卫生服务发展现状研究》，《中国卫生产业》2017 年第 31 期，第 194—195 页。

[2]　田伟、张鹭鹭、欧崇阳等：《中国公共卫生服务系统的历史沿革和存在的问题》，《中国全科医学》2006 年第 17 期，第 1402—1404 页。

低水平福利型模式。① 改革开放后（1978—2003），中国提出要建设现代化工业国家，全社会工作重点转移到重工业，同时医疗卫生重点逐渐转向城市，工作重点从"重预防"转向"重医疗"。2003 年非典疫情之后，中国的医疗卫生体系开始逐步朝向医防融合的目标发展，并进行了相应的改革，如在公立医院设立公共卫生科，颁布《突发公共卫生应急条例》等，但是由于公共卫生服务体系与医疗卫生服务体系条块分割，导致"医"与"防"在中国医疗卫生事业中呈现碎片化状态，如基层卫生以提供预防保健为主，医疗功能逐渐萎缩，导致常见病及多发病的诊治工作挤占了上级公立医院的医疗资源。但是，二级以上公立医院为了维持自身发展需要，大力发展医疗业务，逐步将公共卫生职能边缘化，反而呈现出"重医轻防"的现象。

2. 公立医院与疾病预防控制中心缺乏定期沟通协商机制

中国医疗服务和公共卫生各自发展成独立的体系，两个体系之间缺乏有效的联系与协作。目前疾病预防控制中心属于疾控部门管理，而公立医院由医政部门管理，由于管理部门的分离，使得医疗部门与公卫部门在信息交换上存在困难，如公立医院与疾控中心尚无定期交流沟通机制，这使得医防部门信息交流不及时，导致医防融合的进程出现障碍。

3. 突发公共卫生事件直报系统上报流程烦琐

目前，信息化平台服务还存在一定缺失，医疗与公卫体系还不能快速有效地完成数据互通。各类信息系统由于缺乏顶层设计与法制保障，存在重复建设、信息盲区、桥接困难、信息安全等问题。由于上报流程烦琐，需要层层人工审核，减慢了数据上报速度，导致疾控部门和医疗机构在面临突发公共卫生事件时不能快速响应，也使得预警监测和风险评估水平低下，体现不出医防融合的效率。

（二）内部运行机制

1. 医疗机构公共卫生相关科室职能弱化、保障机制不健全

从政府层面来看，财政投入倾斜以疾病预防控制中心为主体的公共

---

① 刘一欧：《中国医疗服务体系发展历程及思考》，《现代商贸工业》2017 年第 34 期，第14—15 页。

卫生机构,对医院公共卫生补偿机制欠缺;医院内部同样是以医疗为重心,医院管理层、医护人员等关注点都更多放在能创收的疾病诊疗。2019 年中国医疗卫生机构预防保健科门诊量构成总门诊量的 0.46%,在所有科室中排名倒数第四,而预防保健科的出院构成比仅低至 0.04%,在所有科室中为倒数第一,[①] 这表明相比治疗科室,公共卫生相关科室的权重十分低,也显示出了目前中国"重医轻防"的固化思维。

公立医院公共卫生科起步晚、发展慢、权重低,与其他部门的配合程度低,还未形成集风险研判、响应及监管为一体的机制,加之公共卫生服务监管体系监管能力差,职能分配不清,[②] 导致公共卫生相关科室工作质量难以保障。目前公共卫生相关科室的财政来源保障也不充分,公共卫生科室被大多数医院划归为行政部门,享受平均绩效,[③] 员工薪酬与其劳动成果不挂钩,会导致科室人员工作激励不足,主观能动性不高。据对浙江省公立医院的调查,2016 年公共卫生服务专项补偿仅占医院总收入的 0.44%,[④] 尚未形成完整、科学的公共卫生补偿体系。由此可见,公立医院公共卫生相关科室等机构的职能还有很大的发展空间。

2. 医防部门缺乏交流

目前,中国公立医院的医疗科室与公共卫生科室联合不紧密,医疗科室重点关注诊疗质量,公共卫生科则是从事传染病防治、慢病管理等工作。在日常工作上,某些公立医院经常出现临床医生和公卫人员在行使职能时各行其道,只重视各自"医"或"防"的方面,双方没有打通彼此之间的壁垒,融合协同工作水平低,没有形成以促进国民健康为核心目标的全局观。在管理体制上,医疗科室和公共卫生科室的业务主管部门分别对应着医政部门和疾控部门,而中国目前医疗卫生体系与公共卫生体系的割裂进一步导致了服务终端的相对碎片化。虽然各医院公共

---

① 国家卫生健康委员会:《2020 中国卫生健康统计年鉴》,中国协和医科大学出版社 2020 年版。

② 戚淇、韩玉珍、刘国栋等:《公立医院公共卫生服务监管能力研究》,《中国医院管理》2015 年第 9 期,第 19—21 页。

③ 玖九、解伟、张英:《公共卫生科室如何"刷出存在感"?》,《中国卫生人才》2020 年第 6 期,第 24—29 页。

④ 尚晓鹏、徐校平、杨清等:《浙江省公立医院公共卫生服务补偿现况分析》,《中华医院管理杂志》2019 年第 1 期,第 5—9 页。

卫生科（处）通过三级管理网络、联席会议、培训等一系列措施增强了与其他相关科室的联系，增加了相关科室对公共卫生工作的配合程度，但是由于医院临床与公共卫生科之间的协调机制不明确，没有相关的制度规范指明各科室的公共卫生工作职责，同时部分医院尚未建立相应的监督机制，使得部分医院临床科室存在推诿工作、迟报、漏报、错报等情况，公共卫生科开展工作较为困难。

3. 公共卫生人才队伍建设不足

在武汉市市直二级以上医疗卫生机构中，平均医疗卫生技术人员1321人，其中每家医院仅配备了公共卫生人员约4名，武汉市于2009年率先在公立医院设立了公共卫生科，目前全国范围内还有许多公立医院尚未设置公共卫生科，由此估计全国公立医院平均配备的公卫专业人员数目不容乐观。① 目前，公共卫生专业的新生代力量以及高学历人才引进上也存在不足；另外，医院公共卫生工作是一项专业性较强的综合性工作，目前各医院公共卫生工作人员以护士和临床医师居多，专业人员严重缺乏。不仅如此，由于公共卫生科人员学科背景相对复杂，其中专业技术人员由于科室性质无法通过专业技术岗位的晋升机制晋升，导致公共卫生人员晋升机制不畅通，年轻人个人发展受限。

4. 公共卫生工作认知水平欠缺

社会对公共卫生工作的认知水平整体不高，导致许多工作开展存在困难。医务人员对公共卫生工作认知程度不够、配合度不高，是影响公共卫生工作开展的重要因素之一。长期以来，非公共卫生专业医学生在学校中没有接受足够的公共卫生知识学习，临床医务人员在工作后接受公共卫生培训机会较少，这均导致医务人员与公共卫生人员不仅存在知识结构上的分离，观念上的差异也日趋加大。调研过程中发现某些临床专科医生认为公共卫生工作加大了他们的工作负担，医生应当以临床诊疗工作为主而非配合公共卫生工作，忽视预防的重要性，其对于公共卫生工作低认知程度直接导致公共卫生科人员与其沟通协作不顺畅，从而影响公共卫生工作的顺利开展。

---

① 杨诗雨、张晓娜、张霄艳：《武汉市公立医院公共卫生人才队伍建设现况调查分析》，《湖北文理学院学报》2019年第5期，第84—88页。

三　实现医防融合的主要路径

中国公立医院应在"十四五"时期全面建立医防融合体系，贯彻防治结合理念，从而达到全面提升国民健康素质的目标。

（一）医疗与公共卫生体系全面改革

目前，中国公共卫生相关的顶层法律还未出台，[①] 故首先要促进法律体系的完善，从法律层面推进医防融合的发展。立足于发展全生命周期的健康服务，提出政策建立覆盖全生命周期的健康管理系统，并在公立医院中全面设立公共卫生科，落实现代化医院管理制度。同时，政府要加大对医院公共方面的财政投入力度及建立补偿机制。

（二）加强横向与纵向协同机制

在横向上加强公立医院与疾控中心的联合，在信息、服务、人才等方面建立沟通合作机制。公立医院可尝试改造就诊流程，将医疗与公共卫生服务融合，形成"挂号—候诊—公共卫生服务—就医"的新流程，[②]实现患者"一站式"完成诊治疾病和接受公共卫生服务；另外，作为随时发现、报告突发公共卫生事件、传染病等公共卫生信息的前线哨所，在日常工作中应利用与疾控中心的合作机制，做好疾病监测报告、健康知识宣传、免疫接种、传染病防治等工作，当发生重大突发公共卫生事件时，能迅速进行应急处置。在纵向上建立以健联体为载体的各级公立医院公共卫生部门的职能共通，[③] 提高卫生服务效能以及卫生资源利用率，开展面对重大医疗救治体系的建设。横纵向协同能有效扩大公共卫生服务面，提升服务内容及质量，提高公共卫生与医疗服务均等化水平，

---

① 方鹏骞、罗力、钱东福等：《建立医防结合、综合连续的公共卫生管理体系与运行机制》，《中国卫生事业管理》2019 年第 12 期，前插 1—前插 3。

② 王显君、唐智友、杨文梅等：《基层医疗卫生机构医防"五融合"健康管理服务模式研究》，《中国全科医学》2020 年第 31 期，第 3924—3929 页。

③ 万钦：《关于社区卫生管理"医防融合"模式的研究》，《中国卫生产业》2020 年第 12 期，第 91—93 页。

将公共卫生效益发挥到最大化。

（三）进一步提高医院领导层面对公共卫生工作的重视程度

医院公共卫生部门作为综合医院公共卫生的主力军，一方面是医院公共卫生工作的具体实施部门，另一方面是协调、监督与管理部门，负责动员其他临床科室、医院管理部门、后勤部门等共同开展公共卫生工作的重要力量。首先各医疗主体要转变重治疗轻预防的思维，从供给侧改革发挥公立医院影响力大的特有优势，在针对急性新发传染病方面，医院应制定应急预案、定期进行应急演练和培训，[①] 不仅仅是公共卫生专业人员，医疗医护人员同样需要具备应对突发公共卫生事件的基本素质，有效掌握和应用相关知识和应对措施，以此加强公立医院应对新发传染病的能力及储备，提高应急响应速度。

（四）完善公共卫生人才体系和激励机制

加强公立医院的公共卫生人才配备，合理设置人员数量，同时加强高端人才引进工作并重视继续教育培训工作。另外，对于教学医院，在医学院学生实习见习规培等教学任务时，可以从源头上进行医防融合教育，即联合医学院校修订培养方案，培养整合型医务人员。在激励机制方面，提供公共卫生技术人员正式编制，并在职称评定以及工资绩效核算上做出一定调整，从机制上为人才引进及人才梯队稳定提供保障。

另外，将医疗与公共卫生科的考核融合，在绩效考核中不仅仅关注各科室的医疗质量、经济效益等情况，还应将提高群众健康水平为核心的结果指标纳入考核中，使公共卫生工作的价值得以体现，以结果为导向提高公共卫生科工作效益，发挥公立医院带头作用，以期提高公共卫生部门的话语权。[②]

---

① 《医防融合：如何从效果图变成实景图——瞭望周刊社》，2020 年 12 月 3 日，http：//lw. xinhuanet. com/2020 - 06/01/c_139100302. htm。

② 陶芳标：《弥合公共卫生与临床医学教育裂痕推动医防融合实践》，《中华预防医学杂志》2020 年第 5 期，第 465—468 页。

（五）提高医院公共卫生工作认可及配合度

在医院中加强宣传医防融合的优势，对配合公共卫生工作开展存在抵触情绪的人员进行深入谈话，使得各相关人员能够认识到公共卫生的重要性。社会公众方面，加强对公共卫生工作的社会宣传，大力普及公共卫生知识，倡导健康生活方式；对于部分疾病的信息登记和追踪管理难度较大的公共卫生项目，应鼓励和要求由接诊医务人员对病人进行宣传和教育，使其能够理解公共卫生工作开展的意义，同时完善公共卫生工作流程，尽量减少对群众造成不必要的时间浪费，从而提高其对医院公共卫生工作的认可度。应当建立公共卫生专业人员与临床医护人员之间的双向联系与协作机制。首先，医院层面应当完善相关制度，通过制度约束医务人员，促使其能够通力配合公共卫生人员的工作；其次，将医护人员承担的公共卫生配合工作计入其工作量，纳入薪酬体系，加大奖励力度，以提高医务人员的工作积极性与配合度；最后，开展由医务人员和公共卫生人员参与的培训或活动，提高两者之间的协作能力，增进其交流，最终促进疾病预防与治疗工作的有机结合。

（六）实行信息互联互通平台

统一开发电子档案系统，建立具有医疗和公卫服务功能的信息化平台，就诊者健康相关信息全部上网并且在医院内及各医疗机构间互通共享，从而形成全面记录群众生命周期的就医保健的档案，提升医院内部各部门以及外部各医院间的协同合作水平，在日常就诊中减少了医生对患者的问诊时间，使得在相同的时间内让更多患者得到诊治。公共卫生部门通过定期监测居民相关健康数据达到评估和促进健康水平的目的，经由电子档案个性化发布健康指导相关内容，可以帮助日常健康促进、健康状况记录以及就诊用药指导等功能，并且针对全生命周期的生长发育、健康与疾病的发展规律，科学设计全人群的公共卫生和预防保健服务；特别是对慢性病患者的病情控制，有效减少就医次数，从而减轻经济负担。另外，实行电子档案互通有助于抓取传染病数据，快速预警，更好地发挥公立医院的"哨点"作用，并且在疫情中更高效地开展流调工作。同时，也减少了相关科研任务采集数据的工作量。

第六章

公共卫生应急医疗救治与管理
能力建设

疾病预防控制体系、公共卫生应急管理体系、医疗救治体系是重大疾病防控的"三驾马车",而医疗救治体系是重大疾病防控的最后一个关口。当今世界面临重大传染病防控的严峻考验,这对中国医疗救治体系现代化与危机应对能力提出了更高要求。同时,中国医疗救治体系与运行机制、应急医疗救治的相关学科建设依然存在一些短板与不足,全面规划与提升公共卫生应急医疗救治能力、反应能力、动员能力,加强相关临床医学学科建设十分重要,也是健康中国战略实施的重要基石之一。

本章对公共卫生医疗救治与应急管理能力建设现状进行了描述,并分析了中国当前医疗救治与应急管理能力管理各方面存在的问题,结合现行政策的实施效果,对医疗救治与应急管理能力管理的未来发展进行了展望。

一 中国公共卫生应急管理建设概述与现状

（一）公共卫生事件应对与应急管理体系概述

1. 突发事件应急管理体系组成

《中华人民共和国突发事件应对法》把突发事件分为自然灾害、事故灾难、公共卫生事件、社会安全事件四大类。如图 6-1 所示,根据管理对象、管理层级、管理阶段等不同标准,国家应急管理体系包括不同的组成部分。

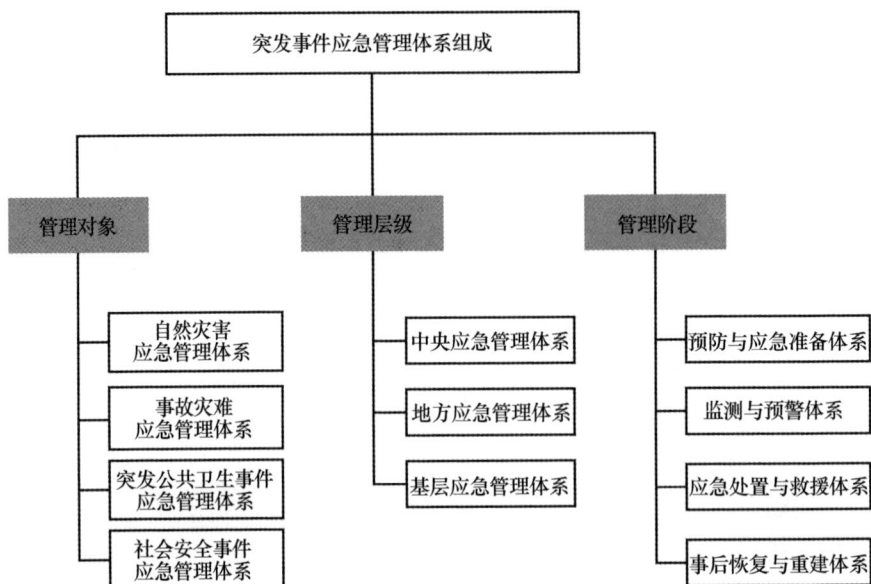

图 6-1　突发事件应急管理体系分类与组成

2. 突发公共卫生事件组成及分级

根据《突发公共卫生事件应急条例》，突发公共卫生事件，是指突然发生，造成或者可能造成社会公众健康严重损害的重大传染病疫情、群体性不明原因疾病、重大食物和职业中毒以及其他严重影响公众健康的事件。

突发公共卫生事件根据事件性质、危害程度、涉及范围，可划分为特别重大（Ⅰ级）、重大（Ⅱ级）、较大（Ⅲ级）和一般（Ⅳ级）四级，分别对应级Ⅰ到Ⅳ级响应的启动。从性质上又细分为：（1）重大传染病疫情：新型冠状病毒性肺炎疫情、SARS、甲流等；（2）群体性不明原因疾病：指一定时间内（通常是指两周内），在某个相对集中的区域（如同一个医疗机构、自然村、社区、建筑工地、学校等集体单位）内同时或者相继出现3例以上相同临床表现，经县级及以上医院组织专家会诊，不能诊断或解释病因，有重症病例或死亡病例发生的疾病；（3）重大食物和职业中毒：指由于食品污染和职业危害的原因，而造成的人数众多或者伤亡较重的中毒事件；（4）其他严重影响公众健康的事件：如重大车祸、爆恐事件等。

3. 公共卫生应急救治体系

公共卫生应急救治体系内容包括应对公共卫生应急救治所需的组织、人力、物力、财力等各种要素及其相互关系的总和。应该包括公共卫生应急救治的组织体制、运作机制、法制基础和应急保障系统。

一是公共卫生法制保障体系，包括促进突发事件应急管理、多部门联防联控、分级分层分流救治等公共卫生领域相关法律法规支撑保障以及系列配套预案和规范。同时，还包括"二级机构、三级网络"的卫生综合治理体系。

二是重大疫情防控救治体系，包括综合医疗救治体系、急救体系、传染病救治体系，如图6-2所示。

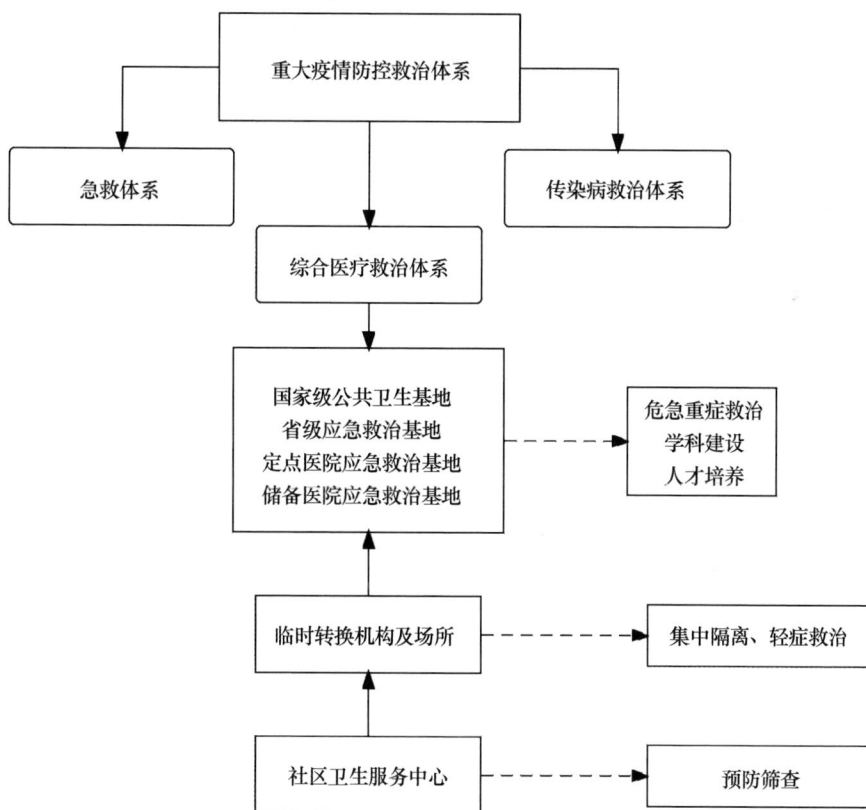

图6-2　重大疫情防控救治体系建设框架

三是突发公共卫生应急救治机制，包括突发公共卫生事件应急响应机制、跨部门、层级、区域的应急处置信息共建共享、整合利用机制以及突发公共卫生事件平战结合机制等。

四是联防联控应急救治体制，突发公共卫生事件应急管理不仅专业性强，涉及流行病学与防疫、预防医学以及生物医学等方面，且对时效性要求极高，各相关部门必须在有限时间内进行高效的联动合作。笔者通过查阅各政府部门公开的政策文件，总结梳理了卫健委、医保局、药监局、公安局、科技局、司法局、经信局、交通运输局、市场监督管理局、人社局、民政局、自然资源管理局、税务局、广电局以及教育局等各部门在突发公共卫生事件中的主要职责，构建了突发公共卫生应急救治体制。

五是应急物资保障系统，包括：（1）按照集中管理、统一调拨、平时服务、灾时应急、采储结合、节约高效的原则，构建政府部门、医疗机构、生产企业、社会、居民"五位一体"物质储备保障体系；（2）专业的医疗废物收集和转运流程；（3）后勤人力资源管理及后勤队伍保障；（4）国家公共卫生应急和重大突发公共卫生事件战略物资储备中心以及区域性储备基地。

4. 重大突发公共卫生应急管理运行机制

分级、分层、分流的重大突发公共卫生应急机制是开展重大公共卫生应急救治工作的重要保障。

分级：构建分级救治体系，组建高水平专家团队，落实巡诊制度，根据病情轻重缓急，实现分级救治；分层：明确定点医院、非定点医院、基层医疗卫生机构的职责，配备与救治任务相匹配的力量和设备，按照"四集中"要求，实现分层救治；分流：合理引导患者就近医治、到不同层次或就诊量少的医疗机构就诊，实现院前分诊、分流救治，同时规划设置部分非传染性病人的急救定点医院，应急响应时同时启动应急机制，保证非传染性患者的救治。当前重大突发公共卫生应急管理主要包括以下三大运行机制。

（1）平战结合机制

"平战结合"最初产生和应用于国防军事建设领域，随着中国面临越来越多的传统与非传统安全威胁，"平战结合"的理念在多个领域得到了应用。具有"立足战备，着眼平时，服务社会，造福人民"特征的行为都可以被称为"平战结合"，它要求政府能够立足战时、兼顾平时，既能在平时服务于民众需求，又能确保战时快速切换，以充分发挥出最大的治理效能。习近平总书记多次提到要运用"平战结合"理念，完善重大疫情防控体制机制，健全国家公共卫生应急管理体系。"平战结合"机制可以渗透到突发公共卫生事件的各个环节：一是传染病医院在公共卫生服务中扮演的角色，"平时"练兵，平衡地区医疗资源，打造强专科强综合的医院平台，提升传染病诊疗水平，"战时"实行隔离区独立运行体系，接纳重症患者。二是公立医院作为主战场，应发挥举足轻重的作用。董建坤等在此基础上，根据中国应急管理全过程均衡的"6＋1"模型各阶段机制所指向的时间节点，将"平战结合"模式下的应急管理过程分为4个前后衔接时期：平时、平战切换期、战时、战平过渡期，如图6－3所示。① 三是"平战结合"的人才创新机制，要坚持科研和救治防控结合，加大协同创新和联合攻关力度，加强疫情防控和公共卫生科研攻关体系和能力建设，统筹各方面科研力量，提高体系化对抗能力和水平。四是"平战结合"的应急物资储备机制。协调"平战"不同阶段的应急物资储备矛盾，实现"平时"储备不浪费，"战时"不挤兑，是"平战结合"应急物资储备机制的核心内容。

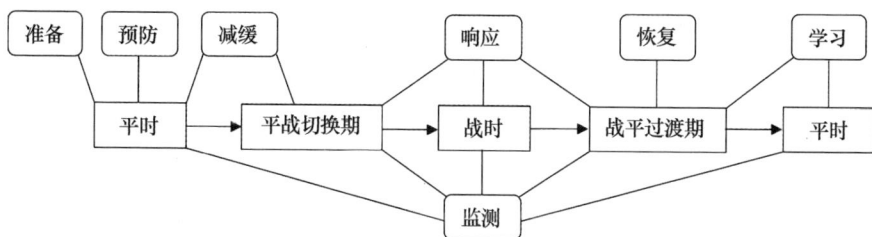

图6－3　"平战结合"模式下的应急管理过程

（2）医防融合机制

突发公共卫生事件应急管理的医防融合机制包括两方面内涵，一是建

---

① 董建坤、邢以群、张大亮：《备而有用，用而有备：应急管理的"平战结合"模式研究》，《中国应急管理科学》2020年第12期，第37—47页。

立医防共同承担健康促进的责任机制。强化医疗机构公共卫生职责的落实，从服务技术层面看，从事医疗卫生服务的人员，要做到防者能治、治者能防，解决防治断裂的问题。二是在突发公共卫生事件中加强对社会大众等进行风险教育，坚持"预防为主"的方针，着眼于防患于未然，力求工作具有主动性和前瞻性，有效防范突发公共卫生事件的发生、发展。

（3）机构协同机制

医疗服务体系是由各医疗机构所组成的系统，其子系统由大型医院和基层医疗卫生机构组成，各个独立的医疗机构是子系统中的单元，系统内子要素则是卫生人力资源、管理、技术等。在公共卫生事件发生时，医疗机构的协同机制尤其必要，主要体现在预防机构与医疗机构之间、医疗机构之间、基层与上级机构之间、医疗机构与社区之间、卫生行政部门与医疗机构之间、医疗机构与急救中心之间。医疗服务体系的协同目标是通过一定方式协同体系内的医疗机构，放大系统功能，提高医疗服务体系的效能，即产生协同效应，其实现过程也是管理协同的实现过程。

中国的突发公共事件的医疗救治体系在经历 SARS 事件、汶川大地震、2013—2017 年五次禽流感等一系列突发公共卫生事件后进一步完善发展，确立了"一案三制""四级响应"的应急管理体制。同时中国的重大传染病医疗救治框架主要由医疗救治机构、医疗救治信息网络和医疗救治专业技术队伍组成，各机构各司其职，其中传染病救治机构包括传染病医院、医疗机构传染病病区和传染病门诊（含隔离留观室）或后备医院，并分级分类规定了救治层级与救治任务。在救治过程中，救治机构坚持"集中患者、集中专家、集中资源、集中救治"的"四集中"原则；及时发布诊疗和救治方案；快速确定病原体，实现疫苗研发等。

国内学者锁箭等梳理并总结了中国突发公共卫生事件应急管理体系的发展与演化，中国突发公共卫生事件应急管理模型演化如图 6－4 所示。[①] 中国面对突发公共卫生事件的应急管理机制建设逐步优化完善，逐步实现由分散协调、临时响应的应急管理模式向综合应急管理模式转变，SARS 疫情期间的应急管理经验为抗击新冠肺炎防控阻击战中的精准施策

---

① 锁箭、杨涵、向凯：《中国突发公共卫生事件应急管理体系：现实，国际经验与未来构想》，《电子科技大学学报》（社会科学版）2020 年第 3 期，第 17—29 页。

奠定了坚实基础。

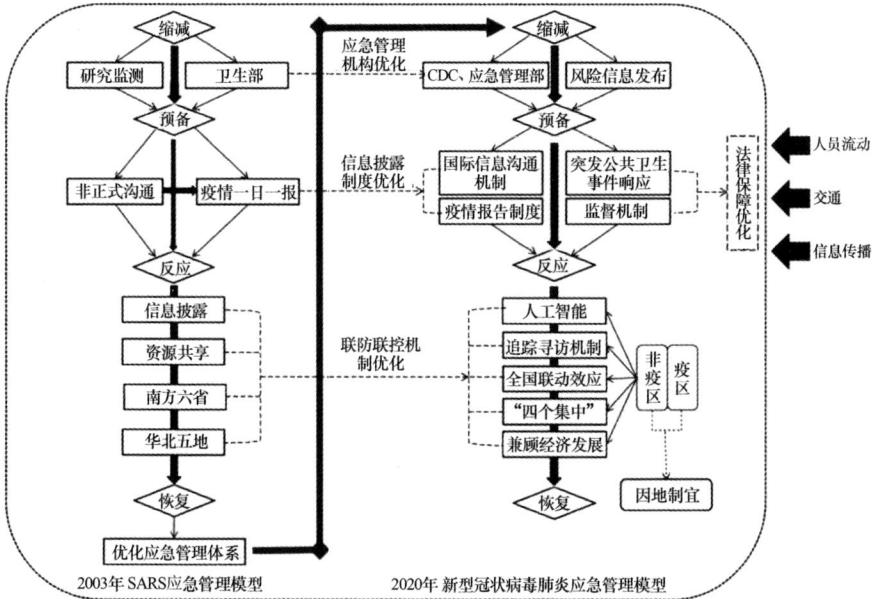

图 6 - 4 2003—2020 年中国突发公共卫生事件应急管理模型演化

5. 突发公共卫生事件医疗救治的组织机构组成

突发公共卫生事件医疗救治的组织机构包括：各级卫生行政部门成立的医疗卫生救援领导小组、专家组和医疗卫生救援机构［各级各类医疗机构，包括医疗急救中心（站）、综合医院、专科医院、化学中毒和核辐射事故应急医疗救治专业机构、疾病预防控制机构和卫生监督机构］、现场医疗卫生救援指挥部。

《中华人民共和国传染病防治法》第五十二条明确规定了医疗机构在传染病防治过程中医疗救治、现场救援和接诊治疗的职责，2021 年《国务院办公厅关于推动公立医院高质量发展的意见》明确指出公立医院是中国医疗服务体系的主体，近年来，特别是党的十八大以来，公立医院改革发展作为深化医药卫生体制改革的重要内容，取得重大阶段性成效，为持续改善基本医疗卫生服务公平性可及性、防控重大疫情、保障人民群众生命安全和身体健康发挥了重要作用。具体来看，医疗机构作为突发公共卫生事件中疫情监测的前哨阵地，既负责收治由传染病和不明原因疾病所引发（或可能引发）的散发病人，在突发公共卫生事件的全过程中承担医疗救治工作，也是突发公共卫生事件信息沟通系统中的信息源之一，在突发公共卫生事件的监测、信息报告和控制方面起到至关重要的作用。

6. 公共卫生应急救治体系有关法规与制度

如表 6-1 所示，刘霞等学者基于政策工具对中国 2004—2020 年中央政府层面发布的与公共卫生应急管理体系建设密切相关的政策文件进行了归纳整理，并进一步指出，当前公共卫生应急管理政策工具偏向事中管理，事前管理和事后管理占比相对较低。[①] 因此，在"十四五"突发公共卫生事件应急管理体系建设中，要更加关注突发公共卫生事件应急处置工作结束后的全面评估，组织对突发公共卫生事件造成的影响和损失进行调查，指导各地建立评估指标体系，科学应用评估方法，强化评估能力培训，及时总结经验教训，落实整改措施。经科学评估后认为确有必要的，应当制订完善国家公共卫生应急管理体系和加强应急能力建设、疾病预防控制体系、医疗体系等改革完善的计划，提出重大改革举措方案，并向上一级人民政府报告。

表 6-1　　　　　　　　　　中国应急管理政策梳理

政策文件	文件号
1. 国务院关于全面加强应急管理工作的意见	国发〔2006〕24 号
2. 国务院办公厅关于加强基层应急管理工作的意见	国办发〔2007〕52 号
3. 国务院办公厅关于加强基层应急队伍建设的意见	国办发〔2009〕59 号
4. 国务院办公厅国务院应急管理办公室关于印发突发事件应急演练指南的通知	应急办函〔2009〕62 号
5. 国务院办公厅关于印发突发事件应急预案管理办法的通知	国办发〔2013〕101 号
6. 中共中央、国务院关于推进防灾减灾救灾体制机制改革的意见	中发〔2016〕35 号
7. 国务院办公厅关于印发国家突发事件应急体系建设"十三五"规划的通知	国办发〔2017〕2 号

---

① 刘霞等：《基于政策工具的中国公共卫生应急管理体系建设政策文本量化分析》，《中国公共卫生》2021 年第 5 期，第 7 页。

（二）中国公共卫生应急医疗救治体系现状

医疗救治体系是中国医疗卫生服务体系与公共卫生应急管理体系的重要方面。建设反应及时、运行顺畅的医疗救治体系是增强医疗救治能力的基础，是减少重大疾病病死率的根本保障。应对重大疾病的中国医疗救治体系建设由医疗救治中心、急救医疗系统、传染病专科医院、国家卫生应急救援体系、医联（共）体以及公共卫生与医疗服务的协同体系六大体系组成。

当前，中国医疗卫生服务体系规模大，体系结构比较成熟，层次比较健全，具有一定的可及性与可负担性。2019年，中国医院总数34354所，其中公立医院11930所；医院床位数687万张，其中公立医院498万张。① 全国传染病医院共有167所，传染病专科床位数14.3万张，占全国医疗机构床位数的1.7%；现有急救中心（站）448个，采供血机构594个（见表6-2），机构紧急医学救援队32支；2019年中国基层医疗卫生机构954390个，基层卫生技术人员268万人。

表6-2　　　　　　　专业公共卫生机构数（按机构类别分）

机构分类	2010年	2015年	2016年	2017年	2018年	2019年
疾病预防控制中心	3513	3478	3481	3456	3443	3403
专科疾病防治院（所/站）	1274	1234	1213	1200	1161	1128
健康教育所（站）	139	166	163	165	177	170
妇幼保健院（所/站）	3025	3078	3063	3077	3080	3071
急救中心（站）	245	345	355	361	384	448
采供血机构	530	548	552	557	563	594
卫生监督所（中心）	2992	2986	2986	2992	2949	2869

数据来源：《2020中国卫生健康统计年鉴》。

---

① 国家卫生健康委员会：《2020中国卫生健康统计年鉴》，中国协和医科大学出版社2020年版。

公共卫生应急事件定点救治医院应急能力建设的核心要素主要有三点：一是医疗机构短期可动员的床位和人力资源，其是医疗机构应对突发重大公共卫生事件的基础。二是危急重症患者的救治能力，首先是重症医学科的规模、技术力量、设备配置，甚至包括医务人员的敬业精神都很关键，直接决定危重病人的救治成功率。其次是跨学科协调沟通、多学科会诊的专科能力支持，重大疫情发生时，病人数量较多，危重症患者往往伴有基础疾病，需要多学科的支持，甚至需要外科手术治疗。此外，实验室和影像学检查能否满足危重症救治需要也是必须考虑的因素。三是医院感染管理水平，为处理突发公共卫生事件提供了安全保障。

1. 院前急救体系建设与发展情况

院前急救机构在为人民群众提供日常医疗急救服务的同时，还担负着突发公共事件紧急医疗救治的重要职能，是社会安全保障系统和应急机制的重要组成部分。公共卫生事件突发后，为了尽可能减少其造成的人群生命和健康危害，降低死亡率和残疾率，必须尽快开展高效的紧急医疗救治。2003 年 SARS 疫情之后，中国的紧急医学救援体系得到大力发展，取得了一定成果，但也暴露诸多问题。

中国院前急救体系可以分为 4 种类型：[①]（1）独立型：一般以具有法人资质、以急救为主的独立型医疗机构为主，院前急救工作由医疗机构的医生、护士协作承担，转运全过程均由医院急救中心管理，[②] 车辆设备、财务管理等方面进行独立核算。（2）指挥型：由统一的急救通信指挥中心负责全市急救工作的调度，急救通信指挥中心与各医院无行政上的隶属关系，但具有整个地区院前急救工作的调度指挥权。（3）院外型：医院分片出诊，按城市片区和医院专科性质划分出诊范围，反应时间、车辆、随车人员等都由各医院自行管理和调配。（4）依托型：急救中心附属于 1 所综合性医院，由医院内部成立急诊调度中心，急救中心的运行成本由政府和医院共同负责，院前急救以医院的急诊室承担，其人员、车辆、设备和支出由医院负责。中国各个类型的急救体制各有利弊，国

① 崔巍：《院前急救管理模式探讨》，《成都医学院学报》2014 年第 1 期，第 90—91 页。

② 李剑：《中国院前急救体制及网络建设现状浅析》，《中华急诊医学杂志》2007 年第 12 期，第 1334—1335 页。

内典型省会城市院前急救常规配置现状如表6-3所示。

表6-3　　　　　　国内典型省会城市院前急救常规配置现状

城市	地理面积	人口数	指挥模式	分站数	救护车辆	车组成员
上海	6340.5km²	2428.1万	集中指挥	157个	近800辆	医驾急
北京	16410.0km²	2153.6万	独立指挥	170余个	600余辆	医护驾
南京	6587.0km²	1031.2万	集中指挥	71个	87辆	医护驾
武汉	8494.4km²	1121.2万	集中指挥	75个	560余辆	医护驾

数据来源：1. 陶红兵：《湖北省医疗救治体系建设现状研究报告》，2021年。

2. 谈志文：《浅谈国内外院前急救现状与基层协同新模式》，《中华灾害救援医学》2020年第12期，第692—694页。

　　中国急救水平相对国外存在很多问题，各省市院前急救模式不规范，多数城市救护车数量和分站数量配置仍然低于标准水平，呼救电话不统一，人才梯队的建设门槛低，收入低，晋升空间小，造成人才流失较多。急救人才培养周期较短，专业性达不到国际标准水平。部分省市的急救中心仅局限于院前转运的功能，尚处于应付状态，严重影响了地区院前急救事业发展。具体从院前急救各子系统组成来看，如下所示。

　　（1）组织管理建设：省市级急救中心建立了较完善的组织机构，卫生应急管理职能多由急救科或医务部兼管，如郑州等急救中心成立了特勤大队，承担应急管理职能；[1] 此外，部分省市辖区内由应急管理局牵头筹备陆续组建了应急救援中心，以珠海市香洲区为例，香洲区应急救援中心由香洲区应急管理局牵头筹备组建，是整合珠海及周边地区应急救援人力、物力的专业救援联盟（包括珠海民安救援队、珠海蓝天救援队、珠海飞鹰救援队等社会救援组织），主要承担应对重大灾害时就近快速响应、调运应急资源、组织专业救援、协助实施专业救援等任务；[2] 同时，

---

[1]　搜狐新闻：《郑州市成立紧急医疗救援中心特勤大队》，2021年10月28日，http://news.sohu.com/ 20070417/n249486195. shtml。

[2]　网易新闻：《凝聚应急救援力量！珠海市香洲区应急救援中心揭牌》，2021年10月28日，https://www.163.com/dy/article/GNGJKTH50550AXYG. html。

制定了卫生应急管理制度和突发事件紧急救援预案。部分附属医院型急救中心的卫生应急管理职能，由附属医院的相关职能部门兼管。但现有中国大多数急救中心并没有组建独立的应急管理部门，规范、协调、有序的卫生应急长效管理机制亟待完善，应急预案的针对性和可操作性有待提高。

（2）三级网络体系建设：目前中国多数急救中心建立了中心—分中心—站点的三级网络化管理体系，卫生应急和院前急救服务覆盖所管辖区，多数急救分中心和站点位于医疗机构内。以2021年甘肃省多部门联合发文《甘肃省进一步完善院前医疗急救服务实施方案》为例，方案要求到2025年各地市州原则上要设置独立建制的急救中心，县（市、区）依托区域内综合水平较高的医疗机构设置急救中心（站）；市州辖区内二级及以上公立医疗机构设置急救分站，纳入院前急救网络，由所在地市级或县级急救中心（站）统一调派、统一管理；中心卫生院和有条件的乡镇卫生院纳入县级院前急救网络。但三级网格化管理体系的建成与高效投入使用仍存在较大的差距，当前中国院前急救网络建设普遍缺乏合理布局，远郊区县急救网点覆盖率低，急救反应时间长，同时，新建城区急救网点大多缺乏远景规划，部分急救站点硬件设施滞后、空间狭小、环境简陋，急救车辆出入停放困难等亟待解决的问题。

（3）通信信息系统建设：多数急救中心建立了通信指挥调度系统，承担通信指挥调度和通信枢纽职能，建立了突发事件信息报送制度。如济宁、南宁、杭州、无锡、青岛等城市急救中心陆续引进医疗优先分级调度系统，实现了分级指挥调派；北京等急救中心建立了突发事件应急指挥系统，设立突发事件应急受理席，在突发事件救援中实时掌握院前院内救治动态信息。但也有部分区县急救中心仍采用原始的固定电话受理和指挥调派方式，与省市级急救中心未实行统一指挥，造成信息不通、指挥不畅、分流不科学。部分省市存在多个急救报警电话和院前急救机构，造成无序竞争和资源浪费。多数急救中心未建立突发事件应急指挥系统，不能实现救援信息的实时统计，也未建立院前院内信息联动机制。

（4）紧急救援队伍建设：院前急救人员由医生、护士、医疗救护员、驾驶员和担架员组成，但各城市急救中心急救单元组配置有所不同。多数急救中心组建了应急救援队，定期进行应急救援知识技能培训、演练，如天津等急救中心制定了突发事件通信调度应急梯队。全国仍存在院前急救医生匮乏、队伍不稳定、流失严重的问题，不能满足院前急救工作需要。院前急救医生没有独立的晋升专业通道，职称晋升极为困难；没有统一规范的应急救援队培训教材和演练科目，紧急救援技术水平有待提高，且缺乏核辐射、生物生化、恐怖事件等特殊救援的技能培训和演练。[①]

（5）紧急救援装备建设：急救中心均配备了救护车和急救设备，北京、上海、天津等急救中心还配备了紧急救援装备，如通信指挥车、物资保障车、负压救护车、救援帐篷、防护洗消装备等紧急救援物资，建立了应急物资储备库；有的地区配备了越野救护车、救护摩托车等；哈尔滨等城市急救中心建立了独立规范的洗消站。但各地急救中心应急救援装备水平差异较大，部分地区现有救护车和急救设备陈旧老化、数量不足，没有统一的应急救援装备配备标准，缺少应急救援特种装备，无法应对恶劣天气和特殊事件紧急救援任务。多数急救中心没有建立独立规范的洗消站，在烈性传染病疫情防控工作中，不能规范洗消。

（6）紧急救援联动机制建设：首先，针对突发事件的性质类型，部分急救中心与公安、消防、检验检疫、交通运输等部门建立了突发事件紧急救援联动机制，召开联席会议，举办联合演练等。如青岛、武汉等急救中心建立空中、海（水）上紧急救援联动机制，与航空公司和水上救援机构合作，开展海、陆、空立体救援工作。其次，发动社会救援力量，建立突发事件紧急救援志愿者服务机制，开展培训演练。但多数省市的公安、消防、疾控、卫生等部门尚未形成集成统一且高效的指挥协调处置系统，紧急救援信息不畅，在现场指挥和综合保障等方面存在问题，进一步导致急救队伍和车辆无法及时到达现场救治伤员，或对被困伤员无法实施有效救治。最后，空中救援和海（水）上救援机制发展处于起步阶段，在合作方式、空中、海（水）域管制，经费保障等方面仍存在较大问题。中国公民自救、互救意识普遍不强，急救知识普及教育

---

① 张擎、李开涛、赵凯等：《中国紧急医学救援体系现状与建议》，《中华医院管理杂志》2017 年第 8 期。

程度较差，紧急救援志愿者队伍不多，专业技术水平较低。[①]

（7）保障措施：中国先后发布实施了卫生紧急救援相关法规和预案，为紧急救援工作提供科学指导依据。但应急法制建设的社会基础条件、应急法规的实施环境亟待进一步改善。[②] 各地财政部门对急救中心建设、人员及运行经费投入相对不足，制约了紧急救援能力建设、队伍建设和救援装备的配置和补充。同时，紧急医学救援的教学和科研经费不足，水平受限，很多科研领域仍是空白。

2. 急诊医学临床科室发展状况

在急性传染病例激增时期，由于医疗资源非常紧张，床位及医护人员严重不足，大量确诊的轻症患者只能自行居家隔离。倘若他们没有得到及时救治，病情可能加重甚至危及生命，且因不能有效切断传播途径而成为疫情防控的重大隐患。应根据确诊患者的病情程度进行分级分区管理，分类分流施救，从居家隔离转为集中收治隔离，避免疫情更大范围地传播及扩散，降低健康人群的感染风险。此举有效缓解患者"一床难求"的窘境，大幅度提高患者收治率和治愈率，做到早发现、早诊断、早干预，充分实现"应收尽收"和"应治尽治"目标。

由于采取重症救治、轻症收治、疑似隔离的分诊举措，以及利用方舱医院缓增量、定点医院减存量的分级模式，疫情扩散得到有效控制，极大地缓解了医疗资源供需矛盾，是国家应对重大突发公共卫生事件的创新之举。

急诊科是医疗机构中独立设置临床二级学科，是医疗机构提供急诊医疗服务的场所，是急诊医疗服务体系（EMSS）的重要组成部分。急诊科和感染科、发热门诊都是医院应对突发公共卫生事件最重要的部门。新发传染病流行早期，基于对疾病认识的有限性，普遍存在难识别、难防控的特点。

急诊科也是医院内疾病谱最为混杂的区域，是传染病防控的前沿阵

---

① 中国经济网—《经济日报》：《中国公众急救意识缺乏　公共急救知识和技能普及已刻不容缓》，2021 年 10 月 28 日，http://politics.people.com.cn/n/2015/0910/c70731 - 27566051.html。

② 吕传柱：《院前急救和灾害医学紧急救援体系建设的反思与建议》，《中华急诊医学杂志》2009 年第 7 期，第 677—679 页。

地，在传染病传播初期，往往是急诊科医师承担主要的院内诊治工作，承担着早发现、早隔离、早治疗、切断传播途径和防止扩散的责任。部分地区医院急诊科面临发展不平衡、不规范、不稳定的现状，存在急诊发展模式不清晰、受重视程度不足、医务人员结构不合理、医疗设备不足或闲置、医疗技术落后等一系列问题。①

3. 感染性疾病科发展情况

感染性疾病科是医院公共卫生体系的重要环节，目前以传染病医院和结核病医院等专科化为主的传染病救治体系，学科单一、综合救治能力严重不足。由于学科性质和特点，投入产出不成比例，综合医院感染性疾病科需要投入足够的空间和硬件设备，很难获得良好的经济效益，加之专业本身也有一定的危险性，因此各级综合医院感染科普遍存在空间狭小、设备不足、人才薄弱及待遇较差等问题。

感染性疾病科肩负法定传染病和新发传染病的筛查、隔离、诊疗、分流工作，也承担部分突发公共卫生事件应急处置职能，对于指导全院抗菌药物合理使用、诊治和隔离多重耐药菌感染具有重要作用。

在传染病及传染病区数量设置方面，2020 年中国卫生健康统计年鉴数据显示，2019 年全国共有传染病医院 167 所，传染病专科床位数 14.3 万张，占全国医疗机构床位数的 1.7%；在医院感染控制科数量设置方面，全国性数据调查显示，2018 年三级公立医院的感染控制科开放床位数平均为 47 张，二级公立医院则平均为 29 张；在公共卫生科人员配置方面，2019 年全国有总计 386.7 万医务人员，较 2018 年增加了 7.2%；公共卫生类别人员则仅 11.4 万人，较 2018 年增长不足 1%，占比进一步降低。

4. 呼吸内科与重症医学科发展情况

近年来，重大疫情往往以新发呼吸道传染病为主，各级医疗机构中呼吸科作为首要的科室，承担了极为重要的疫情防控救治责任与使命。由于呼吸科日常常见病、多发病诊疗任务较重，超负荷工作现象严重；专科标准化、规范化的毕业后培训和继续教育起步较晚，专科医师整体学历偏低；在绩效分配上，呼吸科在内科系统中竞争缺乏优势。目前，

---

① 陶红兵：《湖北省医疗救治体系建设现状研究报告》，2021 年。

中国呼吸系统疾病救治与研究体系建设滞后。

《2016 年国家医疗服务与质量安全报告》抽样数据显示，仍有 30% 的三级综合医院和 50% 的二级综合医院没有设立呼吸重症监护室，重症监护床位和救治设备配置不足。加上普通就诊患者与呼吸道传染病感染患者鉴别诊断存在一定难度，给呼吸科医护人员和患者增加了感染的风险，亟须建立重大疫情下的呼吸科质量控制标准与应急管理措施。

重症医学（Critical Care Medicine，CCM）是处理和研究各种原因导致的疾病或创伤患者危及生命的疾病状态的发生、发展规律及其诊治方法的临床医学学科。重症医学科（Intensive Care Unit，ICU）是现代医学的一个新学科，是一个快速发展的医学领域，是覆盖医学众多分支学科的综合性学科。重症医学科是重症医学专科的临床基地，作为一个独立的医疗单元，目前已成为现代化医院的重要标志之一，它对因各种原因导致一个或多个器官与系统功能障碍、危及生命或具有潜在高危因素的患者，及时应用系统、连续、高质量的医学监护和诊疗技术进行综合救治，是医院集中监护和救治重症患者、应对重大突发公共卫生事件重症救治的专业科室。

近年来，随着突发性公共事件的逐年增加，ICU 成为接纳这部分患者的主要场所，尤其是在传染性疾病和流行病暴发的时候，对 ICU 资源的需求更是迅速增加，而由于学科发展的限制，目前中国乃至世界的 ICU 资源并不能充分满足这种迅速发展的临床需求，这促使政府、医院职能部门逐渐认识到增加 ICU 资源的重要性。[①]

除了在重大灾害事件中冲锋在前，重症医学科也是日常疾病治疗过程中延续生命的最后一道防线。在医院里，重症医学科专门负责收治医院各科各类危重患者，并对这些具有潜在生命危险的患者进行严密的监护和有效治疗，帮助病人的身体恢复到稳定的状态，从而降低死亡风险。

重症医学科如此重要，但在 2020 年抗击疫情中，却暴露出中国重症医疗资源不足的问题。疫情暴发初期，在政府的统一调配下，紧急安排了 46 家医院建立重症病房，并专门建设了雷神山和火神山两所重症医院。

---

① Kumar, Anand, "Critically ill Patients with 2009 Influenza A (H1N1) Infection in Canada", *Jama*, Vol. 302, No. 7, 2009.

如表6－4所示，最新2020年卫生统计年鉴显示，全国医院重症医学科床位数（共57152张）占比0.83%，较可追溯全国性统计数据2006年的7328张有大幅度增长，并在过去十年内一直保持高速增长的态势。原卫生部2009年下发《重症医学科建设与管理指南（试行）》，要求"重症医学科病床数量应符合医院功能任务和实际收治重症患者的需要，三级综合医院重症医学科床位数为医院病床总数的2%—8%"。同时，《重症医学科建设与管理指南（2020版）》[1] 进一步指出重症医学科的病床数量应符合医疗机构的功能任务和实际收治重症患者的需要，并兼顾应对重大突发公共卫生事件重症救治的应急功能。三级综合医院重症医学科的ICU病床数不少于医院病床总数的5%，二级综合医院重症医学科的ICU病床数不少于医院病床总数的2%。

表6－4　2007—2019年中国医疗机构重症医学科床位数及构成占比

年份	医疗机构		其中：医院			
	床位数（张）	构成（%）	床位数（张）	构成（%）	床位增速（%）	构成比增速（%）
2007	7331	0.20	7328	0.27	–	–
2008	9390	0.23	9378	0.33	28.09%	22.22%
2009	10846	0.25	10842	0.35	15.51%	6.06%
2010	13912	0.29	13908	0.41	28.27%	17.14%
2011	17027	0.33	17023	0.46	22.39%	12.20%
2012	22397	0.39	22397	0.54	31.54%	17.39%
2013	28489	0.46	28484	0.62	27.20%	14.81%
2014	33698	0.51	33685	0.68	18.28%	9.68%
2015	37869	0.54	37842	0.71	12.38%	4.41%
2016	42946	0.58	42946	0.75	13.41%	5.63%
2017	48001	0.60	47993	0.78	11.77%	4.00%
2018	52568	0.63	52560	0.81	9.51%	3.85%
2019	57160	0.65	57152	0.83	8.74%	2.47%

数据来源：2008—2020年中国卫生统计年鉴。（从2008年起，中国卫生统计年鉴才开始统计公布重症医学科床位数）。

---

[1] 《重症医学科建设与管理指南》（2020版），健康界：https://www.cn–healthcare.com/articlewm/20210401/content–1205567.html。

但管向东 2019 年发表的《中国重症医学四十年》[①] 一文中指出，全国 ICU 普查结果表明，全国二级、三级医院的 ICU 床位数/医院总床数由 2011 年的 1.49% 提升到 2015 年的 1.7%，仍然未达到《重症医学科建设与管理指南（试行）》提出的重症医学科床位占比达到 2%—8% 的要求。尤其是三级医院，医院床位的迅速扩张与 ICU 资源的严重缺乏形成鲜明对比，这也说明根据各医院的情况，部分 ICU 的规模已经不能满足危重患者的抢救需要，可适当增加床位数或进行扩建，院领导的决心和重视是 ICU 建设和发展的保证。

中国重症医学科确定为二级学科，2018 年国家才明确内科重症医学、外科重症医学两个专科医师培训专业，在全国 77 个内科危重症医学和外科危重症医学培训基地中，2019 年全国培训名额仅 203 个，住院医师规范化培训至今仍无重症医学专业方向。而在 ICU 人员的配置上，《重症医学科建设与管理指南（试行）》要求，ICU 的医师人数与床位数之比为 0.8—1∶1，ICU 护士与床位数之比为 3∶1。护士在从事 ICU 工作之前，必须经过特殊基础理论和临床护理的训练（1 年左右），能单独进行某些特殊技术操作和治疗。每班应由资格老、经验多的护士带领值班（特别是夜班），以保证护理质量。

二 中国公共卫生医疗救治和应急管理能力建设存在的问题

（一）缺乏针对重大公共卫生医疗救治的资源规划

国家目前建立的妇产、骨科、老年医学等专业类别的国家区域医疗中心设置，多集中于慢性非传染性疾病的综合诊疗。现有医疗救治体系未充分考虑重大疾病或应急状态下的需求，医疗机构相关临床科室在人员数量、素质和设施设备等方面接诊能力不足，多学科联合诊疗能力不高，特别是重症/危重症救治的隔离病房、手术室、ICU 病房等资源不足，医院建筑设计存在缺陷、人员应急能力不足。

---

① 管向东：《中国重症医学四十年》，《中华医学信息导报》2019 年第 12 期，第 15 页。

（二）传染病专科医院综合救治能力不强

由于偏重于传染病专科建设，忽视重症医学、呼吸内科、急诊医学科以及平台学科的建设，当重大疫情发生时，不能满足多学科协同救治的需求。同时，由于平时传染病病源少、财政投入不足，导致其经营困难，专业人才流失严重，削弱了其针对重大疫情的救治基础和能力。

（三）尚未建立覆盖城乡的急救网络

从全国急救资源分布来看，主要分布在发达地区、大城市，农村急救资源不足，急救网络不健全。院前急救队伍不稳定，对院前急救人员培训缺乏统一规划，国家对于急救中心人员配备缺乏统一标准。急救资源缺乏统筹管理，急救资源来源复杂，分别隶属于政府、医院、社会等，重大疫情来临时，各个机构缺乏有效衔接。

（四）应对突发公共卫生事件紧急救援的能力不足

现有的救援队类型主要面向自然灾害（地震、泥石流等）、突发安全事故（矿难、塌方等），对重大传染病救治与防控能力不强。运行机制不健全是医疗救治体系建设的最大阻力。[1] 医疗救治体系运行机制目前存在的共性问题主要有：第一，院前服务提供机制不统一。各地院前模式属于独立型、指挥型、依托型、院前型及混合型多种形式并存，救护车可能归属于急救中心（独立型）或医院（指挥型），院前医疗急救服务可能由急救中心（院前型）或医院（依托型）提供，直接影响转运时间。第二，院前院内衔接机制不顺畅。院前急救系统和院内救治系统共同构成医疗救治体系，两者的有效运行和无缝衔接是缩短系统延迟的决定因素。[2] 但是，在中国，两者分属于独立的医疗机构，形式上相互关联，实

---

[1]　周书铎、金音子、郑志杰：《急救医疗体系运行机制优化研究进展及启示》，《中国医院管理》2020年第11期，第68—70页。

[2]　Ong M.，Perkins G. D.，"Cariou A. Out - of - hospital Cardiac Arrest: Prehospital Management"，*Lancet*，Vol. 391，No. 10124，2018，pp. 980 - 988.

质上缺乏信息沟通。大多急救中心缺乏医疗优先分级调度系统，急救调度人员无法通过危险分级调度相应的人和车，也无法获得医院信息，将患者指挥调度到适宜医院。院前急救人员与院内救治医生缺乏信息沟通，如心电图远程传输，使得医院不能在患者到达前完成必要准备，导致患者不能直达导管室第一时间接受治疗。

（五）医防协同体系与运行机制割裂与碎片化

医院公共卫生科室职能作用不能充分发挥，管理层级复杂；基层医疗卫生机构与疾控机构人员绩效考核与薪酬体系无法充分调动人员积极性；医学人才培养体系未深度融合，公共卫生人员缺乏临床医学知识，临床医务人员缺少预防医学知识，不利于早期发现、早期救治、早期控制。公共卫生应急系统仍显脆弱，此次疫情暴露出中国公共卫生应急系统的脆弱性主要表现在：（1）监测预警能力差，信息发布不及时，系统应急响应时间过长，大大降低了中国疫情应急上的指挥决策效率。（2）医疗公共卫生设施和应急医疗物资保障机制不到位。突发公共卫生事件中，口罩、防护服、呼吸机、消毒液等应急物资供应极易出现紧张局面，对疫情控制产生了一定程度的影响。（3）公共卫生体系与医疗服务体系分工协作机制不健全。公共卫生体系与医疗服务体系之间缺乏有效信息共享，出现"防控"与"治疗"分离的问题，公共卫生机构很难发挥早预防、早发现的作用。

（六）公共卫生应急医疗救治人才紧缺

公共卫生人才紧缺，据统计，中国国内疾控人员占全国卫生人员的比重，从2009年的2.53%下降到2019年的1.53%，全国疾控队伍规模缺口巨大，同时从事公共卫生的人员绝对数下降。中国CDC只有约2100名员工，对比美国CDC的24000名员工差距明显。目前，公共卫生人才队伍中不仅人员数量上有差距，且缺乏具有医学、公共卫生、信息学和法律等多重背景的复合型卫生人才。由于预防医学等公共卫生专业毕业生的待遇普遍不高，公共卫生人员职称晋升困难，经济收入和职业获得感匹配程度低，人才流失严重，甚至出现疾控机构利用有偿服务手段来谋求发展。这不仅使疾控机构防控疾病的能力大打折扣，也弱化了政府的公共服务职能。虽然目前疾控机构有偿服务已经禁止，但公共卫生机构功能弱化的现状并没有改变。

此外，院前急救队伍人才梯队的建设门槛低，收入低，晋升空间小，造成人才流失较多。急救人才培养周期较短，专业性达不到国际标准水平。部分省市的急救中心只能做到院前转运，处于应付状态。

另外，重症医学科的医护人才队伍建设问题也不容小觑。各级综合ICU 普遍存在医师、护士的编制不足，医师、护士、床位比例合理并达标的 ICU 仅占少部分。医务人员数量的缺编造成医务人员工作负荷过大，有可能影响到对危重患者的管理质量。重症医学专业人才队伍培养滞后，应急状态下人员数量及能力不足，重症医学科发展中存在运行机制不健全、配置需求不匹配等矛盾问题是全国面临的一致问题。

三　加强中国医院门诊公共卫生应急救治能力的建议

（一）加强应急救治相关科室和重症救治能力建设

1. 强化重点专科学科人才建设，促进重症救治能力区域协同发展

积极深入开展基础与临床相结合研究，加强区域协同发展与培训，积极组织各地区开展重症医学学科、感染性疾病学科、呼吸病学科、老年病学科、急诊医学科、儿科、公共卫生科等学科建设和专科人才培养。提升重症救治能力，加强重症监护病区设备配备，使重症病区具备心电监护、呼吸支持、心肺复苏、抢救等重症救治基本功能；整合医院现有资源，结合工作实际，配备必要检测设备，提升实验室检测能力，同时加强质量控制，提高实验室检测工作标准化水平，在检测队伍、检测器材、检测报告等方面建立标准化模式，规范采样和检测流程，提升医疗机构核酸等检测质量和能力。

2. 完善重点专科人力资源的培养与薪酬制度

对于重点专科人力资源配置不均衡，主要从优化医护比和副高及以上医护人员占比两方面入手，一方面，提高医护人员总量，减轻人均工作负担，合理控制医护比范围；另一方面，注重培养或吸纳高水平医护人才，进而加强重点专科诊治复杂疾病的能力，带动医院其他临床科室

的技术建设，促进医院整体的协同发展。各地区除增加卫生人才经费总投入外，要充分发挥高年资专家在医疗领域的领头羊作用，提拔中青年骨干作为中坚力量，培养低年资住院医师作为日常运作的基础和未来人才储备，构建老、中、青的"三层体系"。同时还要加强地区间合作，采用"长短结合"（长期进修和短期学习）和"内外结合"（院内培训和院外学习）等多种途径方法，充分利用各地区的优质资源，整个区域共同培养高水平人才。人力资源配置不均衡的重要原因是中小型城市与县级城市在经济发展和薪资待遇上难提供具有吸引力的条件，难留住优秀的医疗人力资源，所以还需要关注医护人员的薪资待遇问题。

3. 构建多学科团队，保障救治质量

如何保证患者的早期识别、早期诊断、早期干预是体现大型综合医院能力和水平的重要指标。依托强有力的专科团队，组建由呼吸、传染、重症、检验、放射、护理、药学等一流专家组成的专家队伍，对院内疑似患者进行早期诊断，对确诊患者完善综合治疗方案。

（二）完善突发公共卫生事件医疗救治体系的运行机制

1. 完善突发公共卫生事件平急结合机制

加强医院的防疫防灾体系建设，把防灾防疫功能分散落实到医疗救治网络的每一处末梢。传染病医院是政府应对突发公共卫生事件特别是重大疫病流行救治的重要平台，是公共卫生服务重要的支点，应将传染病医院作为战备医院的长期战略思维，建立一个平时练兵，战时实行隔离区独立运行体系。政府应以公共卫生单位对传染病医院定性，参照疾病预防控制中心的管理模式，对传染病医院从事传染病专业的管理与技术人员实行全额财政补助政策。同时，对传染病医院在平时演练，物质储备，人才进修培养，基础设施与专用医疗设备投入方面给予倾斜政策。综合医院可以在其现状院区或新建院区内规划建设适度规模的传染病诊疗区，平时配合本院内患有传染病的患者进行相关治疗，一旦发生疫情，综合医院可立即启动抗疫预案，配合专科传染病医院组成区域防控救治体系，力争将疫情控制在本区域内。社区卫生服务机构应完善补足其防疫功能设施，增加发热门诊，少量设置留观病床。疫情紧急时，可完成初步的筛查导流工作，并与大型医疗机构、公共卫生部门、定点传染病医院信息联动，为病人分流转诊提供信息指导。

2. 完善突发公共卫生事件医防融合与多部门协作机制

建立医防共同承担健康促进的责任机制。强化医疗机构公共卫生职责的落实，加强绩效考核引导。从服务技术层面看，从事医疗卫生服务的人员，要做到防者能治、治者能防，解决防治断裂的问题。建立医防融合培训机制，三级医疗机构内科类专业医师在晋升副高职称之前，须完成一定时间的公共卫生能力训练；疾病预防控制和急救中心卫生专业技术人员在晋升副高职称前，须到二级、三级医疗机构完成一定时间的必要的能力训练，培养公共卫生与临床救治技能复合型人才。

3. 加强突发公共卫生事件人才培养机制

加强公共卫生与临床学科结合，开展病原微生物与生物安全、大数据与人工智能应用、卫生应急管理、消毒与病媒控制、寄生虫病、食品与环境卫生、心理与精神卫生等学科建设，建立健全医疗救治人才培养机制，将重大传染性疾病的应急救治贯穿到大学阶段的教育中（如传染病救治、职业防护等内容），平时开展相应的救治技术培训和救治演练，并依托国家医学中心等平台培养相关专业人才。鼓励医学院校设置并加强公共卫生与预防医学、传染病相关专业学科建设，扩大招生和培养规模，加大公共卫生国际人才培养力度。加快疾病监测、应急处置、卫生检测、卫生信息、卫生监督等领域人才培养，打造职业化专业化药品、医疗器械检查员和监管员队伍。

（三）加速构建分级分层应急医疗救治体系

实践证明，政府主导、公益性主导、公立医院主导的救治体系是应对重大疫情的重要保障，要全面加强公立医院传染病救治能力建设，完善综合医院传染病防治设施建设标准，提升应急医疗救治储备能力。同时，要优化医疗资源合理布局，要立足平战结合、补齐短板，统筹应急状态下医疗卫生机构动员响应、区域联动、人员调集，建立健全分级、分层、分流的传染病等重大疫情救治机制。

围绕补短板、堵漏洞、强弱项，重点抓好"三大体系"建设：一是加强疾控体系能力建设。健全以省、市、县三级疾病预防控制中心和各类专科疾病防治机构为骨干、医疗机构为依托、基层医疗卫生机构为网底，全社会协同的疾病预防控制工作体系。推进省、市、县疾控中心基础设施建设和设备配置，着力提升各级疾控机构实验室检验检测能力和疫情发现、处置能力。二是健全完善医疗救治体系。强化医疗救治体系，以"平战结合、中西医结合、分层分类、高效协作"为原则，实施防控救治能力提升工程，推进重大疫情救治基地、国家级公共卫生检测实验室、公共卫生临床中心、城市传染病救治网络、发热门诊和核酸检测能力等项目建设，实现医防有机融合。每个市州确定1—2家、每个县（市区）至少确定1家传染病定点救治医院，做好传染病隔离病区建设储备。在省内布局建设若干重大疫情救治基地，建立全省"水、陆、空"统一指挥调度的应急救援机制，完善院前急救体系，建设中医药重大疫病和突发公共卫生事件救治基地。三是巩固基层医疗卫生服务体系。加强基层卫生人才培养和基层服务能力建设，当好城乡居民健康"守门人"。发挥城市医疗集团、紧密型县域医共体在突发公共卫生事件应对处置中的重要作用；引导形成顺畅的转诊机制，推动公共卫生服务与医疗服务高效协同、无缝衔接。

（四）加强院前急救体系建设，优化院前急救运行机制

现阶段，湖北省乃至全国的院前急救模式还处于探索阶段，尚未形成完整完善的院前急救体系及模式。未来可尝试探索在政府主导下、全社会广泛参与、与互联网行业相结合的院前急救模式。

一是要增加财政经费投入，提升一体化管理水平。提升院前急救规模和水平非一朝一夕，需要政府的逐年财政的大量投入，不断地改善和改良，使中国的急救医疗事业不断跨上新台阶。

二是要推进院前医疗急救人员队伍建设，提升公众急救素养。首先，制定院前急救人员专业化培训和准入制度和流程规范，加强院前急救人员定向培养、定期培训、继续教育学习、上级委派指导、下沉帮扶等多方式提升其整体素质水平和服务能力，加快院前医疗急救学科建设和专业人才培养；其次，完善急救队伍建制，多措并举，统筹解决一线急救人员尤其是急救医师短缺的问题，继续采用专、兼职并行的院前急救人才队伍建制。在关注急救医疗机构人员培养的同时，还需注意对公众急救知识的普及，提高公众的自救互救能力。加强急救知识宣传与培训，增强居民自救意识，普及急救知识尤其是技能水平，从自身观念改变，将之前被动式的学习转变为主动式、交互式的知识获取；开展学习知识课堂并设置问题及考察；强调多项技能的针对性的模拟培训的开展：（1）针对性地进行人群的公益性培训及考核，侧重于学校、政府公务员、公安消防等相对高知识水平领域，动员社区、大众媒体的参与及支持，进而向广大公众普及。（2）针对性地进行专项知识的普及，加强常见多发病急救知识及技能的普及。（3）针对性地加强单项操作的培训。可借助现代化传媒手段，采取微信课堂、急救体验馆等多种形式来增进社会公众对急救医疗知识及呼救方式的了解，培养公众急救素养，尤其是转变公众的急救需求观念，减少无效呼叫及空车情况发生，提升医疗资源与急救服务效能。

三是要加强整体统筹并形成合力，提升院前医疗急救服务能力和质量。首先，扩大规范化救治路径，不断提高急救水平，加强同质化管理，推进胸痛中心、卒中中心、创伤中心、危重孕产妇救治中心、危重儿童和新生儿救治中心五大中心建设，提高院前、院内治疗的高效衔接和有效预后。其次，加强院前急救服务分类调度制度、交接班制度等的制度建设，落实医疗急救队伍各成员的职责和相应流程规范，依托地区院前急救模式的改进提升院前急救服务效率。再次，完善省—市—区急救网络的建设，促进全省120指挥信息系统的互联互通、信息资源整合共享，提高警察、交警、急救多部门机构的相互协作，从而建设覆盖全省城乡均衡化发展的院前急救体系，形成省域互补、三级联动应对突发公共事件的格局。最后，还需提高内部的统一管理和考核水平，从管理水平、硬件设施、服务质量、满意度等维度出发，对所有急救医疗机构的急救质量进行全方位考核，并形成督查报告，对资源利用效率进行监督反馈，可设置适当的奖惩机制以避免经费及资源的滥用，逐步规范模式，统一建立为集中性或独立性指挥调度模式，慢慢过渡到半联动指挥模型，最终与国际急救模式接轨，形成特服联动型，即"110""120""119"三者平台统合为一，联合救援。

四是尝试探讨建立院前急救与社区家庭医疗协同发展新模式。第一，建立以120急救为主，基层为辅的多层次急救新模式。目前，各省市都在大力发展建设社区基层医疗服务点。社区基层全科医生分担一部分的急救救治能力，缓解急救中心的超负荷运行，以120急救为主，基层为辅的多层次急救新模式。第二，急救与基层相结合，共同开展院前救治活动。基层全科医师需要具备同等的急救专业技术水平，社区医院纳入急救调度系统，服从调度，急救与基层相结合，共同开展院前救治活动。①

五是要加快新型网络产业的发展，探索基于互联网技术的院前急救模式。加速院前急救医疗体系与网络系统的融合，解决信息沟通与诊疗上的"断链"问题，一方面可将救治现场获得的生命体征及生理参数，快速提供给接诊医院，指导相关设备及药品的准备，避免重复性、无效性操作；另一方面可远程会诊指导现场救治，良好补充院前急救医疗专业知识、技能短板；降低医疗成本、减少医疗资源的浪费，实现院前院内高效诊治，提升覆盖全生命周期的健康服务能力。基于 5G 技术升级救护车软硬件设备，通过安装车载定位系统、远程超声诊疗系统、生命体征实时监护系统、高清音视频互动系统、VR 全景观测系统等，提升救护车医疗服务能力，实现 5G 救护车与智慧指挥中心实时互联互通，依托的实体医院医疗专家可全程实时指导，救护车实际上成为"移动式医院"。②

（五）发挥中医药在防治新发突发传染病救治体系中的作用

要充分发挥中医药在防治新发突发传染病救治体系中的作用。一是建立政府协调的中西医协同应急救治机制。③建立政府协调的中西医协同机制，就是要确保中医药第一时间介入、全程参与救治，保证中医药抗疫经验和智慧得到充分运用。在这个前提下，中西医协同应急救治机制应加强以下三个方面的建设：（1）推动中医药纳入公共卫生法治建设，明确中医药参与应急防控体系建设的权利、责任和义务；（2）在集中统一高效的领导指挥体系中，健全和优化"平战结合"的联防联控机制，上下联动、中医药全面参与的中西医协同的疫情应对机制；（3）将中医药纳入疾病预防控制体系之中，中医药全面介入重大公共卫生事件风险

---

① 谈志文：《浅谈国内外院前急救现状与基层协同新模式》，《中华灾害救援医学》2020 年第 12 期，第 692—694 页。

② 路辰、杨建斌、袁克虹：《5G 移动式互联网急救医院重构院前急救体系》，《中国医院院长》2020 年第 8 期，第 70—71 页。

③ 仝小林、朱向东、赵林华：《加强中国新发突发传染病中医药应急防控体系建设的战略思考》，《中国科学院院刊》2020 年第 9 期，第 9 页。

发现、报告、预警、响应和处置全环节当中。

二是建立基于"武昌模式"的"中医药＋"抗疫长效机制。在疫情防治常态化背景下，"武昌模式"为中医药如何有效参与疫情防控，如何打造中医药抗疫长效机制，提供了一套切实可用的方法和标准操作的范本。面对疫情集中暴发、没有特效药物和疫苗、大量高风险人群无法得到及时诊治的危急情况，以"中医通治方＋社区＋互联网"为框架的"武昌模式"将防控重心前移、下沉至社区，不仅大大降低了高危人群发病率、阻断轻症患者病情加重，还为政府决策提供了实时的数据支撑。

三是加强中医药应急科研体系与基础平台建设。在中医药应急科研体系建设方面。要完善以中医药应对新发突发传染病国家科研平台为引领、省级中医药科研平台为支撑的中医药应对新发突发传染病科研体系。可以设立专项资金，依托现有的科研院所和医院，建立国家级中医药防治传染病研究机构，加快完善中医药疫病研究基础建设，在中医药系统内建设 P3 实验室。增设国家级中医药应对突发公共卫生事件防控专项课题，将中医药防控新发突发传染病作为一项固定的研究内容给予专项资金支持，建立资助的长效机制。在基础平台建设方面。建议以此次疫情为契机，对现存数据资源进行整合，建设具有中医药特色的疫病预警平台。

四　中国公卫医疗应急救治和管理能力建设发展趋势展望

重大突发公共卫生事件防控是对医疗救治体系的一次"全面体检"，需要对体系与运行机制进行革新完善，推动相关临床医学学科的管理模式与标准化建设，从而为应对重大疾病提供核心诊治资源和战略技术能力储备，合理配置医疗救治资源。因此，建立一个高医疗服务水平、响应及时、动员能力强和资源储备充足的医疗救治体系是健康中国战略的基石之一。具体来说，就是建立以健康为中心、以国际化的高等医学教育体系和基层适宜卫生人才培养相结合为基础、医防深度结合、具有世界一流的医学科学研究和临床专科救治能力、具备突发公共卫生事件应急机制、有能力参与全球卫生治理的现代化医疗救治体系。笔者对于中国公卫医疗应急救治和管理能力建设发展趋势与展望有如下几点。

（一）进一步加强各级医疗中心在重大公共卫生应急救治中的作用

公立医院是中国医疗服务体系的主体，近年来，特别是党的十八大以来，公立医院改革发展作为深化医药卫生体制改革的重要内容，取得重大阶段性成效，为持续改善基本医疗卫生服务公平性可及性、防控重大疫情、保障人民群众生命安全和身体健康发挥了重要作用。

建立健全分级分层分流的重大疫情救治体系。依托现有资源，加快推进传染病、创伤、重大公共卫生事件等专业类别的国家医学中心、区域医疗中心和省级医疗中心、省级区域医疗中心设置建设。支持部分实力强的公立医院在控制单体规模的基础上，适度建设发展多院区，发生重大疫情时迅速转换功能。每个地市选择 1 家综合医院针对性提升传染病救治能力，对现有独立传染病医院进行基础设施改善和设备升级。县域内依托 1 家县级医院，加强感染性疾病科和相对独立的传染病病区建设。发挥中医药在重大疫情防控救治中的独特作用，规划布局中医疫病防治及紧急医学救援基地，打造高水平中医疫病防治队伍。发挥军队医院在重大疫情防控救治和国家生物安全防御中的作用。持续强化医院感染防控管理，提高重大疫情应对能力。

医疗救治中心主要是以满足疫情发生时的集中救治需求，依托当地高水平综合医院建立若干区域医疗救治中心。平时开展正常的医疗活动，应对重大突发公共卫生事件时能够对确诊患者进行集中救治。各级医疗救治中心主要职责：承担重大疫情发生时重症与危重症的诊断与治疗；辐射、引领、提升区域内医疗救治能力；培养具有应急响应能力的骨干人才、学科带头人及管理人员；引领本区域内主要疾病的临床研究及成果应用转化；整合现有资源，牵头成立区域内医疗服务和疾病预防的医防协同网络；承担突发公共事件的医疗卫生应急救援。

（二）进一步加强"平战结合"模式下传染病专科医院的能力建设

2020 年 6 月 10 日，湖北省委十一届七次全会举行，审议通过《中共湖北省委湖北省人民政府关于推进疾病预防控制体系改革和公共卫生体系建设的意见》，提出要坚持人民至上、生命至上，打造疾病预防控制体系改革和公共卫生体系建设的湖北样板。武汉市《关于加强公共卫生应急管理体系建设的实施意见》将"四区两院"建设纳入重点项目，提出要在四个新城区各新建1家"平战结合"、常备床位1000张的三甲医院。这些新建医院平时作为综合性三甲医院，科室全、医师强，服务一方百姓；一旦进入战时状态，医疗布局、救治设备、救治团队可迅速"转换角色"，收治传染病患者。项目建成后，将弥补武汉市周边地区传染病医院和床位的不足，提升武汉市应对突发公共卫生事件的救治能力。

从当前公立医院规模扩张趋势来看，"平战结合"医院逐渐成为新建医疗机构的一大模式，传染病专科医院床位规模和救治能力也将进一步加强。同时，如何有效地利用好新建"平战结合"医院，如何避免资源浪费、配置分布不合理等也是需要面对的重要问题。

（三）进一步完善公共卫生应急救治网络

建立覆盖城乡、布局合理的院前急救体系。把院前急救网络化建设纳入公共卫生体系建设工程中，按照国家标准和实际工作需要，规范建设院前急救三级网络，形成科学、合理的布局优势，改善急救站点工作环境和救护车出入通道，缩短急救半径和反应时间，有效应对突发事件，提高救治成功率。

逐步构建并形成国家、省、地市三级紧急医学救援体系。各省、地市陆续建立地面机动型紧急医学救援队，平时开展义诊巡诊、传染病防控、疾病筛查诊治、紧急救援培训等工作，重大疫情时能够保障人员、床位、装备、车辆等医疗救援资源配置，开展应急处置。

加强院前、院中信息沟通与衔接技术，建立卫生行政管理部门、院前急救、院内救治一体化信息管理体系，在突发事件救援工作中发挥紧急医学救援中心的通信指挥职能。以省市急救中心为核心，实现与区县院前急救指挥平台联网，确保信息统一，提高区县突发事件信息报告速度和紧急医学救援能力。实现院前院内急救信息共享，构建院前急救、医院急诊和重症医学三者共同组成的急救医疗服务体系。

（四）充分发挥医联体在重大公共卫生应急救治中的作用

对医联体的研究已逐渐深入，多关注其组织管理机制、人员建设机制、利益分配机制、服务连续性机制和资源共享机制,[1] 但是较少关注公共卫生应急医疗资源的整合和利用。

面对突发公共卫生事件,对现有医联体运行模式提出新的要求,国家卫健委 2020 年发布《医疗联合体管理办法(试行)》中第二十条提及:医联体牵头医院应当加强应急救援队伍建设,建立完善医联体内应急物资储备制度,组织开展应急演练,努力提升突发公共卫生事件应急处置能力;第二十七条再次提及:专科联盟建设应积极推进呼吸、重症医学、传染病等专科联盟建设,着力提升重大疫情防控救治能力。

因此,如何以医联体为纽带,推进公共卫生应急救治体系建设,构建应急医疗资源平战转换模式、以医联体内专科联盟为纽带的业务和应急管理知识培训、基于区域信息化平台,建立纵向互联、横向互通的医防结合服务模式将是未来医联体方面研究的重点内容。

(五)进一步发挥公共卫生应急救治中中西医互补优势

传染病对人类的威胁是严重的、长期的,而中医药是人类抗疫的重要武器。依靠鲜明特色与传统优势,中医药在近现代历次重大疫病防治中发挥了重要作用,公共卫生体系建设必须要有中医药参与,中西医并重快速介入是提高收诊率和治愈率、降低感染率和病亡率的基础,是成功战胜重大疫情的关键。中西医优势互补必将实现有机整合,中医药自身应急管理体系的建设将进一步被加强,这将是更好地运用中西医结合医疗救治应对重大疫情的有力保证。在当今新形势下,中医药应进一步提升应急能力,建立中医药应急救治长效机制,使中医药成为应急救治队伍的重要力量,充分发挥其在公共卫生事件应急医学救援中的重要作用。

---

[1] 梁思园等:《中国医疗联合体发展和实践典型分析》,《中国卫生政策研究》2016 年第 5 期。

第七章

中国医疗卫生机构护理应急
管理体系与运行机制

加快突发公共卫生事件的应急管理体系建设，提高医疗卫生机构对突发公共卫生事件的应急反应能力和医疗救援水平，确保群众的生命安全和身心健康，是中国政府治国理政的一项重大任务。医疗卫生机构的应急管理是突发公共卫生事件的防控前线和关键环节，其中护理应急管理体系是其重要组成部分。医疗机构护理应急管理体系的科学性、全面性及实践性，直接影响医疗机构的应急组织反应水平和管理效率。因此，完善并加强医疗机构护理应急管理体系建设具有重要现实意义。

国家要求建立健全卫生应急组织体系，但相关政策并没有提到护理应急工作内容与要求，难以给医疗机构管理者，尤其是护理管理者提供明确工作指引。本章梳理突发公共卫生事件下护理应急管理体系建设及运行现状，从护理应急综合协调、护士应急能力培训体系建设、护理应急物资管理、护理应急制度建设以及护理应急质量控制等方面存在的问题进行剖析，并结合现行政策的实施效果，对护理应急体系与运行机制的未来发展进行了展望。

一　医疗机构护理应急管理体系建设现状

医疗机构护理系统应对突发公共卫生事件的能力，不仅体现在科学判断疫情和及时应急响应，更体现在护理人力资源调动、物资配置以及反应效率上,这需要医疗机构内各职能部门与各临床科室高效协调。建立健全护理应急管理体系,综合协调和全面管理全院护理应急工作,是确保迅速、有序应急护理工作的前提。筹备、组建完备的护理应急管理组织,能有效减少医院应对突发公共卫生事件时的准备时间,加快护理应急机制的运转。

(一)医疗机构护理应急管理小组

中国医疗机构的护理应急管理小组,是在医院领导的领导下,由护理部、护士长为主要成员的垂直化管理架构,涵盖决策层(主管院长)—控制层(护理部)—执行层(重点科室护士长)的三级护理应急管理体系,主要负责突发公共卫生事件时医疗机构护理应急的领导、组织与协调工作。其目的在于建立统一的护理应急指挥机制,形成中心化决策模式。

突发公共卫生事件的医疗机构护理应急领导小组对护士、物资、场地、制度及质量等要素进行动态管理,需要下设多个护理应急管理小组,包括人力资源调配组、制度修订组、培训考核组、后勤保障组、质量督导组,分别由护理部主任/副主任、科片护士长、临床护士长来担任小组长。如图 7 - 1 所示。

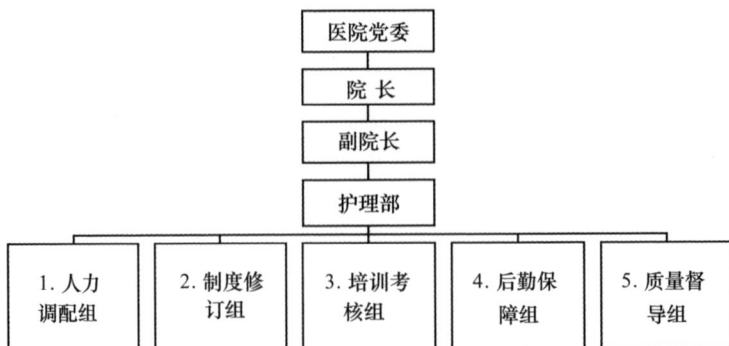

图 7 - 1 突发公共卫生事件下医疗机构护理应急领导组织架构

（二）医疗机构护理应急人力资源配置

应急人力资源是指具有一定智力劳动和体力劳动能力，能够及时发现、有效预防和妥善处置突发事件的人的统称。[1] 护理应急人力资源，即有一定知识与技能，能妥善处理突发公共卫生事件的护理人员。医疗机构的护理应急人力资源管理组的组长一般由护理副院长或护理部主任担任，负责对全院护理应急人力的紧急调度与配置，确保突发公共卫生事件下医疗机构的护理应急工作高效、有序进行。

1. 建立健全应急护理人力资源库

首先，全面梳理评估全院护理人力数量、结构和质量，包括护士学历、职称、工作年限、卫生应急培训经历、重点病区工作或轮转经历、灾害救援经历、专科护士资质等。其次，结合个人意愿，采取自愿报名和组织推荐等方式，组建应急护理人力资源库。

2. 护理应急人力需求评估与动态调整

突发公共卫生事件情应对下，医疗机构疫情防控的重点护理岗位，主要有预检分诊、核酸采集、发热门诊、疫苗接种、隔离病房和/或重症监护隔离病房。护理应急人力资源管理遵循以下原则。

（1）岗位分析原则。护理部应做好各个护理岗位分析，着重剖析预检分诊、核酸采集、发热门诊、疫苗接种、隔离病房和/或重症监护隔离病房等重点护理岗位职责要求、能力需求，并明确岗位的准入标准。各个区域的护理管理者选择至关重要，强调选择具备较强沟通协调能力，且具有一定应急工作经历或感染防控工作经历的护士长担任。

（2）信息通报原则。各护理单元及各医疗机构的接诊病人数量、收治确诊和/或疑似患者数等数据信息，按照规定及时上报，预测可能面临的困难与问题，以便管理者或管理部门，及时增补护理人力与各种防护物资。

（3）动态调整原则。各护理单元所需的护理人员应根据具体工作量，实行护理人力调度与动态调整。通过护士长申请，科护士长综合评估，护理部确定调整；或护理部或大科护士长现场评估后，直接给予

---

[1]　张沙沙：《我国应急人力资源网格调配研究》，硕士学位论文，电子科技大学，2013 年。

调整。

（4）团队作战原则。突发公共卫生事件的应对，对护理应急人力需求存在不确定性，必要时，需要调配全院、全市、全省乃至全国的护理力量，共同应对。

（三）医疗机构护理应急知识与技能培训

医疗机构要定期开展对护士的应急处理知识、技能的培训与考核，定期组织突发事件应急演练，推广最新知识和先进技术，以进一步提升突发公共卫生事件下护理应急处置能力。

1. 医疗机构护理应急技能培训

（1）培训原则：按应训尽训、全员覆盖的原则，实施分类别、分层次培训。对预检分诊、核酸采集、疫苗接种、发热门诊、普通隔离病房和/或重症监护隔离病房等，不同部门、不同岗位实施分类培训；对不同层级护士，如护士长、骨干护士、院感防控护士、轮转护士等，其培训内容应有所侧重。

（2）培训内容：涉及突发公共卫生事件相关的应急政策、医疗救护、院感防控、心理干预、个人防护与健康管理等内容。

①突发公共卫生事件应急政策培训。对国家、省、市防控政策、方案、规范、指南等，及时进行宣传贯彻，特别是对医疗机构根据上级政策进行调整或完善的防控政策和工作要求进行详细解读。

突发疫情应急指挥体系建设培训，重点培训基于"平战结合"的突发疫情应急指挥体系及运行机制，包括组织架构、管理制度、人员组成、职能分工、运行机制、信息流转、常态化防控要求和应急处置转换制度与要求等。

②疫情监测预警培训。加强监测秋冬季高发呼吸道传染病如流感、不明原因肺炎等，并进行分析，及时预警，做好多病共防；重点加强预检分诊、发热门诊、呼吸道门诊、感染科门诊等疫情监测和预警，落实首诊负责制等。

③聚集性疫情应对培训。及时启动疫情应急响应、通过核酸检测及时摸清底数、应隔尽隔、集中隔离；医疗救治落实"四集中"要求、做好信息报告和发布等 5 项核心处置措施的内涵和要求等。

④护理技术培训。主要包括普通隔离病房病患护理；重症监护隔离病房内的生命体征监护、呼吸机使用、血液灌流护理、气道管理等；核酸采集标本转运；疫苗规范接种、接种信息录入、疑似预防接种异常反应监测报告及应急处置等。

⑤个人防护和健康管理培训。主要包括防护服、口罩、面屏（护目镜）等规范穿脱，健康监测和管理，重点岗位人员闭环管理和/或封闭管理，核酸检测、感染防控和应对处置等。

⑥院感防控制度要求和技术规范。预检分诊、发热门诊和定点医院隔离病房的规范设置与管理、消毒基础知识、环境消毒方法（包括地面、物表与空气消毒方法）、高风险物品和垃圾和污水处理、患者出院后终末消毒、消毒效果评价等。

⑦医疗救治方案培训。主要根据国家实时更新的诊治方案，及时组织学习培训。包括院感防控制度要求和技术规范、发热门诊和定点医院设置管理、工作人员和患者安全防护、规范化诊疗、中医救治、心理干预、重点人群心理干预等。

（3）培训方式：在突发公共卫生事件发生之初，由于时间紧、任务急，护理应急培训以上岗前的临时应急培训为主，采取了分级培训，如表7-1所示。

①线上培训：为避免人员聚集，面向全院护理人员疫情防控相关理论知识培训，一般采取线上组织；重点加强穿脱防护用品的培训考核，建议拍摄医务人员防护用品的演示视频，提升培训效果。

②线下培训：隔离病房的环境熟悉、工作流程及病房管理制度等，采取线下培训方式，采取新护士实地参观，老护士以老带新的方式。立足培训效果，倡导仿真模拟方式，开展培训和演练相结合。

③线上线下相结合：为减少人员聚集，各医疗机构探索"小组制"或"导师责制"等方式，通过线上线下相结合，构建"理论学习＋技能培训＋临床实践"三阶梯式培训模式，或构建护理人员"岗前—在岗"两阶段双向式培训模式，实现对护理人员相关政策规范、防控知识的培训与考核，取得了较好的培训效果。

表 7－1　　　　　　突发公共卫生事件防控中护理人员分级培训安排

1 培训内容	1.1 法律法规政策	1.2 应急制度与流程	1.3 疫情监测预警	1.4 聚集性疫情应对	1.5 医疗救治方案	1.6 普通患者护理技术	1.7 重症患者护理技术	1.8 心理干预技术	1.9 核酸采集技术	1.10 医院大门防控要求	1.11 个人防护技术	1.12 消毒隔离知识
2. 培训方法	线上	线上+线下	线上+线下	线上+线下	线上+线下	线上+线下	线上+线下	线上+线下	线下	线上+线下	线下	线上+线下
3. 培训对象												
3.1 护理管理者	+	+	+	+	±	±	±	±	−	+	±	+
3.2 预检分诊护士	+	+	+	+	+	±	±	−	±	±	±	+
3.3 发热门诊护士	+	+	+	+	+	±	±	−	±	±	±	+
3.4 隔离病房护士	+	+	+	+	+	±	±	±	±	±	+	+
3.5 监护隔离病房护士	+	+	±	+	+	+	+	+	±	±	+	+
3.6 核酸采集护士	+	+	±	+	±	±	±	±	+	+	+	+
3.7 普通护理单元护士	+	+	±	+	+	±	±	±	±	±	+	+

2. 医疗机构护理应急能力评价

美国是最早聚焦医护人员自然灾害事件应急能力研究的国家。之后，学者逐渐开始研究医护人员从事突发公共卫生事件医疗救援的岗位胜任力。

近年来，中国学者在不同科室护士的应急能力研究方面，取得了一定的成果。乔文玲等通过应用德尔菲法，构建了急诊护士突发公共卫生事件应急能力评价体系，可作为急诊护士突发公共卫生事件应急能力评价和培养的标准。[1] 该指标体系涵盖 7 项一级指标、19 项二级指标以及 36 项三级指标，其中一级指标为基础知识测试、职业道德及专业精神、批判性思维能力、抢救能力、管理和领导能力、沟通能力、专业发展能

---

[1]　乔文玲、杨文华：《急诊护士突发公共卫生事件应急能力评价体系的构建》，《中国护理管理》2014 年第 7 期。

力等。

2018 年，阚庭①等人基于综合灾难应对周期（预防、准备、应对、恢复）和 WHO 的传染病突发事件行动框架（监测、医疗应对、公共卫生措施、沟通），构建了传染病下医护人员核心能力的评价指标体系。该指标体系包括一级指标（3 项）、二级指标（11 项）和三级指标（38 项）。其中一级指标包括医护人员对传染病的突发事件应急预防能力、准备能力以及救援能力，从传染病知识、传染病法律法规、传染病培训等方面对医护人员提出了要求。

当前，许多护理管理者也开始思考突发公共卫生事件下护理人员的能力要求。孙月等人基于国际护士会界定的护士核心能力以及 WHO 提出的突发传染病事件行动框架，构建了 1 级指标内容包括：批判性思维、突发传染病事件护理技能、危机管理技能、法律/伦理实践和教育咨询 5 方面能力；其中突发传染病事件护理技能包括突发传染病相关基础知识、救护技能、监测技能、标本采集技能及公共卫生应对技能 5 方面内容。

综上所述，突发公共卫生事件下护理应急培训核心能力，应包括突发公共卫生事件相关法律法规知识、突发公共卫生事件的预防知识、突发公共卫生事件医疗救护知识、突发公共卫生事件医疗救护技能、突发公共卫生事件管理和领导能力、突发公共卫生事件的沟通协调能力以及突发公共卫生事件的心理干预能力等。

（四）护理应急管理制度建设

医疗机构建立健全突发性公共卫生事件的护理制度和工作流程并规范落实，是有效应对突发性公共卫生事件和提高救治成功率的重要保障。下面以突发公共卫生事件应对为例，探讨护理应急管理制度建设。

1. 迅速启用隔离病房

为确保医护人员的安全，避免交叉感染，隔离病房的格局设置与工作流程是关键。在各部门指导与配合下，应急护士迅速而有序完成原收治患者的转移安顿，立即开展病区改造。根据传染病防控及工作流程需

---

① 阚庭、陈楚琳、黄燕：《医护人员传染病突发事件核心应急能力指标体系的构建》，《中华护理杂志》2018 年第 4 期。

要，需要重新进行物理隔断、改造，按照规范形成发热门诊或隔离病房的三区两通道，并根据政策要求，配置标识指引、穿脱隔离衣流程图、配置更衣镜等。防护物资、医疗物资设备按工作量、收治患者数量、工作人员数量等给予配备。

2. 制定护理应急管理制度

医疗机构护理质量管理小组根据国家防控指南结合临床实践，制定护理指南、防护手册、护理管理指南等，对住院部实施封闭式管理，根据要求监测并每日上报住院病人情况。护理管理制度包括消毒隔离制度、医务人员防护制度、患者外出检查制度、转运制度、出院随访制度等。

3. 制定护理应急工作流程

护理应急工作流程包括工作人员进入隔离病房各区域流程、患者入院流程、隔离病房标本运送流程、患者出院流程、医疗废弃处置流程等。护理工作应急预案包括聚集性疫情暴发应对预案、应急护理人力资源管理预案、普通病房发现疑似病例应对预案、职业暴露应急预案等。

4. 修订传染病患者护理常规

根据不同护理岗位，及时修订岗位职责、护理常规，为临床护士提供规范优质护理服务提供指引。

（1）预检分诊：规范接诊患者流程、规范分诊、及时分流发热患者、发热病人做好闭环管理工作，患者信息需要登记完整等。

（2）发热门诊：关注患者病情与心理需求，遵循"三区二通道"原则，重点做好防控疫情管理工作，做到早发现、早隔离和早治疗，同时关注医疗垃圾的规范处置，避免医院内、外交叉感染。

（3）隔离病房：遵循"三区二通道"原则，强调患者分区防治，谢绝探视。规范隔离病房轻症病人的护理常规，包括一般护理、症状管理、心理支持等。临床护士应关注患者的生理、心理和社会状态，为患者提供全程、专业、个性化的责任制整体护理，加强健康宣教，注意沟通技巧，展现同理心，给予情绪支持与疏导。强调个人卫生与防护要点，保障患者基本生活需求。

（4）重症隔离监护病房：规范危重症患者的护理常规，包括一般护理、血流动力学监测、人工气道护理、肺功能支持等。健全重症隔离监护病房的消毒、隔离工作制度与工作流程，保障医务人员和患者安全，降低院内感染发生的风险。

（五）医用应急物资的护理管理

应急医疗物资的定义指的是当突发事件（如自然灾害事件、公共卫生事件等）发生后，政府和社会紧急采取措施以保障生命、实施救援时需要用到的各类医疗物资，包括：医疗器械、医用药品（如特种药品、专项药品等）、疫苗、消毒用品等。[①] 在突发公共卫生事件期间，护理管理者提前储备，按照对应急物资的合理预算、分类管理、统一调配、按需供应等原则，对医疗应急物资进行了分配管理。

1. 合理预算，提前储备

应急医疗物资需求具有突发性、多样性、不确定性、时效性和社会性等特点。[②] 特别是医用防护用品的欠缺，往往会出现供应的时间节点和临床需求上的不同步。即医院在启动应急预案时，对隔离病房和发热门诊的防控物资进行了预算，同时制订供应计划，组织供货渠道，完成提前储备。

2. 分类管理，分级供应

突发公共卫生事件中的各项应急物资，原则上按需供应，实行分类分级管理。不同诊疗场所医务人员所需的防护用品有所不同，为指导科学合理使用医用防护用品，既要做好疫情防控中的个人防护工作，又要避免防护过度，造成不必要的浪费。

与此同时，应及时动态评估各护理单元防护物资的实际需求，按诊疗任务特点、患者收治数量、院感风险等级等，构建不同病区防护用品清单、优先级别等，制定防护物资的分类分级管理制度，优先供给隔离病房和发热门诊。

3. 统一调配，按需供应

医疗应急防护物资应实行分类核算、专人管理、定点放置，并要求

---

① 杨倩：《应急医疗物资调度中的联合运送路径优化研究》，硕士学位论文，西安电子科技大学，2019 年。

② 胡凌锋：《基于案例推理的台风灾害应急物资需求预测研究》，硕士学位论文，华南理工大学，2020 年。

签字领取，保证防护物资的合理、合规应用，减少不必要浪费。护理部根据医院应急物资管理相关规定，制定了各护理单元防护应急物品发放应急预案，由病区护士长负责消耗性物品的领取、保管及发放。各护理单元根据每天在岗人数，实行应急物资的定量发放，并做好领取登记管理。

（六）医疗机构护理应急的质量管理

1. 提供规范的应急护理质量

科室护士长及护士需认真落实应急护理制度、应急工作流程、应急预案与应急护理常规，为患者提供全程、专业、个性化的责任制整体护理，尤其要关注患者的心理需求、情绪变化及社会支持。

（1）预检分诊：严格规范接诊流程、及时正确分诊，询问流行病学史、查看行程码、健康码、测量体温，及时分流发热患者，做好发热病人的闭环管理。

（2）发热门诊：严格落实"三区二通道"要求，科学、合理做好防控疫情管理工作，避免医院内、外交叉感染。为能做到早期发现、早期隔离和早期治疗，要加强对发热病例的病史询问、流行病学史了解，并及时做好核酸采集。

（3）普通隔离病房：责任护士应注意评估患者的精神、呼吸、咳嗽、发烧等状态，指导深呼吸，规范咳嗽方法。在患者可耐受情况下宣教呼吸操等，寓教于乐，促进康复。关注患者心理与情绪变化，指导患者合理抒发情感，调整情绪，根据个人兴趣爱好，引导患者阅读书籍、观看视频节目、聆听音乐等活动，减少其因隔离而引发的焦虑等负面情绪。

（4）重症监护室隔离病房：护士应具备重症监护能力与技术，或者至少应具备重症护理经验的护士。排班时应重视护士专业技能方面的搭配，尤其是在各班次内需安排能熟练使用体外膜肺氧合（EMCO）、床旁血液滤过护理技术的专科护士，并发挥其专科指导作用，确保护理质量和护理安全。注重同理心服务，为患者实施个性化的人文护理。重症患者要注意使用语言性与非语言性沟通技巧，通过目光交流、握手、拍背等，给予患者支持、信心与力量。

2. 医疗机构护理应急质量的分类管理

医疗机构突发公共卫生事件护理应急质量督导，实行三级护理质量管理，由病区护士长—科护士长—护理部分别承担。根据不同护士岗位职责，重点督导岗位职责规范落实情况。

（1）预检分诊：重点查看分诊护士是否按照规范询问患者流行病学史和发热症状、查看患者绿码和行程码、测量体温、查看有无人群聚集、环境规范消毒，并检查护士个人防护是否规范到位。

（2）发热门诊：重点督导护士分诊准确性、有无询问病史及旅居史、诊间管理是否规范、患者外出 CT 等特殊检查是否实行闭环管理、核酸采集与送检是否规范与及时、环境卫生及消毒隔离是否规范、各类登记是否规范、个人防护是否规范到位。

（3）隔离病房与重症监护隔离病房：重点评估应急护理工作流程、护理常规是否规范贯彻落实；是否动态监测患者病情和心理状态的改变，患者是否处于接受检查、治疗和康复的最佳身心状态；各项治疗措施是否规范执行，护理文书是否客观、及时、全面；医疗废物是否得到规范管理等；工作人员的个人防护是否规范到位，尤其是工勤人员、保安人员等医疗辅助人员是否知晓院感消毒隔离知识，能否规范落实相关规范要求。

3. 医疗机构应急护理质量的分级督导

各级护理管理者及临床一线护士，各司其职，奋力提升突发公共卫生事件的医疗应急中的护理质量。

（1）护理部制订全院突发公共事件的护理质量督导计划、修订督导标准，组织培训，并开展实地督导。针对督导中存在的问题，协助开展原因分析，并协调行政后勤相关部门，给予临床支持与保障，以落实突发公共卫生事件下各种制度与流程要求，保证为病患提供高质量的临床护理，同时确保护理人员的职业安全。

（2）护士长高度重视突发公共卫生事件下的护理单元的关键环节质量，注重核心制度的落实，如疑似或确诊病人的身份识别、药物管理、医嘱正确核对与执行、监护抢救等重点环节；以及消毒隔离管理、核酸检测、穿脱防护物品流程、患者转运流程、医疗废弃物处理与转运等医院感染防控关键环节的过程控制。

（3）临床一线护士应时时学习上级相关政策要求与诊治指南，严格落实护理管理制度、工作流程、操作规范及各类预案。高年资护士指导低年资护士，人人相互督促，确保护理质量与护理安全。

二 医疗机构护理应急管理体系及运行机制中存在的不足

事实证明，中国医疗机构的护理应急工作表现，也得到各级领导、社会及专家的认可。但是，回顾文献与临床实践，护理应急管理在护理应急综合协调、护理应急培训、医疗物资管理以及护理应急质量管理仍需进一步完善。

（一）护理应急体系的综合能力有待提升

中国医疗机构护理管理小组在突发公共卫生事件的应急管理中，发挥了重要作用，在实践中也暴露出一定不足，如预测能力不足、战略准备不充分、管理者的应对能力有待于进一步提升等问题。

1. 护理应急管理小组经验不足

医疗机构护理应急管理小组由于缺乏突发公共事件应对的规范实战演练；同时各类日常护理事务较为烦琐、冗杂与琐碎，存在突发公共卫生事件下的护理管理者应对经验不足的问题。应急管理小组在突发公共卫生事件发生前未组建"平战结合"护理应急队伍，导致大量护士临时上岗，缺少全面培训，具有潜在危险性与不确定性。护理管理小组对突发公共卫生事件发展趋势缺乏长远预估，前期未能制定长期战略目标，使得公共卫生事件暴发期的各项工作处于"救火"状态。

护理应急管理小组沟通协调主要发挥上情下达，横向沟通作用。应急管理小组成员在病区环境改造、优化护理流程、修订管理制度等方面，需要与医院人力资源、感染预防控制、后勤总务、临床工程等部门进行大量沟通协调，进而保障一线病房正常运行。

2. 护理应急队伍建设不到位

中国现阶段缺乏专门的灾害护理人才，各医院对应急护理人员的培养缺乏重视，缺乏针对不同科室、部门的护理人员应急管理分层培训，导致中国医院应急护理人才仍有较大缺口。中国大多数医疗机构尚未形成"平战结合"的护理应急人员队伍；部分医疗机构虽然建立了应急人力资源库，但人数较少，仅仅经过简单的急救技能培训，以应付院内日常医疗救治中的突发事件为主。因此，现阶段的应急护理人才培养模式，难以有效应对突发公共卫生事件下的应急护理工作需求。

在突发公共卫生事件应对期间，预检分诊、发热门诊、隔离病房及危重症隔离病房等科室，需要定期轮换工作人员，这要求各家医院储备大量应急护理人力。目前各大医院的护理部的做法，是从全院层面分批次抽调护理人员，临时组建护理应急队伍，通过短时间的培训即刻上岗。

这种短时间内组建的护理团队，仍需一段时间的磨合与协作，故团队整体作战能力存在较大进步空间。个别临时抽调的护士，由于平时缺乏相关应急演练和培训，导致其专业技能及心理准备难以胜任突发公共卫生事件应急需求，应急管理小组不得不临时选调他人，较大程度上浪费了人力与时间。

3. 网络舆情风险意识及应对经验不足

突发公共卫生事件具有偶然性、突发性与不确定性。在现代新媒体、社交媒体和自媒体快速发展的今天，信息传播速度极快，需要关注突发公共事件相关的舆情引导和网络信息治理，以杜绝突发性公共卫生事件相关流言、谣言的纷起，避免舆情危机事件的发生。

突发公共卫生事件暴发初期，往往一线护士工作压力大，应急保障机制可能不完全到位，部分护士存在情绪波动，舆情风险意识淡薄。护理应急领导小组也缺乏舆情风险识别与应对相关培训，对护理队伍中潜在的网络舆情风险意识识别不足，尚未构建舆论引导机制，突发公共卫生事件舆情应对经验不足。

（二）护理应急能力的培训体系不健全

中国《突发急性传染病防治"十三五"规划（2016—2020 年）》指出，要强化突发急性传染病防治专业人才培养、学科建设、培训演练等基础性工作。实际上，中国突发公共卫生事件护理应急能力培训起步较晚，处于探索阶段。目前护理应急能力培训方面，存在知识体系较为分散、培训模式较为落后、培训师资力量相对不足等问题。

1. 大专院校的护理教学不够重视

目前，中国少数护理院校开设了少量的灾害护理课程，且课程设置不够合理，护生应对突发事件的能力较低。有调查发现，规培护士的突发公共卫生事件应急知识和综合能力不足，尤其是常见突发公共卫生事件的判断、概念及相关法律法规知识等方面明显匮乏，这与年轻规培护士的灾害应急知识培训不足有关。

2. 在职护士继续教育培训不够重视

中国大多数在职护士缺乏系统、专业的应急救援培训，聚焦于重大突发传染病疫情方面的培训，更是寥寥无几。虽然一些护理学院或医院开设灾害护理继续教育培训班，但招收在职护士的人数有限，培训时间短，培训内容不够全面，培训效果不太理想。这些继续教育项目难以系统涉及应急护理常规、患者及救援人员的心理保健、应急资源和物品管理、公众预防健康教育、消毒隔离知识、流行病学知识和公共管理、临床决策和系统沟通等内容。

3. 在职护士的护理应急能力有待提升

由于突发公共卫生事件控制与应急救护知识专业性强，培训内容较为广泛，培训难度相对比较大，短期内临床护士难以全面掌握，应急护士专业能力有待进一步提升。有研究对国内二级以上综合医院、取得护士资格证的在岗护士的重大传染病应急能力进行调查，发现综合医院护士重大传染病疫情应急能力处于中等水平，这与临床护士在日常工作中接触机会较少，医院应急培训和考核制度有待完善等有关。[①]

以问题和目标为导向，统筹规划和系统推进突发公共卫生事件的护理应急能力建设，需要引起各方重视。因此，亟须构建一套符合中国国情的、系统全面的突发性公共卫生护理应急教育及培训体系，开展专门的突发性公共卫生事件的应急护理教育及培训，以提高中国护士的综合应急救护能力。

---

① 李红、古满平、杨旭红：《综合医院护士重大传染病疫情应急能力及影响因素调查分析》，《护理学杂志》2021 年第 4 期。

（三）医疗应急物资的护理管理不足

中国医疗机构对突发公共卫生事件的应急物资储备不足，临床护理单元尚未实行应急医疗物资的配备与管理工作。这与医疗机构相关制度不健全有关，缺乏护理单元应急物资储备目录、应急物资日常管理制度，以及缺乏应急物资使用与调配制度。

同时，医疗机构针对突发公共卫生事件综合应急演练不足，针对公共卫生事件的应急医疗物资保障演练不够。医疗机构的职能管理部门对突发公共卫生事件应急物资储备意识不强、应急物质储备管理不足，也存在督导不到位等现象。从整体医疗物资管理角度出发，部分医疗机构缺乏应急医疗物资的专项预算经费。

疫情暴发早期，诸多医疗机构的医疗防护物资储备不足，短期内产生了防护物资短缺、防护物资管理欠规范等问题。因此，中国医院管理者、护理管理者均应考虑如何避免突发公共卫生事件下一次性用品的储备不足与储备浪费的问题，如何动态平衡管理医疗物资是我们思考的问题。

（四）护理应急制度建设不健全

中国对突发公共卫生事件医疗机构护理应急管理相关制度建设方面的研究与教育起步晚，突发公共卫生事件的护理应急制度的建设存在较大的进步空间。大部分医院护理应急制度缺乏动态管理，应急内容简单、程序粗略、可操作性不强。

1. 医疗机构应急制度建设不全

中国医疗机构护理应急管理制度、应急预案主要是针对院内的突发紧急事件，内容主要为院内突发事件，如跌倒、火灾、停电等的处理，部分医院建立了批量伤患者的紧急应对处理，主要局限于多发伤、食物中毒等，重大传染性疫情事件的应对相关制度、流程及预案缺乏或不够健全。据报道，美国 2005 年特里娜飓风发生后，医院工作人员工作超负荷，出现胃肠炎及皮疹等问题，剖析原因是缺乏感染控制的准则和工作流程。之后美国卫生管理机构研制了超负荷医院的设施操作指南、设施选择工具及设施评价工具等，有效减少了各类不良事件的发生。[①]

2. 医疗机构护理应急预案建设不足

一方面，标准护理应急预案体系的内容应包括风险事件的辨识与评估、风险规避、缓解与控制的原则、应急资源准备的种类数量，应急指挥组织架构的快速搭建与有序移交、应急处置的基本流程等关键性要素，但大部分医院的护理应急预案中的各项程序过泛，规定过粗，有的条款在实践操作中难以落地，导致在疫情初期护理应急领导小组需重新制定应急预案。另一方面，应急预案编制前置条件的风险分析与人力、物力资源普查活动在实践中未得到严格落实。医院在应急预案编制过程中，仍未完全摆脱"模板编制"的模式，重形式上的合规性而轻内容上的针对性。

为保证在突发公共卫生事件下护理质量与安全，中国护理人员亟须研制医院突发公共卫生事件下的护理质量与安全的评价指标，以更好指导临床，提升突发公共卫生事件应对中的护理应急质量。

三　医疗机构护理应急管理体系与运行机制的优化策略

"平战结合"是指"平时"是综合性医院，拥有专业的应急专业人员、配备充足的应急医疗物资，而在"战时"，可迅速分流患者，转为应急救治场所收治患者。"平战结合"对于护理管理人员而言，意味着拥有系统应急管理意识与能力、具有完备的应急管理体制、应急预案以及应急管理体系，能保证在突发公共卫生事件下迅速整合队伍应对突发公共卫生事件。

（一）提升医疗机构护理应急体系的综合能力

1. 突发公共卫生事件下医疗机构应急需求科学测算

宾夕法尼亚大学研究人员开发了医疗激增状况下医院需求评估工具，[②]

[①]　陈卓敏：《大规模伤亡事件过负荷医院护理质量评价指标体系研究》，硕士学位论文，第二军医大学，2013 年。

[②]　G. E. Weissman, A. Crane - Droesch, C. Chivers, "Locally Informed Simulation to Predict Hospital Capacity Needs During the COVID - 19 Pandemic", *Annals of internal medicine*, No. 4, 2020.

以此推测在此期间医院所需的病床、ICU 病床和呼吸机的预期需求总数以及医护人员配备需求。

研究通过文献与主题专家的访谈，推断出关键变量（患者数量、敏锐度、人员配备、可用床位和医疗疏散）的输入，开发了一个自动化和可定制的工具包，用于分析与护士人员配置和持有能力有关的大规模伤亡/灾难能力，评估关键变量的影响，并预测资源需求。借助科学测算、动态数据来支撑应急响应过程中的动态决策，通过信息化手段提升应急指挥决策的精细化与科学化水平，进而构建与完善面向突发公共卫生事件的医院应急管理系统。①

2. 提升医疗机构护理应急领导小组能力

医疗机构护理应急领导小组成员应定期参加或组织突发公共卫生事件的实战演练，在培训演练中发现不足，不断完善应急预案，持续提升综合应急管理能力。构建全面、系统的护理应急人力资源库，保持数据动态更新，为应急响应提供准确人员信息，做到精准调配。② 在疫情常态化的阶段，护理管理者对护理人力资源的管理，既要保障疫情防控护理人力的需要，又要兼顾科室正常工作开展和运转，科学平衡常规诊疗任务与应急救治任务之间的护理人力配置，缓解人力的供需矛盾。

落实医疗机构新闻发言人制度，严格规范突发公共卫生事件的信息发布与管理。同时加强突发公共卫生事件下护理应急时的舆情风险与识别，对护理管理者开展舆情危机应对能力培训。

3. 建设基于"平战结合"的护理应急队伍

医疗机构要根据突发公共卫生事件的类型和特点，选拔优秀的护理骨干，组建护理应急队伍，综合培训突发公共卫生事件的护理应急知识与技能，开展综合应急演练；内容涉及突发性公共卫生事件相关法律法规知识，重大疫情、地震灾害、食物中毒和群体性不明原因疾病等应急护理处置、卫生消毒隔离等。

---

① 顾亿芯：《面向突发公共卫生事件的医院应急管理系统》，硕士学位论文，浙江大学，2020 年。

② 李君、李莉：《突发重大传染病应急响应下的医院人力资源管理》，《中国医院》2020 年第 12 期。

在突发公共卫生事件下，医疗机构既要能满足应急任务的护士数量、质量的刚性要求，又要能兼顾普通患者诊疗护理的刚性需求。这需要医疗机构甚至卫生行政部门经过合理测算，构建完善的调配应急机制。2020 年 7 月，国家卫生健康委颁发《综合医院"平疫结合"可转换病区建筑技术导则（试行）》，该文件明确了疫情救治的定点医院要与公共卫生机构建立联防联控机制，平时做好公共卫生科研，同时加强应急储备、日常实战演练和培训任务。

目前，中国仅少数的军队医院拥有较为完备的"平战结合"护理管理机制，主要应对的突发公共事件类型为大规模人员伤亡事件，大部分医院均缺乏对突发公共卫生事件的"平战结合"护理机制。建设一支区域内"平战结合"的护理应急队伍，上海经验可供各地参考借鉴。

2020 年 4 月，上海出台了《关于完善重大疫情防控体制机制健全公共卫生应急管理体系的若干意见》，该文件提出要组建一支公共卫生应急处置"护理预备队"的设想。这是一支拥有 3000 人，基于"平战结合"，能快速高效、灵活机动应对公共卫生应急处置的专业应急护理队伍，由上海交通大学医学院承担组建任务，并纳入了《上海市加强公共卫生行动体系建设三年行动计划（2020—2022 年）》。

（二）开展"平战结合"下的护理应急能力培训

习总书记指出，中国要"补短板、堵漏洞、强弱项"，强化重大疫情救治体系，加强人才队伍和学科建设，满足重大疫情防控要求。因此，要从医科院校的护理学生的学校教育、在职护理人员的继续教育等进行规划，重视在校护生的应急护理教育，对在职护理人员开展应急护理继续教育，以便为国家输送一批应急能力过硬、应急知识丰富的护理应急专业人才。

1. 医学院校的护理应急教育

普通高等医学院校应增加基于突发公共卫生事件的应急护理学和应急心理学的教育，提升在校护生的应急救援能力和心理抗压能力；重视公共卫生教育与培训，酌情增加预防医学教学内容，以常见的流行病为例，开展预防医学技能竞赛；强化应急实践演练，以便提高护生的突发公共卫生事件的应对能力。①

2. 在职护理人员应急培训

"平战结合"的关键在于建立护理应急人才储备库，平时加强训练，培训出一批能随时上岗的优质护理应急人员。医疗机构应构建不同岗位（发热门诊、隔离病房、急重症）、不同层级、不同年资的突发公共卫生事件下护理人员岗位胜任力模型，明确突发公共卫生事件下在职护理人员培训的内容。

医疗机构要培养一批具有"一人多能""多能一专""多学科交叉护理"的应急护理队伍，不仅拥有突发公共卫生事件的护理应急救援知识与技能，并具有良好心理素质的专业护理人才，在面对突发公共卫生事件时具有相应岗位胜任力，能胜任各项护理工作。军队院校在基于"平战结合"的护理应急培训方面，积累了一定经验，如采用岗位训练法、模拟训练法、分层次训练法、综合演练法、联合120训练法等，取得了较好效果，值得地方医疗机构借鉴。

（三）加强医疗应急物资的护理管理

健全公共卫生应急物资的管理保障体系，对于完善与提升重大突发公共卫生事件的应对能力与水平，具有重大而深远的意义。习近平总书记在中央全面深化改革委员会第十二次会议上，提出要把应急物资保障作为国家应急管理体系建设的重要内容，要按照集中管理、统一调拨、平时服务、灾时应急、采储结合、节约高效的原则，尽快健全相关工作机制和应急预案。

1. 健全医疗机构应急物资管理制度

医疗机构应健全突发公共卫生事件应急物资管理制度，制定医疗应急物资发放与调配预案。在加强突发性公共卫生应急物资的储备管理方面，医疗机构要加强应急救援设备和应急物资的配置，完善专用应急物资储备的品种与规模，确保关键时刻能够拿得出、调得快、用得上。加强应急物资日常储备管理，原则上医疗卫生机构应急物资储备量不少于

---

① 麦剑荣、周玲、许镇：《实习护生突发公共卫生事件风险认知及应急能力的调查研究》，《护理学杂志》2020年第14期。

应急状态下 30 日的使用量；强化应急物资储备职责，明确管理主体，做好调拨、配送和处置等各环节衔接，确保应急物资储备合理，高效利用。建议通过信息自动化技术来优化医疗物资的调配，确保临床紧急使用。

2. 完善护理单元的应急物资储备管理

医疗机构应按照"平战结合"的原则，明确各护理单元的应急物资储备目录要求，包括物资种类与数量、规格型号、生产批号、有效期限等。结合公共卫生事件风险评估及分级分类管理要求，规范各类应急物资储备的种类、方式、数量和储备责任单位，并需要专人负责，定期做好清点管理。同时要根据应急物资的质保期限，分期分批进行置换，确保应急物资的完好率。杭州市率先构建了医疗机构病区的应急物资储备目录（见表 7 - 2），要求加强应急物资日常储备管理，原则上医疗物资应急储备量不少于应急状态下 30 日的使用量。

表 7 - 2　杭州市本级医疗机构病区应急物资储备目录（医用防护）

序号	名　称
1	一次性医用外科口罩
2	医用防护口罩（N95）
3	医用防护服
4	防护鞋套
5	防护眼镜
6	防护面罩
7	一次性隔离衣
8	一次性手术衣
9	一次性塑料鞋套
10	一次性医用乳胶手套
11	医用隔离面罩
12	一次性使用帽子

资料来源：杭州市卫生健康委网站，2022 年 1 月 15 日（http://wsjkw. hangzhou. gov. cn/art/2021/4/5/art_1229319142_1723084. html）。

医疗机构在健全突发公共卫生事件应急物资储备管理机制的同时，要定期开展演练评估，持续完善应急物资储备目录，进一步规范应急物资的储备管理，以全面提升突发公共卫生事件的应急保障能力。同时，医疗机构需要建立健全应急物资调配的协同联动机制，加强应急物资信息的互联互通，完善应急物流的途径及渠道，确保临时应急能及时运送应急物资。

3. 完善护理单元的应急物资使用管理

护士长作为科室物资管理的主要负责人，需要制定护理单元应急医疗资源使用规范和细节，指定专人负责应急物资接收、发放、清查、盘点等日常工作，做到账物相符。在全力保障工作人员个人防护和临床护理质量的前提下，实现资源的高效利用。

护理部要加强护理单元的应急物资存储情况、设备维护等日常管理工作，组织人员定期对储备物资进行抽查与盘点。

（四）加强护理应急管理制度建设

加强医疗机构护理应急管理体系建设，在"平战结合"的理念下，实现常态与非常态的有机整合。在制定日常疫情防控方案的基础上，不断加强和完善突发公共卫生事件非常态情况下的应急管理措施与方案。健全突发公共卫生事件的护理应急预案，是提高护理应急工作效率，提升应急护理工作水平的保证。医疗机构护理应急领导小组要以应急制度建设为抓手，推动护理应急预案编制向科学化、定量化、模块化和标准化方向发展，[①] 进而促进护理应急管理小组与应急管理体系的成熟。

1. 健全突发公共卫生事件医疗机构护理应急能力制度

突发公共卫生事件医疗机构护理应急制度建设包括应急制度、流程、预案与常规等，以便能有效减少突发公共卫生事件来临时地应急处置时间，提升突发公共卫生事件的应急护理质量。在制定时应充分考虑各类突发公共卫生事件的应急资源准备的种类数量，应急小组的启动、应急处置的基本流程等关键性要素。同时，要根据医院的功能定位、发展规模、医疗卫生人力资源、收治病患类别以及医疗设备设施等，制定可操

① 曹海峰：《新形势下如何完善应急预案体系》，《学习时报》2019 年 6 月 5 日。

作、个性化的护理应急预案，不能照抄全搬，千篇一律。

2. 及时更新突发公共卫生事件医疗机构的护理应急管理制度

突发公共卫生事件的护理应急制度、流程、预案与常规应实时更新，制度建设的核心是发挥指引作用，内容应清晰简明。如护理应急预案的核心要义是规定在突发应急状态下"谁来做"和"做什么"，即明确不同主体的权力和责任边界。因此，要根据医疗机构的功能定位、科室分工、人力资源储备等，进一步梳理细化应急预案，最好能明确到具体部门、相关科室及负责人，使得在突发公共卫生事件的应对过程中，医院能按照系统化的应急模式高效应对，避免应急工作的难落实或职责缺位等，减少了应急状态下的协调与沟通时间，提高突发公共卫生事件的高效应对情况。

3. 构建突发公共卫生事件医疗机构护理应急质量标准

医疗机构护理应急管理小组应通过对实践经验的总结，健全突发公共卫生事件下的医疗机构护理应急质量标准规范，构建突发公共卫生事件下医疗机构护理应急质量管理评价指标体系，以此指导医疗机构健全各项护理应急工作制度及流程，并定期组织演练与培训。各医疗机构根据不同的任务、任务的不同阶段灵活予以调整。

第八章

医院传染性疾病门诊应急管理

医疗机构门诊有着人流量大、人员密集度高、人员接触环节多等特征，是突发急性传染病疫情防控的一个重点、难点场所。[①] 如何做好医院传染性疾病门诊应急管理，在发现初期将传染病扼杀在摇篮之中，是每一个医疗机构管理者值得思考的问题。

本章对医院传染性疾病门诊应急管理的现状从传染性疾病流行现状、医疗机构服务能力、门诊应急管理现状三个方面进行展开，并提出医院传染性疾病门诊应急管理方面存在的问题，结合现行政策的实施效果，对医院传染性疾病门诊应急管理的未来发展进行了展望。

一 中国传染性疾病医院门诊应急管理现状

（一）传染性疾病流行现状

传染病（Infectious Diseases）是由各种病原体引起的能在人与人、动物与动物或人与动物之间相互传播的一类疾病。在经过 2003 年 SARS 事件之后，中国政府加强了传染病预防控制体系建设，大部分传染病已经得到控制，但是根据中国近年来传染病报告情况，始终在告诫我们不能放松对传染病控制的工作要求。

2020 年（2020 年 1 月 1 日 0 时至 12 月 31 日 24 时），全国（不含香港、澳门特别行政区和中国台湾地区，下同）共报告法定传染病 5806728

---

① 税章林等：《突发急性传染病的门诊防控策略初探》，《中国医院管理》2020 年第 3 期。

例，死亡 26374 人，报告发病率为 413.63/10 万，报告死亡率为 1.88/10 万。[①] 2020 年全国法定传染病按类别统计如表 8 - 1 所示。

表 8 - 1　　　　　2020 年全国法定传染病报告发病死亡统计

病名	发病数（例）	死亡数（人）	发病率（/100 000）	死亡率（/100 000）
甲、乙、丙类总计	5806728	26374	413.6308	1.8787
甲、乙类传染病合计	2673228	26289	190.4221	1.8726
鼠疫	4	3	0.0003	0.0002
霍乱	11	—	0.0008	—
传染性非典型肺炎	—	—	—	—
艾滋病	62167	18819	4.4283	1.3405
病毒性肝炎	1138781	588	81.1188	0.0419
甲型肝炎	14815	3	1.0553	0.0002
乙型肝炎	902476	464	64.2861	0.0331
丙型肝炎	194066	106	13.8239	0.0076
丁型肝炎	187	—	0.0133	—
戊型肝炎	19034	12	1.3558	0.0009
未分型肝炎	8203	3	0.5843	0.0002
脊髓灰质炎	—	—	—	—
人感染高致病性禽流感	—	—	—	—
麻疹	856	—	0.061	—
流行性出血热	8121	48	0.5785	0.0034
狂犬病	202	188	0.0144	0.0134
流行性乙型脑炎	288	9	0.0205	0.0006
登革热	778	—	0.0554	—
炭疽	224	—	0.016	—
细菌性和阿米巴性痢疾	57820	2	4.1187	0.0001

---

① 疾控预防控制局：《2020 年全国法定传染病疫情概况》，2021 年 10 月 8 日，http：//www.nhc.gov.cn/jkj/s3578/202103/f1a448b7df7d4760976fea6d55834966.shtml。

病名	发病数（例）	死亡数（人）	发病率（/100 000）	死亡率（/100 000）
肺结核	670538	1919	47.7644	0.1367
伤寒和副伤寒	7011	5	0.4994	0.0004
流行性脑脊髓膜炎	50	3	0.0036	0.0002
百日咳	4475	1	0.3188	0.0001
白喉	2	—	0.0001	—
新生儿破伤风	34	1	0.0023	0.0001
猩红热	16564	1	1.1799	0.0001
布鲁氏菌病	47245	—	3.3654	—
淋病	105160	—	7.4909	—
梅毒	464435	54	33.0831	0.0038
钩端螺旋体病	297	8	0.0212	0.0006
血吸虫病	43	—	0.0031	—
疟疾	1051	6	0.0729	0.0004
人感染 H7N9 禽流感	—	—	—	—
新冠肺炎	87071	4634	6.2023	0.3301
丙类传染病合计	3133500	85	223.2087	0.0061
流行性感冒	1145278	70	81.5816	0.005
流行性腮腺炎	129120	1	9.1976	0.0001
风疹	2201	—	0.1568	—
急性出血性结膜炎	28471	—	2.0281	—
麻风病	200	—	0.0142	—
斑疹伤寒	1069	—	0.0761	—
黑热病	202	1	0.0144	0.0001
包虫病	3327	1	0.237	0.0001
丝虫病	—	—	—	—
其他感染性腹泻病	1062277	9	75.6692	0.0006
手足口病	761355	3	54.2336	0.0002

（二）医疗机构门诊服务能力现状

2020 年末，全国医疗卫生机构达 1022922 个，比上年增加 15377 个；全国医疗卫生机构总诊疗达 77.4 亿人次，比上年减少 9.8 亿人次（下降 11.2%）。[①] 但是，重大突发公共卫生应急事件时，中国的医疗机构接诊数量对于群众的就诊需求量是无法满足的（见表 8－2）。

表 8－2　　　　　　　　　全国医疗卫生机构数

机构类别	机构数（个）	
	2019 年	2020 年
总计	1007545	1022922
医院	34354	35394
公立医院	11930	11870
民营医院	22424	23524
医院中：三级医院	2749	2996
二级医院	9687	10404
一级医院	11264	12252
基层医疗卫生机构	954390	970036
社区卫生服务中心（站）	35013	35365
政府办	17374	17330
乡镇卫生院	36112	35762
政府办	35655	35259
村卫生室	616094	608828
诊所（医务室）	240993	259833
专业公共卫生机构	15924	14492
疾病预防控制中心	3403	3384
专科疾病防治机构	1128	1048
妇幼保健机构	3071	3052
卫生监督所（中心）	2835	2934
计划生育技术服务机构	4275	2810
其他机构	2877	3000

---

① 规划发展与信息司：《2020 年中国卫生健康事业发展统计公报》，2021 年 10 月 8 日，http://www.nhc.gov.cn/guihuaxxs/s10743/202107/af8a9c98453c4d9593e07895ae0493c8.shtml。

2019年全年医院感染性疾病科门急诊为5300万人次（占门急诊人次的1.42%），较2018年上升11.34%。在2020年，医院感染性疾病科门急诊更是激增。就诊人次的激增，刺激着发热门诊数量的激增。据不完全统计，截至2020年12月，全国县级医院感染性疾病科的设置率为84.8%，二级以上综合医院建设完成了发热门诊7000多个，武汉市有62家医院设置了发热门诊，203个社区设置了发热诊室，发热门诊、发热诊室形成网格化的布局。

（三）门诊应急管理现状

近年来全国各医疗机构门诊接诊量显示，绝大部分患者首诊会选择二级以上综合医院。根据重大传染性疾病的应急管理要求，医院开设门诊时会根据传染病传播途径设立相应的发热门诊或肠道门诊并配备相关设备设施。在没有设置相应的发热门诊或肠道门诊的医疗机构，一般应制定相应的应急预案，在发生疑似或重大公共卫生事件时，有相应应急对策，包括设定一个相对独立的筛查区域，配备由相关专科专家组成的应急队伍，一套相对完整的处理应急流程等，避免传染源进一步扩散，威胁到其他门诊区域的其他患者。

1. 发热门诊或肠道门诊设置要求

（1）选址要求

医疗机构内发热门诊或肠道门诊一般设置于相对独立的区域，有独立的出口及入口，如遇需要进一步筛查或转运的患者，能够更加方便、安全地进行下一步诊疗。如遇"战时状态"，做好应急时期的"平战结合"转换，医疗机构在有条件的情况下准备好可供快速修建的场地及设施设备，紧急情况下能够随时启用。在标识标牌方面，为更好指引患者前往发热门诊或肠道门诊，与普通门诊患者分开，医疗机构于各主要出入口及门急诊大厅外应当设置醒目的发热门诊标识，明确发热门诊或肠道门诊所在的方向、位置及路线，帮助指引患者前往时避免穿越其他建筑，造成传染源的进一步传播。

（2）布局要求

设置有发热门诊或肠道门诊的，一般要求划分为"三区两通道"。即清洁区、半污染区、污染区，医务人员通道和病人通道。"三区"相互无交叉，使用面积应当满足日常诊疗工作及生活需求。发热门诊或肠道门诊应当合理设置清洁通道、污染通道，患者专用出入口和医务人员专用通道，合理设置人流、物流路线图能够有效控制院内交叉感染。各出入口、通道应当设有醒目标识，避免误入。

2. 诊疗方面要求

根据首诊负责制，各医疗机构诊室不得拒诊、拒收传染病患者。在对患者进行预检分诊时，要对其有效身份信息登记，并结合患者主诉询问旅居史测量体温等。医疗机构对传染病患者进行必要相应医学检验，若不具备相应医学检验检测水平，可以将检测试剂与样本送到其他医疗机构或第三方检测机构，及时获得检测结果反馈，要求必须加强对传染性疾病的早期诊断和筛查。对于诊断不明确或伴有呼吸道症状且不能排除传染病的患者，及时做好登记上报，迅速采取隔离措施，必要需急诊手术时，按照相应应急预案，转送至负压手术间进行手术，转至定点医院治疗。对于有重症高危因素或病情进展迅速的患者，首诊医疗机构无法进一步治疗时，及时转至有条件的医院。

3. 患者流向的闭环管理

医疗机构感染性疾病科按照各级防疫指挥部要求，对就诊人员严格实行了"筛查—诊断—报告—隔离"闭环管理，实行"全封闭"就诊，确保确诊后能够对患者做好及时分流。患者在发热门诊或肠道门诊就诊时，首先会进行相应检测用以排除传染性疾病诊断，后由接诊医生开具分流诊疗单，患者向相应诊室进行常规就诊。对于尚未排除传染性疾病风险的患者，则会进行留观和增加其他相应检测进一步排查，直至明确诊断；在病区内，如若发现传染病疑似患者，相关管理部门要及时上报，通过院内突发公共卫生事件医疗专家组或相应应急预案中的医疗专家队伍会诊来明确诊断并进行下一步研判。

4. 信息上报管理

近年来，医疗机构不断完善传染病网络直报工作，完善传染病疫情与突发公共卫生监测系统，打通并强化了与疾控机构信息系统的对接和协同，实现传染病实时直报，特别是发热门诊、肠道门诊等信息的全面收集和上报。发热门诊充分发挥了其"哨点"作用，做到了门诊病例监测。各大医疗机构均能严格落实传染病工作信息上报制度，在规定时间内对各类传染病进行网络直报。

5. 医院感染管理

大多数医疗机构均采取门诊分级分区防控的基本原则，对于高风险岗位，包括感染性疾病科、呼吸科、急诊、发热门诊等，采取的防护级别与院感防控要求与其他科室相比更要严格。特别是感染疾病科等高风险区域也都加强了对诊疗环境（物体表面、地面等）的消毒管理，对于重点部门高频率接触的物体表面增加消毒次数，按照院感规定对患者呼吸道分泌物、排泄物、呕吐物进行处理，严格进行终末消毒。[①]

中国医疗机构医院感染方面仍存在较多漏洞，如何将建立起来的医院感染防控相关规章制度作为一个长效机制，继续坚持和完善并在传染病门诊应急管理时发挥成效还有很长的一段路要走。

6. 门诊风险与危机管理

自疫情发生以来，"平战结合"这项要求多次在各类场合被提及。在等级医院评审条例中，做好"平战结合"的医疗救治能力与突发公共卫生处置能力作为单独一个条款考核。由此可见，做好门诊"平战结合"管理工作是现在医疗机构提升应急处置能力的一个重点。现有医院对于转换"平战结合"能力仍显不足。

通过现在发热门诊及肠道门诊设置、布局现状，各医疗机构感染科医务人员配备，在"平时"对重大公共卫生事件的应急预案不充分和应急演练熟悉程度等表明，中国各医疗机构在应对突发新型传染病的风险与危机管理能力不足。兼顾好"战时"迅速转换要求与"平时"医疗机构承担的各类医疗任务，着力提升重大传染病救治能力和储备能力，就要求医疗机构要建立应急状态下重大疫情救治机制。[②]

---

① 医政医管局：《关于进一步做好常态化疫情防控下医疗机构感染防控工作的通知》，2021 年 10 月 8 日，http：//www.nhc.gov.cn/yzygj/s7659/202012/ec6dd39670c94f55ace6ac9b3c4fe3ec.shtml。

② 国家卫生健康委员会：《关于政协十三届全国委员会第三次会议第 3988 号（资源环境类 241 号）提案答复的函》，2021 年 10 月 8 日，http：//www.nhc.gov.cn/wjw/tia/202101/1ace60a10b0e4710ba84a30216ccfc14.shtml。

二　中国医院传染性疾病门诊应急管理中存在的问题

2003 年非典疫情后，在强化专业公共卫生机构体系建设的同时，中国从机构建设、人员配备、设备更新、费用保障等方面全方位强化了医疗服务体系应对传染病的应急能力。尽管进步明显，但中国医疗服务体系整体上应对传染病特别是新发传染病的应急管理中仍存在许多问题。

（一）传染性疾病门诊应急管理中存在的客观问题

1. 传染性疾病门诊中信息上报系统整体滞后

目前，已经有许多非常成熟的以三级医疗机构牵头成立的联合体的案例，但是以感染性疾病专科医院牵头成立的感染性疾病防治联合体案例鲜有，[①] 导致感染性疾病防治联合体内信息化建设没有整合。

2004 年元旦伊始，国家传染病网络直报系统正式启动。传染病网络直报系统是由各级医疗机构将传染病信息逐级上报至国家，是目前中国传染病信息传递模式。根据《全国传染病信息报告管理工作技术指南》（2016 年版）要求，医疗机构的电子健康档案（EHR）、电子病历（EMR）应当具备传染病信息报告管理功能，如果已具备传染病信息报告管理功能的要逐步实现能够与传染病报告信息管理系统的数据自动交换。但是全国各省市医疗机构疫情报告管理信息化建设工作起步不同，信息化水平参差不齐，许多医院传染病信息报告信息管理系统不能与 HIS、LIS 和 PACS 有效对接，缺乏信息共享平台，接诊医生无法做到实时调取，了解患者就诊、治疗、康复情况等信息，无法从 HIS 门诊日志和出入院日志依次浏览相关传染病诊断信息进行漏报督查、追踪、补报等，影响传染病报告率、正确率、完整率，增加了公共卫生工作人员的重复劳动，无法实时监控并掌握全院传染病疫情动态，不利于重大传染病的应急防控。

---

① 张志深、徐会选：《建立感染性疾病防治联合体的实践研究——以沧州市传染病医院为例》，《中国医学伦理学》2019 年第 8 期。

2. 传染性疾病门诊布局不合理，应急物资储存不足

通过硬件设施设置和制度、流程等软件准备，对患者进行严格分流是医疗机构开展传染病诊疗和重大传染性疾病应急管理的基础。非典疫情后虽然多数医疗机构以独立分区方式建设了发热门诊、肠道门诊，但多局限在接诊方面。在之后的检验检测、诊疗救治、取药缴费等多个环节，当前大部分医疗机构并未进行严格分区设置。同时，由于医疗机构建设时没有考虑大规模疫情暴发时救治使用，很多机构在需要时无法迅速改造为传染病人的应急救治场所。① 近些年，一些地方在建设时盲目推崇大规模单体医院模式，过度的病患聚集和相对困难的物理隔离，大大增加了这些机构在传染病突发时的应急风险。②

很多医疗机构内用以收治传染病患者或者是开展医学隔离观察的重点区域，如发热门诊及其留观室，收治确诊、疑似病例的定点医院或定点收治病区，特别是收治重症病例的区域在"三区两通道"设置与管理上都存在程度不同的问题，包括没有设置或虽然设置但设置得不合理。肠道、呼吸道病人没有各自的候诊区，或人流、物流、洁污共用一个通道；挂号、收费、药检等辅助科室设置不全；对疑似病人没有设置留观区域。突出表现就是一个单通，即单通道共用；或者是虽然有分区，但是分区不合理，清洁区、潜在污染区、污染区之间未有效建立实质性的物理屏障。

一方面，医院自身传染病应急防护装备及对于病人的应急隔离设备设施均存在较大短板。医院防护用品的使用与管理方面存在薄弱环节，并未按照"填平补齐"物资配备要求进行落实，部分医院出现防护用品配备严重不齐，消毒记录无法追溯，存在物品及特殊区域（处置室、抢救室、检测室、留观室）交叉使用等情况。另一方面，全社会普遍存在因为恐惧和恐慌导致的防护过度，而过度防护进一步加剧防护物资短缺，两者形成不良循环。

---

① 吴嘉杰：《疫情之下的综合医院建筑传染门诊应对策略》，《建筑·节能》2020 年第 9 期。

② 程丽萍、武华：《感染性疾病门诊建设现状调查分析》，《中国卫生质量管理》2007 年第 5 期。

3. 传染性疾病门诊人力资源及专业能力水平不足

一方面，有数据显示，近 1200 万医疗卫生机构工作人员中，从事传染病诊疗工作人员不足 6 万名，仅占 0.49%。医务人员配备数量不仅要实际患者数量增配，还应当针对疑难危重患者配备相关专科医务人员，组建院内专家组和多学科团队，对其开展多学科、精细化诊疗。在"战时"期间，全国各医疗机构均处于医护人力资源匮乏，床位紧张，缺乏应对疫情的相关应急知识和技能，发热门诊、急诊科等临床一线科室患者剧增，在高强度的工作中长期处于应激状态。

另一方面，由于传染病的突发性特点，大部分医疗机构的感染性疾病科专职医护人员在疫情暴发以前长期处于"待命"状态，在此状态下，应对传染病暴发的应急实操技能没有在实践中得到充分锻炼和巩固，导致的直接后果就是应急状态下具备应对新发传染病能力的医护人员更加缺乏。传染病之所以挑战巨大，一个重要原因是短时期内感染人数激增，就医治疗需求超出呼吸科、重症科、急诊科、感染性疾病科等常规针对传染病提供治疗的科室能力，需要医院其他科室人员迅速形成人力补充开展救治。但在当前综合医院传染病防治不被重视的背景下，其他科室的医务人员普遍对重大传染病应急预案中传染病患者的救治流程、操作技术不熟悉，甚至缺乏基本的自我防护知识。

（二）传染性疾病门诊应急管理体系建设方面的问题

1. 重大传染性疾病应急预检分诊体系尚未建立完善

中国目前的预检分诊体系多是针对急诊患者建立的，而对于重大传染性疾病患者的应急预检分诊体系尚未建立、完善。根据国家相关预检分诊管理办法规定和中国等级医院评审标准中对感染性疾病科及预检分诊的要求，均能看出中国对发热门诊和预检分诊的流程、设置有较为明确的标准。

从目前情况看，绝大多数医疗机构预检分诊人员还是依靠自己的临床经验在开展预检分诊工作，[1][2] 正是由于缺乏一套完善的分诊标准及

---

① 税章林等：《突发急性传染病的门诊防控策略初探》，《中国医院管理》2020 年第 3 期。

② 王楠等：《中国综合医院发热门诊现状及存在问题分析》，《中国医院管理》2020 年第 11 期。

实用的分诊工具，各地区给医疗机构对流行病学标准、症状体征指标选择不一致，会存在分诊不准确或者过度分诊现象。标准的设置不一反映到临床现实则是在中国许多医疗机构的发热门诊和肠道门诊中，预检分诊设置混乱——医务人员对预检分诊岗位职责不熟悉，传染病的预检分诊流程掌握不充分，传染病知识知晓欠缺，对于发热的病人不能第一时间做到正确分诊及分区候诊；发热门诊和消化道门诊等共用通道和诊室现象普遍，发热门诊、肠道门诊等患者分流不清晰；候诊流程混乱，存在传染病院内感染的风险；部分医疗机构肠道门诊处于停滞状态或挪作他用，无法发挥预检分诊的关口作用，不能完全满足传染病隔离要求，部分危重患者没有及时分检到重症救治单元实施干预，高危感染患者没有及时识别而分流到普通病房救治，无法第一时间承担对疑似传染病危重病人的有效救治工作，无法发挥重大传染病的应急救治能力。同时，对于传染病预检分诊的培训机制、质控及考核机制尚未建立健全。

2. 日常就诊流程没有形成闭环管理，缺乏应急演练

要严格执行"发热—确诊—轨迹调查—确定密接者—隔离密接者—核酸检测密接者"闭环管理，出现发热，疑似或确诊信息及时上报所在地区，全程陪同就诊，实现全流程管理。部分首诊医生接诊到疑似患者时，没有及时做好上报工作，出现漏诊现象，导致的直接后果是造成院内交叉感染的风险增大；在常态化疫情阶段，不少发热患者自行到发热门诊就诊，在核酸结果未出时，因等待结果需几个小时，出现自行离开的情况，易出现信息断档和疫情防控漏洞，扩散传染源；在普通门诊通过预检分诊发现的发热病人，没有专人陪同转送到发热门诊；在发热门诊中，对疑似或确诊的患者，对其留观或隔离的监测力度还不够。日常接诊中存在以上问题，医疗机构缺乏针对以上关键问题的应急演练与持续改进，导致出现重大传染性疾病时医疗机构无法及时采取应急措施，造成重大疫情传染。

三 完善中国医院传染性疾病门诊应急 管理的相关建议

（一）制定相应法律法规，及时完善直报系统

传染病直报系统出现阶段性失灵，一方面，由于上报权限被层层"拔高"后，直报系统便形同虚设；另一方面，传染病直报系统与不明肺炎病例监测系统（PUE）未进行整合，PUE 系统的通报对象仅仅是医院，疫情信息依然不为公众和其他相关机构所知。所以国家卫健委应制定相关制度，克服 PUE 系统只能在医院系统内部通报信息的缺点，促进 PUE 系统与传染病直报系统的互联互通，实现资源信息共享，以保证中央与地方及时准确地采取调控措施。国家卫健委应当修改相关规定，精减传染病报告卡填报信息内容。现有的传染病报告卡，填写信息内容冗杂，省、市、区级医政医管部门应通过修改规定，[①] 重新设计传染病报告卡，剔除原有的不必要信息和重复信息填报项。医院层面，信息部门应该将传染病信息报告信息管理系统与 HIS、LIS 和 PACS 有效对接，[②] 提取有效信息，提高填报效率，避免错报漏报，提升信息化应急能力。

（二）加强留观病房管理，严格落实感控分区

根据疫情防控的相关要求，有发热症状或相应呼吸道症状的患者在核酸及其他检查结果出来前，不得自行离开发热门诊或肠道门诊。在发热门诊中，如若核酸检测结果未出，患者应处于留观病房，待核酸结果出具后，按照结果进行下一步转移。如果核酸检测结果为阳性或疑似无法排除，应当按照要求转诊至定点医院救治，进行规范治疗。不管是发热门诊还是住院部，都应该合理设置留观病房和缓冲病房数量，并进行规范管理，避免出现漏洞。

---

① 乔红英：《医院信息化建设在传染病报告监控中的作用》，《医药论坛杂志》2021 年第 4 期。

② 李志芳：《信息化建设在医院传染病疫情报告中的创建与应用》，《河南预防医学杂志》2017 年第 7 期。

在医院感染管理应急建设方面，医疗机构发热门诊和肠道门诊不仅要全面加强和落实医疗机构分级分区管理要求，合理划分"三区两通道"，还要对院内高风险岗位人群、保洁、医废处理人员等进行岗前培训方可上岗的培训机制，强化对不同区域的管理制度、工作流程和行为规范的监督管理机制，形成有效的常态化良性院感态势，保证医务人员的诊疗行为、防护措施和相关诊疗流程，符合相应区域管理要求。

（三）强化专业人力资源补充，提升专业应急能力水平

构建强大公共卫生体系的重要性日益凸显，但是，中国公共卫生专业技术和管理人才的量和质均明显不足。从医院层面来说，传统"医防分离"导致招聘的专业人才能力水平与现实的传染病防控需求不能匹配。要完善相应人力资源的招聘、培训、管理机制，建立完善的薪酬福利制度，鼓励相关医师多点执业，缓解人力资源不足。

在扩充传染性疾病科人员基础上，还应该进一步完善相应的培训机制与质量考核机制，提升医护人员应对传染病暴发的应急处理能力。培训机制应当包括预检分诊人员的基础培训，急诊急救分诊能力训练，传染病分诊理论与技能培训，对其他科室定期开展传染病应对的相关应急知识培训和演练，有针对性地补充专病培训，提升各科室人员针对传染病的自我防护和救治支持能力，确保重大疫情应急时能够迅速形成有效的人员补充。

（四）加强预检分诊能力建设，进行常态化应急演练

在医疗机构对于传染病应急管理中，有一项重点内容，那就是要建立起一个完善的重大传染病预检分诊体系。整个体系要包括明确预检分诊的指标、整套预检分诊规范流程，延伸还有科学的质控管理考核，配备医务人员的监督培训机制等。只有建立起强大完善的传染病预检分诊体系，才能在遇到重大突发传染病疾病时能够准确对传染源进行初筛，及时发现传染病风险，合理有效利用医疗资源，从而提高应急管理效率。对于预检分诊体系建设来说，如何结合门／急诊的分级分区标准与传染病

的特点，有效地不断改进和完善分诊标准与流程，[1] 提升医疗机构在遭遇疫情的应急处置能力，是后疫情时代医疗机构管理者值得深思的问题。

增强预见性和主动性，制定不同情形下的应急预案，对于医疗机构在处置应急事件时的应急能力会有很大提升。例如突发公共卫生事件时，出现不明原因传染病的流行，大量患者涌入门急诊，对患者进行就地隔离、疏导、救治，做到边救治、边调查、边控制、妥善处置。在医院等级评审条例中对医疗机构处置重大公共卫生事件医疗救治处置能力有着明确要求。通过全院各科室对危险点进行灾害脆弱性分析，制定出应急预案，通过对脚本不断改良，从演练细节中发现问题，细化每种情形、每个环节的流程措施，对应急预案进行持续改进与优化，是提升医疗机构应急管理能力的重要举措。

四　中国医院传染性疾病门诊应急管理发展趋势展望

随着人工智能技术与数字化技术的发展，信息化技术为提升应对门诊重大传染病的应急水平提供了可能。预检分诊、预后与随访、职业暴露与预测环节有了信息化技术的支撑，能够预防和减少重大传染性疾病事件的发生，最大限度地控制、减轻和消除重大传染性疾病事件引起的社会危害，提高传染性门诊重大传染性疾病事件应对能力，保障医院职工及广大患者的生命安全、财产安全、环境安全，保障医疗工作的正常开展。

（一）信息化发展拓展在线医疗预约分诊服务范畴

有调查数据表明，截至 2020 年 12 月，在线医疗用户规模为 2.15 亿，越来越多网民使用互联网进行各种类型的就诊服务。几乎同一时间，全国互联网医院快突破千家，全国五千余家二级以上的医院能够提供基本线上预约挂号服务，还有分时段预约、诊疗报告查询等。

---

① 姜淮芜等：《综合医院重大传染病预检分诊体系的审视与完善》，《医学与哲学》2020 年第 13 期。

随着在线医疗作为线下就医的辅助及其分诊作用得到用户认可，进一步拓展在线医疗的服务范畴，如智能导诊、视频问诊等，减少必要线下传染性门诊流程环节次数，打造线上线下一体化的医疗健康服务闭环是未来发展趋势。

（二）新发传染病暴发催生发展感染性疾病门诊在线预后与随访

近年来，国家大力开展数字建设，也推动着"互联网＋医疗"行业发展，目前全国目前"互联网＋医疗健康"的政策体系已基本建立。互联网医疗相关政策为医疗服务体系基于互联网等新兴信息技术的应急响应提供了基本的制度条件。

信息技术的成熟与在医疗健康上的应用，改变了以往必须线下面对面对患者进行回访的模式。从面对面电话—互联网和卫星—移动医疗，信息技术的飞跃发展可以实现对患者的健康评估、健康促进、护理干预和组织服务等一体化管理，极大方便了线下面诊结束后的线上预后与随访过程[1]。在未来，医药层面，允许处方药在第三方平台销售，保证远程问诊后线上购药的延续性；医保层面，规定符合条件的互联网医疗机构可以通过其依托的实体医疗机构，自愿"签约"纳入医保定点范围，"互联网＋"医保支付将采取线上、线下一致的报销政策。很大程度上减少患者再次暴露于易感染的传染性门诊环境内，降低感染风险，减少影响人群。

（三）人工智能技术为降低医务人员职业暴露风险，预测二次暴发提供可能

工信部发布倡议书，倡议要充分发挥人工智能助力药物研发攻关、保障疫期工作生活等方面的赋能效用，为病毒防控阻击战提供技术保障。人工智能技术在体温监测、人员物资管控、医学影像判读、后勤保障、

---

① 钱琴：《信息通讯技术在出院患者回访中的应用现状与展望》，《当代护士》2013 年第 9 期。

药品研发、医院治疗、复工复产等方面的应用，① 能够帮助医院解决传染性门诊的预检分诊难题，有利于对病人有明显判别体征时进行有效筛查和甄别，有效实现了在传染性门诊中，防止人与人之间接触这一传染病防控重点，一定程度上能够做到防控疫情、救治病人、降低医护人员在门诊接诊时的感染风险。

正是基于以上特点，我们相信，未来在常态化疫情防控态势下，各卫生医疗机构会加大人工作智能技术在应对重大传染性疾病的应急演练的比重。预检分诊、预后与随访、职业暴露与预测环节各个环节，人工智能技术的参与提升应急演练效率。

人工智能技术有助于准确追溯疫情发生过程的同时还能通过大数据分析手段预测传染病暴发，及时做好预防。在防控后期，预防第二波暴发成为重中之重。人工智能可以结合运营商等提供的数据，快速对流动人员的活动轨迹、来源地、活动范围、接触人群等信息进行分析和统计，对潜在感染者重点关注，并向社区工作人员提供预警服务，实时监控重点人群，在传染性门诊首诊接诊阶段确保早发现、早隔离，以防重大传染事件的再次发生。这对于中国当下警惕疫情再次全面蔓延、复工复产都起到了关键性作用。

---

① 邬璟璟等：《智能经济应对重大公共卫生危机的机制与作用》，《当代经济研究》2020 年第 6 期。

第九章

重大公共卫生应急管理下的
医院院感防控体系与运行机制

　　近年来，突发公共卫生事件在全球范围内呈现日趋增长态势，因其发生和发展较为突然和迅速、成因和发生地点存在不确定性、波及范围广、损伤范围大、产生结果的危害性和后续相关危害较难预知等特征，①严重影响着公众健康、经济发展和社会秩序稳定。医疗机构作为承担责任范围内传染病疫情防控与实施医疗救治的重要场所，是参与突发公共卫生事件应急管理的主体力量，承担着突发公共卫生事件的发现、报告、应急处置和预防控制工作；又因医疗服务对象的广泛性与特殊性，医疗机构本身就是传染病传播及医院感染发生的高危场所，近年来的重大突发公共卫生事件对医疗机构在预防控制传染病的播散和医院感染的发生方面提出了更高的要求。② 本章以重大公共卫生应急管理为背景，论述构建医疗机构医院感染防控体系的重要性与必要性，并探讨在此背景下，如何在医疗机构常态化医院感染防控体系上，从法制、体制、机制三个维度和层面构建起系统完善、科学精准、响应迅速的医院感染应急管理防控体系并对其运行机制进行探索与研究。

---

① 国务院：《突发公共卫生事件应急条例》（2011 年 1 月 8 日），2021 年 12 月 13 日，http://www.gov.cn/gongbao/content/2011/ content_1860801.htm。

② 张丹、程锦泉：《医疗机构公共卫生工作指南》，人民卫生出版社 2013 年版。

一　在重大公共卫生应急管理下构建医疗机构医院感染防控体系的重要性与必要性

（一）突发公共卫生事件与重大公共卫生应急管理

突发公共卫生事件是指突然发生，造成或者可能造成社会公众健康严重损害的重大传染病疫情、群体性不明原因疾病、重大食物和职业中毒以及其他严重影响公众健康的事件。公共卫生应急管理是指突发公共卫生事件应急管理主体对突发公共卫生事件进行事前、事发、事中、事后的全过程介入和应对行动，是为了预防和处置突发公共卫生事件或突发事件公共卫生问题，运用应急管理的科学手段和技术手段，达到控制和减少危害的一门科学和艺术，其制度支持体系主要包括公共卫生应急管理相关法律、体制、机制、规章、能力与技术、环境与文化等。公共卫生应急管理系统的活动和演变决定了一个国家或一个地区应对突发公共卫生事件的能力和效率，而突发公共卫生事件的应对能力可以反映一个国家公共卫生应急管理的综合能力，是衡量政府执政能力与服务管理水平和社会进步程度的重要标志，也是提升政府公信力的必然要求。[1]

（二）中国重大公共卫生应急管理体系

中国的应急管理系统是以"一案三制"为基础架构的四个维度的综合应急管理体系，公共卫生应急管理系统是其中的重要组成部分，其主要应急管理主体是各级卫生政府部门及各级卫生专业机构，其根本任务是在各级人民政府统一领导和指挥下，管理和应对各种突发公共卫生事件和突发事件公共卫生问题，建立健全突发公共卫生事件应急管理的各项机制与制度，落实各项防控措施。[2] 中国突发公共卫生事件应急管理体系由"中央—省—地市—县"四级疾病控制与预防工作网络组成：国务院设立突发公共卫生事件应急处理指挥部，负责对全国突发公共卫生事件应急处理的统一领导、统一指挥；国务院卫生行政主管部门和其他有

---

① 朱凤才、沈孝兵：《公共卫生应急：理论与实践》，东南大学出版社 2017 年版。
② 朱凤才、沈孝兵：《公共卫生应急：理论与实践》，东南大学出版社 2017 年版。

关部门，在各自的职责范围内做好突发事件应急处理的有关工作；省、自治区、直辖市人民政府成立地方突发公共卫生事件处理指挥部，负责领导、指挥本行政区域内突发公共卫生事件的处理工作；县级以上地方人民政府卫生行政主管部门，具体负责组织突发事件的调查、控制和医疗救治工作；县级以上地方人民政府有关部门，在各自的职责范围内做好突发事件应急处理的有关工作。[①]

（三）医疗机构在重大公共卫生应急管理中的责任与地位

突发公共卫生事件的应对过程是众多部门所共同参与的防控和救治等系统活动，医疗救治体系作为突发公共卫生事件中不可或缺的应对体系，其公众基本医疗服务、传染病防治、疾病筛查等公共职能均由医疗机构担负。在中国公共卫生应急管理体制中，各级各类医疗机构作为应急处置专业技术机构，其承担的责任具体包括突发公共卫生事件的监测报告及应急处置、传染病的发现报告及预防控制、现场救援与医疗救治、协助流行病学调查、医院感染与医疗安全管理等。由此可见，在突发公共卫生事件防控要求之"早发现、早报告、早诊断、早隔离"的每个环节，医疗机构都参与其中，并在危机应对中发挥着无可替代的作用。因此，医疗机构是参与突发公共卫生事件应急管理的重要机构和主体力量，是发现与报告突发公共卫生事件的前哨阵地，更是公共卫生事件中受害者医疗救助的首要场所，在参与突发公共卫生事件应急管理的过程中发挥着关键作用，甚至直接影响到整个应急体系的运行。[②]

（四）建立健全医院感染防控体系对于医疗机构重大公共卫生应急管理的重要意义

1. 突发公共卫生事件与医院感染的交互作用

医疗机构是突发公共卫生事件的易发、高发场所，一方面，医疗机

---

① 余雪梅、乐虹：《国内外突发公共卫生事件应急管理体系比较研究》，《医学与社会》2007 年第 7 期，第 34 页。

② 王琤：《公立医院参与突发公共卫生事件应对的问题与策略研究——以滨州医学院附属医院为例》，硕士学位论文，山东大学政治学与公共管理学院，2021 年。

构收治的病患者因其自身特殊性，既是易感人群又是传播源；另一方面，医务人员作为医学诊疗操作的实施者与提供医疗服务的主力军，当发生突发公共卫生事件在医疗机构内传播时，处于高危暴露风险中或防护不当的医务人员也可能成为医院感染的易感人群或传播源。因此，一旦突发公共卫生事件在医疗机构内发生蔓延与传播，将严重威胁医疗质量与安全，直接影响医疗救治效果与疫情防控成效。同时，医院感染也能够导致突发公共卫生事件流行，相关研究表明，2004—2017 年全国共报告66 起因医院感染导致的突发公共卫生事件，报告事件数居前 3 位的传染病分别是流行性感冒、诺如病毒感染和麻疹，占报告事件总数的 71%。①由此可见，医院感染与突发公共卫生事件之间存在着密切关联，且在医院感染与突发公共卫生事件交互影响的情况中，传播源为流行性传染病的事件占据绝大多数。

2. 构建医院感染防控体系是健全医疗机构重大疫情防控救治体系的基础保障

构建强大的公共卫生体系关键在于健全预警响应机制，全面提升防控和救治能力。医院感染预防与控制作为医疗机构重大疫情防控救治工作中的重要基础，其工作内容包括监测预警、疫情报告、现场控制、消毒隔离、个人防护以及协助属地疾病控制中心进行微生物和流行病学调查等，其工作职责贯穿于医疗机构重大公共卫生应急管理中包括预警预防、应急响应、后期处置与保障措施等在内的各个环节，其工作成效直接影响医疗机构重大疫情防控救治工作水平和工作效果。医院感染防控组织体制与工作机制作为医疗机构重大疫情防控体制机制的基础组成部分，其健全完善程度将直接影响医疗机构重大疫情防控救治效果。因此，建立起体制完善、运转有效的医院感染防控体系是完善医疗机构重大疫情防控救治体制机制的基础保障。

3. 建立健全医院感染防控体系是加强医疗机构公共卫生能力建设的必然要求

国家在健全公共卫生体系的总体要求中提出，增强早期监测预警能

---

① 张云飞：《2004—2017 年全国医院感染引起的突发公共卫生事件流行特征分析》，《疾病监测》2020 年第 2 期，第 162 页。

力是当务之急，落实早发现、早报告、早隔离、早治疗的"四早"要求，关键在于"早发现"。医疗机构是突发公共卫生事件发现与报告的前线阵地，对疾病预防与控制中心等公共卫生机构起着支撑与"哨点"作用。要加强医疗机构公共卫生能力建设，应充分发挥其疾病监测、健康管理、临床预防与医院感染防控等职能，建立健全疾病的实时监测报告、主动发现和医院感染监测预警多点触发体系。健全医院感染防控体系关键在于增强医务人员早期监测识别能力，提高监测预警的敏感性和准确性。因此，建立健全以强化监测预警能力为主要任务的医院感染防控体系对于健全多渠道监测预警机制、完善传染病疫情与突发公共卫生事件监测系统以及改进不明原因疾病和异常健康事件监测机制均具有重要意义。同时，加强医疗机构公共卫生能力建设，要求健全医疗机构重大公共卫生事件长效管理与应急响应机制，医院感染管理是医疗机构常态化疫情防控与应急管理的重要保障和关键环节，尤其当发生突发公共卫生事件时，完善的医院感染应急管理措施是实现监测预警、现场处置、及时上报、隔离防护等工作迅速、高效、有序开展的基础，同时是控制疫情、保护医务人员、开展疾病诊治、稳定社会情绪并成功应对疫情的关键。[①]因此，医疗机构应建立以医院感染防控为中心的常态化疫情防控机制与突发公共卫生事件应急响应机制，建立健全医院感染防控体系是加强医疗机构公共卫生能力建设的必然要求。

综上，在重大公共卫生应急管理背景下，构建起体制机制完善、高质高效运转的医院感染防控体系是医疗机构做好常态化疫情防控、健全重大疫情防控救治体系与加强医疗机构公共卫生能力建设的基础保障与必然要求。

二　重大公共卫生应急管理下的医院感染防控体系建设与运行机制

以重大公共卫生应急管理为背景，以公共卫生应急管理体系构成为

---

① 王东博、陈威震、韩德民：《中国突发公共卫生事件体系中医院感染应急管理现状》，《中国医院管理》2020 年第 4 期，第 8 页。

切入点，从医院感染预防与控制相关法制、体制与机制三个方面构建医院感染防控体系。

（一）医院感染防控法制建设

医院感染防控法制体系由医院感染相关法律法规、规章制度和规范性文件等组成，是指导医疗机构开展各项感控工作的依据，是各级各类医疗机构必须遵守和严格执行的基本要求，具有"底线性"与"强制性"。

中国有组织地开展医院感染研究与管理工作起始于 20 世纪 80 年代中期，1988 年卫生部颁布并实施《关于建立健全医院感染管理组织的暂行办法》，要求各级各类医疗机构建立医院感染管理组织；1989 年卫生部发布《综合医院分级管理标准（试行草案）》，正式将医院感染管理标准纳入质量管理要求中，内容涉及医院感染控制的组织建设、消毒隔离与无菌操作、抗生素使用、医务人员培训等各方面；2000 年卫生部颁布的《医院感染管理规范（试行）》，进一步从医院感染管理的组织职能、人员职责、知识培训、监测要求以及重点科室和重点环节的管理措施等方面进行了较为细致、全面的规定，医院感染管理有章可循，中国医院感染管理工作步入规范化管理轨道；2004 年修订的《中华人民共和国传染病防治法》从法律层面将预防与控制医院感染作为其中一项重要内容；2006 年 7 月公布并于同年 9 月施行的《医院感染管理办法》，从组织管理、消毒隔离、职业防护、抗菌药物、医院感染暴发、人员培训、监督管理及法律责任等各方面更加明确和完善了医疗机构的职责和医院感染管理工作要求。

从 2001 年起至今，国家针对医院感染预防与控制相关的重点环节、重点部门及重点人群均出台了相应的法律法规、规章制度以及各类技术支持性文件。通过颁布并不断更新各级各类文件，对包括医院感染监测、手卫生、消毒隔离、职业防护、医疗废物管理等在内的重点环节，包括重症监护、血液透析、口腔、内镜、消毒供应中心、手术室等在内的相关专业重点科室以及包括存在各种原发或继发疾病的重点人群的医院感染防控要求与措施进行了详细规定与具体规范，建立起感控分级制度，感控监测及报告管理制度，感控标准预防措施执行管理制度，感控风险评估制度，多重耐药菌感染预防与控制制度，侵入性器械/操作相关感染防控制度，感控培训教育制度，医疗机构内感染暴发报告及处置制度，医务人员感染性病原体职业暴露预防、处置及上报制度，医疗机构内传染病相关感染预防与控制制度十项感控核心制度，[①] 为感控工作的开展提供了全面的制度依据。

（二）医院感染防控体制建设

医院感染防控体制是医院感染防控体系内部的组织机构设置、隶属关系、责权划分及其运作制度化的总称。

根据《医院感染管理办法》《医疗质量管理办法》以及《医院感染预防与控制评价规范》（WS/T 592 - 2018）等文件要求，医疗机构应结合本机构实际建立医院感染三级管理组织架构。

2006 年 9 月 1 日施行的《医院感染管理办法》要求各级各类医疗机构应当建立医院感染管理责任制，住院床位总数在 100 张以上的医院应当设立医院感染管理委员会和独立的医院感染管理部门，住院床位总数在 100 张以下的医院应当指定分管医院感染管理工作的部门，其他医疗机构应当有医院感染管理专（兼）职人员。2016 年 11 月 1 日施行的《医疗质量管理办法》中规定，医疗机构应加强医院感染管理，强调建立医院感染多部门协同干预机制。《医院感染预防与控制评价规范》（WS/T 592 - 2018）中对于组织建设和职责落实的要求中规定，有三级组织的工作制度及职责并落实，与医院相关部门分工协作，有临床、检验、医院感染管理、药学等部门的联动机制，有医院感染重大事件如医院感染暴发的应急体系及联动机制。

《国家卫生健康委办公厅关于进一步加强医疗机构感染预防与控制工作的通知》（国卫办医函〔2019〕480 号）中明确要求建立感控分级管理制度，并指出为有效开展感控工作，医疗机构应建立层级合理、专兼结合、分工明确、运转高效的感控分级管理组织体系，该体系各层级主体包括医院感控委员会、感控管理部门、临床与医技科室感控管理小组以

---

① 中华人民共和国卫生健康委员会办公厅：《国卫办医函〔2019〕480 号 关于进一步加强医疗机构感染预防与控制工作的通知》（2019 年 5 月 23 日），2021 年 12 月 13 日，http：//www. nhc. gov. cn/yzygj/s7659/201905/d831719a5ebf450f991ce47baf944829. shtml。

及感控专（兼）职人员等；感控涉及的相关职能部门包括但不限于医务、药学、护理、信息、总务后勤、医学装备、质量控制以及教学教研等管理部门，涉及的临床与医技科室包括全部临床学科、专业，并覆盖各学科、专业所设立的门（急）诊、病区和检查治疗区域等。同时，要求医疗机构应明确感控组织体系的管理层级与责任主体，并明确管理体系中各层级、各部门及其内设岗位的感控职责，明确各层级内部、外部沟通协作机制。

（三）医院感染防控机制建设

1. 工作机制

医疗机构医院感染防控包括常态化感染防控与突发公共卫生事件应急防控，常态化感染防控聚焦医疗机构内医院感染的预防与控制，以降低医院感染的发生率、杜绝医院感染暴发事件为目标。有效的常态化感染防控是突发公共卫生事件应急防控的坚实基础，突发公共卫生事件应急防控是常态化感染防控在特殊时期的应急反应和突出表现。因此，在重大公共卫生应急管理背景下，为加强医疗机构的感染防控工作，医疗机构应将常态化感染防控与突发公共卫生事件应急防控相结合，建立并实施"医院感染防控长效工作机制"。[①]

（1）建立健全全员参与的感控组织体系及问责追责机制

医疗机构应按照国家相关文件要求，建立健全全员参与的感控分级管理组织体系，建立医院感染多层级沟通协作机制、多部门协同干预机制、多学科联动研究机制，各层级、各部门、各学科在感控工作中分工明确，各司其职；此外，进一步强化医疗机构内监管部门职责，健全感控工作追责问责机制。

（2）建立健全医疗机构"一把手"负责制和每月研究机制

医疗机构的主要负责人是本机构感控工作的第一责任人，要对感控工作予以高度重视，全面掌握本机构感控工作各项情况，强化各项制度落实，持续提高管理水平。各医疗机构要将感控工作纳入领导班子重要

---

① 江苏省卫生健康委员会：《关于建立并实施江苏省医疗机构医院感染防控长效工作机制的通知》，2021 年 8 月 23 日印发。

议事日程，每月至少组织召开一次感控工作专题会，认真听取工作汇报，及时研究解决实际问题。

（3）建立健全医疗机构感控工作制度和方案

医疗机构应严格按照医院感染与传染病防控相关的法律、法规、技术标准和指南、结合各级卫生行政主管部门下发的文件要求，加强感控工作制度建设，制定符合医疗机构自身特点的完备工作方案，并及时更新。所有相关岗位的工作人员须熟练掌握与自身职责相关的工作制度和方案，对所负责的工作进行风险评估，提出改进意见并持续改进，同时做好台账记录。

（4）建立健全专业团队评估机制和科室（部门）自查机制

医疗机构应建立以医院感染管理、医务、护理、后勤保障等院感管理核心部门为主的专业团队，定期对医疗机构内医院感染风险进行系统评估，对相关风险因素进行监测、量化评估、反馈和整改。各科室（部门）的感控小组应定期对本科室（部门）执行感控制度和措施情况、院感发生危险因素进行自查、评估和整改，并留有台账记录备查。

（5）建立健全专业队伍构成和学科发展机制

根据《医院感染监测规范》（WS/T312 - 2009）、《关于进一步加强医疗机构感控人员配备管理相关工作的通知》（联防联控机制综发〔2021〕88号）等要求，医疗机构应配备数量充足且专业结构合理的感控专职人员队伍，所有人员均应通过培训掌握公共卫生专业知识。医疗机构及感染管理部门应高度重视专职人员的专业能力培养，促进专职人员专业水平的提高。稳定感控人才队伍，注重人才梯队的合理配置，为感控工作人员开展工作提供必要的场地和设备设施等硬件条件，支持感控信息化建设，为专职人员参加相关培训和继续教育提供经费支持，有条件的医疗机构应加大对感控相关研究的支持和投入。

（6）建立健全专业人才培训及考核机制

感染管理专职人员应经过岗位培训，合格后持证上岗。医疗机构应严格落实全员培训和考核制度，根据不同岗位工作人员、不同人员工作需求，有针对性地开展感控知识专题专项培训。感控知识培训重点人群包括：入职前新员工、院感高风险岗位医护技人员、感控医生、感控护士、从事清洁消毒及医废处理的工勤人员等。医院管理部门须加强对感控医师和感控护士等兼职感控人员的培训，使之成为感控专业人才的重要储备力量。

（7）建立健全感控措施细化落实及效果评价机制

医疗机构须将各项重要的感控措施进行细化，建立可操作性较强的核查表单，指导医院感染管理相关重点部门和重点环节的感控工作，确保各项感控措施的实施质量和效果，并对措施落实情况定期开展常态化现场督查。

（8）建立健全医院感染监测、预警及应急处置机制

一方面，为预防与控制医院感染聚集或暴发事件；另一方面，为应对新发传染病对医院感染防控造成的新挑战，医疗机构须建立健全医院感染监测预警、快速响应与应急处置机制，完善人工监测和信息化监测相结合的医院感染监测预警机制，除传统重点部门外，须将发热门诊、隔离留观病房等新重点部门和之前院感监测信息系统未覆盖的风险部门纳入监测预警系统；对环境物表与消毒灭菌效果开展微生物监测，提高监测和结果分析质量；建立应对突发公共卫生事件多部门联动的快速响应与应急处置机制，并开展相关演练，及时处置并控制传播风险。

2. 运行机制

（1）常态化医院感染防控运行机制

常态化医院感染防控运行机制是在医疗机构统一组织领导下，医院感控委员会、医院感染管理部门、临床医技科室医院感染管理小组以及医院感染相关部门、科室既各司其职又协同运作，各层级感控管理组织分工明确、职责清晰、联动协作、有序运转，并根据相关法律、法规、标准，结合感控管理实际情况，不断修订完善与各级组织职责相对应的医院感染防控制度、工作流程及具体措施，对医院感染风险进行监测预警和及时报告，依据组织要求和制度流程对各项感染防控措施落实进行监督、指导与落实，并进行针对性的医院感染管理培训与考核。

医院感控委员会对本机构内医院感染防控工作进行整体研判与分析，明确各有关部门及人员在预防与控制医院感染工作中的责任，并建立多部门协作机制确保各项感控工作高效运行。医院感染管理部门根据医院感控委员会要求与部门职责，具体实施医院感染管理工作，一方面，根据医院感染监测计划开展全院综合性监测、目标性监测、医院感染预防

与控制相关因素如消毒、灭菌和环境卫生学等的监测、现患率调查、医院感染预防与控制措施依从性监测等，采用信息技术对医院感染及其危险因素进行监测、分析、反馈及报告；另一方面，对临床及医技科室医院感染管理小组工作及感控措施落实进行监督与指导，尤其是针对重点环节、重点部位、重点部门及重点人群的专业性医院感染防控措施给予指导并督促落实。临床及医技科室医院感染管理小组对医务人员进行监督与指导，各临床及医技科室工作人员发挥"哨点"作用，对医院感染病例及医院感染聚集或暴发情况进行及时上报；并通过采取包括手卫生、清洁、消毒与灭菌、隔离技术等在内的基础性医院感染防控措施，对医院感染防控要求进行具体细化和落实，根据医院感染管理部门的督导反馈进行整改，以达到持续改进目的。

（2）重大公共卫生应急管理下的医院感染防控运行机制

当面对重大公共卫生应急处置时，医疗机构应在常态化医院感染防控运行机制的基础上，建立以"早发现、早报告、早隔离、早治疗"为基础的医院感染防控运行机制，将提高监测预警与应急处置能力作为该运行机制的关键点，做到关口前移，聚焦源头感控：一方面严防感染风险输入医疗机构，优化预检分诊内容和流程，提升预检分诊能力，落实首诊负责制，加强流行病学问诊，提高早期识别能力；另一方面建立全面且严密的排查上报系统，对医疗机构内所有人员进行排查管控，对发现疑似感染源采取应急处置措施并及时报告当地疾控部门，由疾控等部门及时组织开展流行病学调查以及指导医疗机构采取措施阻断感染传播等工作。在重大公共卫生应急管理下的医院感染防控运行机制中，尤其应注意根据所应对突发公共卫生事件性质与特点，结合传染源、传播途径、易感人群以及医疗机构的实际情况，完善感染防控制度与预警机制，优化工作流程，制定不同情形下的应急预案并实施演练，确保各部门各环节步调协同、衔接顺畅。

另外需要强调的是，医院感染防控意识和防控措施应贯穿于整个感染防控机制运行的全过程。各级各类工作人员均应掌握相应防控知识与技能，提高应急处置能力，因此在培训考核环节方面，应梳理应对突发公共卫生事件中存在的薄弱环节，制定细化医院感染防控全员培训方案，将感染防控要求落实到临床诊疗活动各环节，并在全员培训基础上，对评估发生感染风险较高的重点科室、重点环节和重点人群开展相关专题与专项培训，使相关人员熟练掌握应对突发公共卫生事件的防控知识、方法与技能。在措施落实及个人防护方面，医疗机构内医务人员在采取包括手卫生、正确使用个人防护用品、诊疗设备及环境清洁消毒、患者安置、安全注射、医用织物洗涤和医疗废物管理等在内的基本医院感染防控措施的基础上，应同时采取针对感染性疾病病原学特点和传播途径，以阻断接触传播、飞沫传播或空气传播途径为目的的针对性综合防控措施。在督导检查方面，医疗机构内各级医院感染管理组织应对重点科室、重点人群及重点环节制定针对性的医院感染防控措施并对其执行情况进行重点关注并督导落实。

综上，医院感染防控体系的科学有效、平稳高效运转，应坚持"平急结合"，即建立起常态化防控和应急防控相互结合、灵活转换的感染防控运行机制，两者的良好运行都要求医疗机构建立起医院领导高度重视、管理部门认真建章定制并督导落实、临床医技科室严格执行到位，各部门、各科室全流程参与、无缝隙衔接，以保护医务人员与患者安全为中心的感染防控运行机制，并通过两者的灵活转换，切实做好常态化医院感染防控与医院感染应急防控管理。

第十章

医用应急物资储备与应急管理

应对突发公共卫生事件必须有强大的物资支持体系，其支撑体系的主体应为医用应急物资保障体系。然而医务应急物资在学术界目前并无明确的定义，但是其所支持的范畴为突发公共卫生事件，因此可认为是突发公共卫生事件处置过程中所涉及的各式各类实体或是虚拟信息等资源，主要包括的类别涵盖药品、设备、防护等。医用应急物资保障和应急管理的目的是以保障应对突发公共卫生事件发生和处置时所需的物资为根本原则，进而寻求保障效益最大化和损失最小化的特殊保障行为。

本章节对医用应急物资储备与应急管理的现状进行了概述，主要是从医用应急物资储备和应急管理的政策、法规等不同层面，政府、疾控体系、综合医院等不同角度对应急标准和规章制度、物资储备体系和应急管理相关支持三个方面进行了较为深入的描述和分析，并总结了医用应急物资储备与应急管理各方面存在的问题，对医用应急物资储备与应急管理的未来发展进行了展望。

一 中国医用应急物资储备与应急管理基本情况概述

（一）医用应急物资的分类和保障工作基本特征

1. 医用应急物资的主要分类

由于突发公共卫生事件具有突发性和紧迫性、不确定性和复杂性等特点，同时各类公共卫生应急事件的发生特点、发生范围、影响程度、伴随事件等特征对医用应急物资保障要求都有不同的需求。因此合理地对医用应急物资进行科学分类管理，是保障卫生应急工作效率和效果的前提。然而目前医用应急物资并没有统一的，或者说唯一的划分标准，但是根据其满足和支持卫生应急事件保障活动目的的不同特性，可以有如下不同的分类方式。

（1）根据卫生应急工作任务和特点分类

根据卫生应急工作任务和特点，多数学者都倾向于医用应急物资可以分为 5 类：① 医疗救援类、传染病控制类、中毒处置类、核与放射处置类以及队伍保障类，并且每个大的类别中又可以进一步进行细分。各省地市结合自己本区域应急工作的特点，又制定了适用于本地区的医用应急处理物资储备分类方法。如原湖北省卫生厅早于 2006 年颁布制定了《湖北省应对突发公共卫生事件应急处理物资储备指南（试行）》，其对常用的医用应急物资类别的划分有：预防性消毒、杀虫、灭鼠药剂，消毒、杀虫药械，疾病诊断试剂，现场采样用品，现场检测设备，放射事故应急处理药品及化学中毒特效解毒药，疫苗及人群预防药品，个人防护用品八个大类。2016 年修订发布的《安徽省突发公共卫生事件应急预案》则将医用应急储备物资分为：药品、疫苗、医疗卫生设备和器材、快速检测设备和试剂、传染源隔离及卫生防护用品和应急设施等七个类别。

2008 年原卫生部为了进一步提升卫生应急处置能力，加快实现卫生应急队伍装备管理的规范化和标准化，组织相关专家结合《中华人民共和国突发事件应对法》和《突发公共卫生事件应急条例》等，组织制定了《卫生应急队伍装备参考目录（施行）》。该参考目录的颁布，标志着中国卫生应急物资储备逐步走上了规范化的道路。

（2）根据突发公共卫生事件领域进行分类

突发公共卫生事件根据其所发生的领域可以分为自然灾害相关的突发卫生应急事件、社会危害相关的突发卫生应急事件和传染病疫情相关的突发卫生应急事件，从而可以将医用应急物质储备也对应地划分为上述三个分类的应急物资保障分类。②

由于应急事件特点各有不同，应急物资保障的侧重点也有所不同。突发自然灾害的医用应急物资侧重于紧急医疗救援物资、消毒防疫物资

---

① 刘剑君：《卫生应急物资保障》，人民卫生出版社 2017 年版，第 2—3 页。
② 刘剑君：《卫生应急物资保障》，人民卫生出版社 2017 年版，第 2—3 页。

及设备以及应急队员个人应急装备配备等；社会危害性相关的突发卫生应急物资保障侧重于紧急医疗救援、特殊防护、快速检测、化学性泄漏与污染紧急处置等相关设备和物资；突发疫情卫生应急物资保障则侧重于医疗救援物资、传染病防控专用物资、医用个人防护器材与设备、快速检测设备、消杀物资与设备等。

（3）根据突发公共卫生事件发生的原因分类

根据引起突发公共卫生事件的原因，可以将医用物资储备的保障分类划分为自然灾害卫生应急物资、技术灾害卫生应急物资和人为灾害卫生应急物资三大类。

自然灾害卫生应急物资主要侧重于紧急医疗救援、应急队员的个人生存与生活保障以及消杀消毒灯防疫物资；技术性灾害卫生应急物资主要侧重于针对事件处置的专用设备、医疗救援、化学品泄漏紧急处置和疫情防控类物资等；人为灾害卫生应急物资保障主要侧重于快速检测、紧急医疗救援和个人特殊防护的物资与器材等。

2. 医用应急物资储备保障工作基本特征

（1）医用应急物资储备的特点

①医用应急物资供给的短缺性和多样性

突发公共卫生事件最重要的特点就是发生的不确定性和突然性，重大突发公共卫生事件对应急物资的需求量呈现早期暴增，从而造成早期供给的短缺。全球大流行的疾病，往往经过一段时间的隐匿期后突然暴发，短期内产生大量的病例，而后又往往持续非常长的一段时间，波及全世界各个国家和地区。因此用于疫情防控和救治工作所需要的医用应急物资数量之巨、种类之繁杂是不可能估量的。既包含了最重要的防护服、口罩等医疗防护物资，又包括救治所需的呼吸机、药品等医疗设备，还包括防疫所需的临时住宿、运输工具、消杀药品和器械等。

②医用应急物资储备管理的不确定性

突发公共卫生事件一旦发生，所需的物资量是巨大的。突发公共卫生事件往往无法预测其发生的时间、地点，所可能发展的规模和影响的区域都是无法预测的。因此，如何设置适当的储备量成为世界性难题。以笔者所在的武汉为例，尽管湖北省、武汉市都以法律法规的形式规定了应急管理和应急物资储备的相关要求，我们也不能否定他们平时在医用应急物资的储备方面所做的工作。但是疫情暴发早期，还是出现了尤其以防护用品为代表的应急物资大量缺乏，从而出现了全国人民以各种捐赠的形式支援武汉的感人场面。

③医用应急物资储备管理难度大

由于医用应急物资分类的多样性和突发公共卫生事件发生的不确定性，很难在现有的储备模式下满足处置所用物资的多样性需求。医用应急物资中的大部分类别，如急救药品、防护物资等效期一般较短，库存管理需要集中药学、设备等专业人才或者能集药物、消杀、设备等多专多能的复合型人才进行采购和日常的储备管理。然而现实的情况是，很难做到集中如此之多专业的人才用于专门的储备管理，也缺乏多专多能的复合型人才。因此，对于医用应急物资储备技术的创新和人才的培训显得日渐急迫。

（2）医用应急物资储备保障的原则和要求

医用应急物资储备保障是一个国家→省地市→社会等自上而下的多维度、立体化体系，是卫生应急管理系统的重要物质支撑。其保障的准确性、及时性直接关系到卫生应急处置的实际效果。应急物资保障应坚持全面、综合、协调和高效的工作原则，并同时满足下列基本要求。

①功能和质量符合应急处置需要。医用应急物资保障的首要原则就是物资的功能和质量可以满足突发卫生应急事件处置的普通需要和特殊需要。

②储存环节的合理化。根据各类医用应急物资的不同特点，科学、高效地对物资进行储存，首要是选择合适的物理空间进行存放，其次还要有一套完善的物资管理和登记制度，既要通过储存最大限度地保障物资本身的可用性，又要能做到在紧急使用时可以高效地调用。

③物流的优化和成本控制。突发公共卫生事件发生时，应急物资必须以最快的速度运输到需要的区域。既要追求运输时间的最短，又要追求运输成本的最小化。

④科学的流程监管。利用互联网和物联网技术，可对医用应急物资在需求、储存和物流的全流程进行科学监控。

（二）医用应急物资保障管理现状

1. 现行的医用应急物资保障组织管理体系

由于医用应急物资储备管理是一个需要调动全社会资源，政府、企业，甚至民众多方位参与的过程，因此必须要在各个层面建立起组织管理制度和体系，医用应急物资保障组织管理可以理解为确保医用卫生应急物资保障管理工作而建立的组织体系、制度制定、规范共识达成的行为过程。

俄罗斯早在1994年通过《俄罗斯联邦储备法》建立了国家三级储备体系即国家联邦储备、地方储备和企业储备，并设置相关部门进行垂直管理。1999年美国公众服务部和疾病控制中心联合建立了国家药品储备库，负责医用应急物资的国家战略储备系统的建立，该系统在全美几个不为人知的地点以大型集装箱的形式进行医用应急物资储备。[①] 2003年之前中国的应急管理体系主要集中应对安全生产事故、自然灾害处置等方面，而SARS疫情的暴发，充分暴露了中国在传染病突发事件的应对准备、信息沟通、应急管理体制、物质储备和救援能力等方面的诸多问题。也正是如此，卫生应急管理和卫生应急物资保障体系建设被这种外部因素推向了发展期。[②]

从各国的情况分析，医用卫生应急物资保障的组织管理体系构成一般情况如下。

（1）领导决策机构

领导决策机构从最高层面确定卫生应急物资保障的总体战略目标、国家战略政策、国家项目，制定和颁布法律、法规。一般来说，领导决策机构都是各国的最高权力机构，中国通常情况下为国务院。

（2）组织管理机构

在中国医用应急物资保障的组织管理机构通常为国家卫生健康委，负责贯彻落实国家既定的方针、政策，对卫生应急物资保障发展进行具

---

① 李希文：《朔州市卫生应急物资储备模式探讨》，硕士学位论文，山西医科大学，2012年。

② 朱永兴：《国内应急管理研究现状与展望》，《管理观察》2017年第22期。

体规划和推进落实，以及监督和检查计划的落实。

（3）组织实施机构

组织实施机构是指具体实施卫生应急保障的科研、生产、采购、使用、维修等各个环节的相关部门。一般根据科研、生产和采购三个环节来对实施机构进行具体划分。

①科研机构。主要负责医用应急物资的技术开发和计划制订，并组织开展基础研究和实验。根据其隶属层级一般可以分为国家级、省市级和基层的科研管理机构，现在也有很多社会企业投入大量资源进行卫生应急物资的基础科研。

②生产管理机构。中国的卫生应急物资生产在国有卫生工业企业的基础上，利用拨款、补贴和政府采购等调控手段对全社会的卫生应急物资生产活动进行全盘调节。

③采购管理机构。各国在采购管理机构方面有着不同的组织实现形式，在中国通常是由卫生行政部门负责协调政府各级部门共同完成。

2. 中国医用应急物资保障管理法律法规发展

2003年颁布实施的《突发公共卫生事件应急条例》宣告了中国的医用应急物资保障管理制度的正式建立，制订了国家应急物资战略储备计划，明确了卫生行政部门和其他部门的职责。近年来，又明确规定了应急物资储备目录、供应方式和调用机制等技术细节。而更早追溯到20世纪70年代，中国就已经通过国家专项拨款的方式在全国修建了13个药品储备库用于战备应急需要，但是当时并没有制定相关的医用应急物资储备的法律法规。而在1984年第一部《中华人民共和国传染病防治法》则首次提及"应急设施、设备、救治药品和医疗器械以及其他物资和技术的储备与调用"相关的计划和要求。中国医用应急物资保障管理法律法规经历了一个逐步规范化、法律化的过程。[①]（见表10－1）

----

① 徐娟、余鸣人：《中国医药应急物资储备政策溯源》，《中国卫生》2020年第5期。

表 10 - 1　　　　中国医用应急物资保障相关法律法规发展历程

年份	法律法规名称	主要作用
1984	《中华人民共和国药品管理法》	首次以法规形式建立了药品储备制度
1989	《中华人民共和国传染病防治法》	首次要求"应急设施、设备、救治药品和医疗器械以及其他物资和技术的储备和调用"
1997	《关于改革和加强医药储备管理工作的通知》	专门的医药应急物资储备政策文件
1997	《国家医药储备资金财务管理办法》	对国家医药储备的资金和安全提出明确管理办法
1998	《关于进一步落实省级医药储备制度的通知》	推动了基层医药储备制定的建立和发展
1999	《国家医药储备管理办法》	明确了中央、地方两级储备制度和各自的权责
2002	《关于进一步做好医药储备工作有关事项的紧急通知》	进一步推动了医药应急物资储备管理工作的发展
2003	《突发公共卫生事件应急条例》	初步构建了突发公共卫生事件应急体系，细化了卫生应急物资储备工作
2003	《关于转发国家发展改革委、卫生部突发公共卫生事件医疗救治体系建设规划的通知》	明确了医药应急储备主管部门为国家发展改革委员会
2006	《国家突发公共卫生事件医疗卫生救援应急预案》	提出"技术性储备"，开展相关科研
2007	《中华人民共和国突发事件应对法》	明确要求建立健全应急物资储备保障制度
2007	《全国卫生部门卫生应急管理工作规范（试行）》	明确了"统一规划、合理布局、分级储备、地方为主、中央为辅"的储备原则和四级储备体系
2016	《关于加强卫生应急工作规范化建设的指导意见》	建立健全物资轮储和调用制度，推动物资储备信息化建设，提高应急物资综合协调和分类分级保障能力
2019	《中华人民共和国基本医疗卫生与健康促进法》	明确了国家建立中央与地方两级医药储备机制

中国现行的与医用应急物资储备相关的法律法规，自上而下可以分为三个层级。包括涉及医药应急物资储备的相关法律法规既有综合性应急法律法规，也有专门的医药应急物资储备相关的制定和规定以及各级地方制定的法律和规范，从而从以下三个层面对卫生应急物资的储备进行了要求和保障。

（1）综合性法律法规。如《突发事件应对法》《国家突发公共卫生事件总体应急预案》等明确了应急保障的原则纲要，提出了应急物资储备保障的总体要求。

（2）针对性的国家法规。国务院以及其他主管部门，针对某一类型的突发事件而制定的应急预案，如《国家突发公共卫生事件医疗卫生救援应急预案》。

（3）各级地方法规。各级地方政府和相关部门出台应急预案、法律法规等均对医用应急物资保障的原则、措施和责任进行了规定。

经过多年的发展，卫生应急物资保障法律法规从储备计划制订到责任部门职责划分，进而从出台技术标准对应急物资储备目录、供应方式和对调用机制进行规范，走过了逐步规范化和专业化的过程。

3. 医用应急物资保障管理研究发展情况

国内医用应急物资保障管理的研究近年来有了长远和深入的发展，研究对象的范畴也向着政策法规、储备技术、运筹管理等多方向发展。主要研究的内容涵盖以下几个方面。

（1）储备管理的基本内涵和政策研究。主要研究国家层面的卫生应急物资储备管理应急预案、体系的运行机制，以及预案的优化等，如对于卫生应急物资储备形态的研究、国家卫生应急资源整合方式的研究以及医用应急物资储备科学管理的研究等。

（2）储备模式和制度研究。国内如丁斌等学者采用模糊评价模型和层次聚类等人工智能算法，研究如何基于大数据来对应急物资的储备模式进行合理优化。[1] 邓莘等提出建立以省级储备为重点，中央储备为辅助的应急储备体系，这个对中国现行的卫生应急储备体系的建立起到了至

---

[1] 孙丁、李幼平、冯曦兮：《从 SARS 防治绩效对比研究各国公共卫生应急反应体系》，《中国循证医学杂志》2004 年第 4 期。

关重要的作用。[①]

（3）储备相关技术的研发。新技术应用 5G 网络、无人机、GIS 定位、物联网等新的技术在卫生应急物资的储备保障中的应用，是目前应急管理中技术研究的主攻方向。工程学和物流学相关技术在应急物资保障中的拓展，也使得卫生应急储备的优化和调度得到了长足发展。

（4）信息共享机制研究。主要涉及物资信息共享、信息系统搭建、应急信息管理评价和信息挖掘与收集方面的研究。2007 年中国初步建立了储备信息联网制度，但是各省和地市尚未完全建立落实这种储备信息共享机制。上海市 2020 年发布《中共上海市委、上海市人民政府关于完善重大疫情防控体制机制健全公共卫生应急管理体系的若干意见》，提出要建立公共卫生应急储备中心，建立物资储备和信息共建机制，从而推动区域性应急物资保障分布化体系迈向新的发展方向。

4. 医疗卫生机构应急物资储备管理现状

医疗机构是卫生应急工作中最基础的环节，尤其是突发公共卫生事件中的医疗救援工作大量在多数情况下会转移到医疗机构来完成。从国内外的经验来看，医疗卫生机构作为医用应急物资储备的分布式中心具有一定天然的优势。大型的医疗机构往往交通情况都比较便利且由于救治行为最终也是发生在医疗机构，因此很多救治类的医用应急物资就可以避免很多物流和调度的问题，节约大量的时间。

2015 年国家专门制定了《全国医疗机构卫生应急工作规范（试行）》，该工作规范的出台，对医疗机构的应急领导体系、应急管理制度等方面进行了很详细的规定，同时也对医疗机构的医用以及物资储备进行了规范。各级医疗机构就可以参照《卫生应急队伍装备参考目录（试行）》（卫办应急发〔2008〕207 号）做好日常卫生应急装备物资的储备和管理工作。结合医疗机构所承担的卫生应急任务，建立科学、经济、有效的卫生应急装备物资储备和运行机制，满足本单位应急工作需要。该工作规范要求医疗机构的储备的卫生应急装备物资通常包括：医疗药品类、医疗耗材类、医疗设备类、医疗文书类、后勤物资类、通信器材类、卫生技术车辆类、宣传保障类等，还可根据卫生应急任务分工增配

---

① 邓莘、李自力、郭豫学等：《关于应急物资储备的思考》，《甘肃科技》2009 年第 25 期。

各类装备物资。

目前，医疗机构一般都是在医院应急管理领导小组的领导下，设立专门的应急管理办公室（或指定专门某部门承担管理职能）对应急物资储备进行管理。同时还会设立应急管理委员会，进行包括应急物资储备在内的应急管理工作的决策和决议。医疗机构储备的方式主要有实物储备、资金储备、合同储备和信息储备集中方式，通常是以实物储备为主。要求设立有独立存在的应急管理库房作为储存实体，坚持"预防为主，常备不懈"的方针，以维持储备的动态平衡作为管理原则。

新冠肺炎疫情凸显了医院应急管理和应急物资储备的不足，在区域化应急储备中心共建共享应急管理发展背景下，医院作为突发公共卫生事件应急储备分布式中心拥有广阔的发展前景。但是当前还缺乏区域性或是全国性医疗机构应急储备情况的可靠研究结果；储备计划、储备成本控制、应急库房管理和信息化共享建设等制度和技术缺乏有效的共识，医院应急物资储备管理方面的相关研究越来越迫切。

二　医用应急物资储备与应急管理存在的问题

（一）预警机制失效和预案落实不到位

SARS疫情以后以应急预案和应急管理体制、机制、法制的"一案三制"为主要核心建立和完善了国家应急管理体系。当前的卫生应急能力建设基础也较为牢固。但是疫情防控早期暴露出的一些问题，也反映了中国卫生应急管理工作有进一步提升的空间。

1. 预警机制未充分发挥作用

SARS疫情之后，在国家的统一部署下建立了国家—省—市—区—医疗机构逐级上报、审核的疫情直报和突发公共卫生事件日常监测和预警系统（中国疾病预防控制系统）。然而在此次疫情的早期，由于部分地方政府对疫情信息预警信息不敏感，导致了一定程度的误判，从而出现了信息公开和处置措施滞后的情况。这一定程度上影响了早期医用应急物资的保障和公众尤其是医疗工作者对自身防护的正确判断。中国现行的应急管理体制是实行属地管理为主，地方党委和地方政府负有最后责任，地方政府在行政上对疫情监测和发布能够起到相当程度的管理和干预的作用。然而当前这套专业化的监测体系，其本身的专业监测过程应当是独立于行政手段之外的，因此，如何平衡地方责任和预警监测系统独立性就变得非常值得探讨。

2. 应急预案的落实不到位

2003 年《突发公共卫生事件应急条例》明确了国务院卫生行政主管部门和省地市政府的权责范围。国家负责制定全国突发事件应急预案，总体原则是分类指导、快速反应；而省地市政府则以此为依据结合本地实际情况，细化本行政区域预案和各类要求。此后 2006 年的《国家突发公共卫生事件总体应急预案》和 2007 年的《中华人民共和国突发事件应对法》都对应急预案的制定和启动条件做了要求。

然而具体落实的过程中普遍存在针对性不强、宣传力度不够、演练培训不实等问题，重大突发公共卫生事件暴发时，各地方政府的应急响应往往又是各自为政，很难形成可以资源最优惠、效果最大化的协作网络。通过此次疫情，疾控体系和临床体系的互相协作和互相补充显得尤为重要，但是在日常的应急预案制定和演练培训中，往往这二者又是各成体系，相互之间的协同演练非常少。这显然是不利于突发公共卫生应急事件整体处置能力提升的。

（二）医用应急物资保障体系存在短板

1. 医用应急物资储备不足

首先是应急物资储备的制度层面存在缺失，各省、各地市根据国家《突发事件应对法》、《国家突发公共卫生事件总体应急预案》等法律法规要求制订本区域内的应急物资储备计划和指导性的储备目录，但是缺乏对储备情况的监督检查机制。这就导致各层级的应急物资储备情况经常流于形式，应急物资储备往往出现实物储备短缺、计划储备不符、资金储备不足和信息储备滞后的情况。

特别是在理应成为应急物资储备核心节点和突发公共卫生事件处置核心环节的医疗机构，在疫情前普遍存在应急库房只是为了应付检查，甚至多数没有独立设置的卫生应急库房和相关的管理人员的现象。因此在暴发的早期，在政府应急物资支援尚未到位的时候，医院库存立刻告急，导致很多医务工作者都面临着个人无防护、救人无药品的尴尬情况。

2. 区域协调的储备共享机制不成熟

虽然"中央应急物资储备中心和区域物资储备分中心"这一中心—节点型的储备网络已初步建立，疫情也彰显了中央应急物资储备中心的储备和调度能力。但是在区域物资储备分中心的建设方面仍然需要各方努力，任重道远。在地市区的行政区域范围内，应急物质储备的协同共享机制的表现并不能令人满意。首先，平时就缺乏对各区、各单位应急物资储备进行统一调配的机构，虽然疫情期间由省、市防控领导小组扮演了这一角色，但是很明显，临时组建的防控专班适应角色需要时间，而突发事件处置就是在与时间赛跑；其次，缺乏统一调配和管理的机构，自然也就没办法组织行政区域范围内大型突发公共卫生事件所需医用应急物资供应、调配和信息共享这方面的应急演练；最后，各单位之间由于缺乏物资和信息的交流的制度设计和交流平台，无法在第一时间形成有效率的区域共享体系。

区域物资储备分中心的建设受到物流技术、储存技术等很多技术手段的限制，而很多技术的发展尚未成熟。针对战略性应急物资的储备、统一调拨、区域中心间的协调，还有储备资金保障制度、紧急征用机制等制度的建立都存在些许空白之处。[1] 另外，虽然现在的信息化手段已经非常先进，但是区域化的应急物资储备保障调度信息化平台并未真正建立。有的地方虽然在尝试建立类似的平台，但是往往只局限于对某一方面卫生应急物资，通常也只是情况摸排，并无实质性的调度能力。[2]

（三）重大突发公共卫生事件科研储备不足

突发公共卫生事件尤其是突发传染病疫情的处置水平的提升，离不开应急科研工作的开展。但是目前各大高校、医疗机构等科研工作都围绕基础科研而展开，专注于突发公共卫生事件理论、应急物资储备技术

---

① 张颖熙：《疫情下的中国公共卫生服务体系：严峻挑战与改革路径》，《黑龙江社会科学》2020 年第 5 期。

② 《湖北省突发公中毒事件卫生应急信息平台》，http：//123. 127. 60. 131：8080/preplan/app。

的很少，且存在资源分散、水平参差不齐等问题。医学院中的公共卫生科研机构，近年来多集中于以肿瘤为代表的慢性病的病因研究，鲜有高水平的学者将重心放在突发公卫事件处置相关问题的研究上。笔者通过对 2020 年国家自然科学基金的检索发现，专题资助卫生应急研究的立项项目非常少，这个和研究者本身较少、资助力度不够都有一定的关系。

基础科研和预防医学科研之间缺乏合作交流，只有在国家疾控中心这样的疾病控制和科研为一体的国家级单位，病毒溯源等基础科研与传播动力模型研究等预防医学科研才能够得到高效融合，其他要么是缺乏基础科研的能力，要么是缺乏预防医学研究的基础，更多的是二者之间的合作存在制度层面的障碍。

（四）医防融合存在沟壑，人才储备略显薄弱

《关于做好 2018 年国家基本公共卫生服务项目工作的通知》，要求推动"医防融合"。"医防融合"的提出起先是围绕着以健康促进和健康管理为手段，以控制慢性病危险因素、建设健康支持性环境而提出。然而在传染病防控和突发公共卫生应急处置事业中，医防融合的课题正在被越来越多的学者重视。疾控系统并不处于发现病例的前沿"哨点"，无法单独靠疾控部门解决早发现、早报告、早控制的防控关键环节。各医疗机构往往又重救治、轻预防和监测，前文也提到过，疾控系统的应急演练和医疗机构的应急演练是互相独立的，医疗机构的应急演练往往以院前抢救为侧重点，也很难要求医疗机构将自己的应急职责和应急演练设定在区域性的突发公共卫生事件处置的角色上。所以通过体制创新的方式消除医疗机构和疾控系统在卫生应急事件处置中的鸿沟显得越来越迫切，也是中央和各级政府以及学者探索的热点。

曹志辉等对中国基层突发公共卫生事件应急能力现状进行的调研分析发现，基层的卫生应急队伍存在学历水平偏低，结构不合理，更缺乏具有高专业水平的应急储备管理人才。[1] 应急专家库的设置情况往往低于国家标准，应急队伍临时调配，平时缺乏统一的管理和培训，这些都直

---

① 曹志辉、臧春光、韩彩欣：《河北省突发公共卫生事件应急能力现状及提升策略》，《统计与管理》2015 年第 5 期。

接影响了突发事件的处置效果。而医疗机构通常是由医院负责人牵头应急管理领导小组，^①下设的应急办往往也是挂靠在医务处或公共卫生科等行政部门，具备专业应急管理知识技能且从事专职应急管理工作的人员非常稀少，且医疗机构的日常培训都是围绕医疗急救展开，缺乏对工作人员专业的应急管理培训。

三 中国公共卫生应急管理发展的未来展望和建议

《求是》杂志在 2020 年 3 月份发表了习近平总书记的重要文章《全面提高依法防控依法治理能力 健全国家公共卫生应急管理体系》，习总书记指示我们，既要立足当前的防控阻击战，更要放眼长远，完善重大疫情防控体制机制，健全国家公共卫生应急管理体系。未来在法治保障、疾病预防控制体系完善、重大疫情救治体系改革、重大疾病医疗保险和救助制度、应急物资保障体系等方面的发展非常值得我们期待。

（一）体系改革推动卫生应急储备能力及标准化发展

2020 年中央深改委发布《完善重大疫情防控体制机制 健全国家公共卫生应急管理体系》给改革指明了方向。强调坚持预防为主，消除医疗机构和疾控体系之间的鸿沟，在顶层设计、政策保障上充分体现"预防第一"的核心理念。习近平总书记也特别强调国家将持续推动公共卫生服务于医疗服务之间的无缝衔接，健全防治结合、联防联控、群防群控的工作机制。公共卫生体系的改革目标纳入了 2020 年政府工作报告当中，总体思路围绕着疾病防控与临床救治如何协作，科研成果如何向卫生应急实践转化，疾控机构职能定位和话语权提升等关键问题展开。

各省各地市对中央的改革要求积极响应，实际上很多地方的改革步伐都走在了前面。湖北、上海、山东、北京、福建等省份已在疫情常态化防控仍在进行的紧张状态下，很早出台了各自的公共卫生改革方案，并实打实地稳步推进落实。以湖北为例，2020 年 6 月湖北省提出了《关

---

① 石钢：《公立医院应急管理存在的现实问题和对策研究——以成都中医药大学附属医院为例》，硕士学位论文，中共四川省委党校，2018 年。

于推进疾病预防控制体系和公共卫生体系建设的意见》，提出打造疾病预防控制体系改革和公共卫生体系建设的"湖北样板"，并要求出台"1＋N"系列配套文件。未来有望在卫生应急储备能力的标准化评价形成适用于国家及地方的规范化指南，这将极大推动卫生应急物资制度化发展和多维度的能力提升。

（二）进一步健全和统一应急物资保障体系

由于中央和各地政府都开始高度重视公共卫生基础设施的投资，财政力度向卫生应急物质储备方面大力倾斜，可以期待中国目前"中央应急物质储备中心和区域物资储备分中心"的中心—节点型储备网络将会变得更加稳固、高效。中央储备层面，习近平总书记强调要将应急物资保障作为国家应急管理体系建设的重要内容，建立国家统一的应急物资采购供应体系，对应急救援物资实行集中管理、统一调拨、统一配送。在中央储备中心作为坚强后盾的基础上，各地都在积极探索区域物资储备中心的建设新方案。[①]

如北京围绕"市—区—机构"三级应急物资保障储备体系和市、区政府两级应急物资生活必需品储备体系，打造"双中心"的首都应急物资保障体系；上海则更注重共享共建机制，围绕市级公共卫生应急储备中心，加强各医疗机构应急能力和物资储备建设，强化物资和信息的共建共享机制。广东则建立了省—市—县三级多元、梯次推进的应急物资储备体系，实现应急物资储备中心在地级市以上的全覆盖，并且在公共卫生应急产业体系升级上做文章，加快公共卫生应急产业的配套升级，既打造了未来的经济增长点，又为卫生应急物资储备提供了坚实的产业支撑。

（三）进一步提高卫生应急储备相关人才队伍水平

习近平总书记连续多次对卫生应急储备的科研攻关和人才队伍建设提出具体指示，他指出"要从体制机制上增强科技创新和应急应变能

---

① 崔薨薨、万立东：《京沪粤三地卫生应急体系建设意见的对比》，《中华卫生应急电子杂志》2020 年第 6 期。

力"。中国科学院率先表态，要从建立多部门协调机制、完善科研立项和管理机制、加强平时科研技术储备和加强国际科技合作等方面，多措并举建立健全应急科研攻关机制。科研经费资助和国际交流机会上多加倾斜，引导公共卫生专业研究机构的研究重心转向卫生应急物资研发、储备制度以及卫生应急管理机制和应急处置相关技术方法等方面。

现在国家和各地方政府都在积极制订和完善公共卫生人才发展的相关计划，建立合理的人才培养和考核机制。多地也开展了公共卫生人才现状和发展的调研工作，目前，国内疾控专业工作人员占全国卫生人员的比重从 2009 年的 2.53% 减少到 2019 年的 1.53%，不但没有增加，还出现较大的下滑趋势，队伍规模缺口较大。具有临床医学、公共卫生等多背景的卫生应急专门人才极度缺乏，国内也鲜有该方面人才的体系化的培训机制。而部分公共卫生硕士、博士研究生近年的就业意愿有向大型综合医院偏向的情况，这对于公共卫生体系的完善和队伍的建设和发展是一个较好的基础，但是公共卫生专业人才在医疗机构普遍存在受重视程度低、职称晋升难、科研资助机会少等各种问题。所以国家应尽快制定公共卫生应急管理人才的专门培养或继续教育的相关办法，鼓励各地方通过联合培养、科研互作等形式探索临床人才、公共卫生人才协同发展的道路，使得二者在各个层面都享有平等的发展机会。

（四）加强国际交流合作

中国一向秉承包容、开放、合作的态度，通过疫苗援助、外派医疗和防控专业人员等形式主动参与和帮助世界其他国家防疫，加强跨学科的国际合作，推进公共卫生应急管理体系的广度与深度发展。新冠肺炎疫情前的全球公共卫生行为主要是由发达国家主导，如埃博拉疫情防控总体上由英国牵头，同时美国派出了 60 多名专家，其中大部分是流行病学专家，专门负责数据的收集和分析。而中国则只是负责物资与医疗技术援助，极少参与疫情防控决策的制定。在未来的国际交流合作中如何深度融入公共卫生活动甚至参与顶层设计应该是今后我们合作努力的主要方向。

第十一章

基层医疗卫生应急管理能力建设

基层医疗卫生机构是中国医疗卫生服务体系的重要组成部分，提供预防、健康教育等基本公共卫生服务，承担常见病、慢性病、多发病的诊疗服务以及部分疾病的康复、护理服务，是中国卫生健康服务体系的网底。作为突发公共卫生事件应对的重要关口，基层医疗卫生机构应急管理水平直接关系到人民群众的生命安全和整个社会的稳定。近些年来，突发公共卫生事件增多，各级部门对突发公共卫生事件应急管理的重视程度逐年增强，基层医疗卫生机构在应急管理能力建设上取得了显著成效。基层医疗卫生机构是筑牢防灾减灾救灾的主战场，力量下沉、重心下移和保障下倾有助于提升基层医疗卫生机构应急管理能力。

本章通过梳理中国基层医疗卫生机构应急管理的政策，借鉴国内外相关研究进展，基于中国基层医疗卫生机构应急管理典型案例及工作困境实证调查分析，提出加强基层医疗卫生应急管理能力建设的相关策略建议。

一　中国基层医疗卫生机构应急管理的政策梳理与分析

自 2003 年 SARS 疫情在国内有效平息后，国家出台了一系列应急预案、法律法规和管理办法，以更好地应对突发公共卫生事件。表 11 - 1 梳理了自 2003 年以来，中国关于突发公共卫生事件应急管理以及基层医疗卫生机构工作的主要政策文件。2018 年成立中华人民共和国应急管理部，将分散在各个部门的应急管理职能整合，进一步加强国家对全灾种的全流程和全方位管理。可以发现，经过十几年的完善，中国在突发公共卫生事件应急管理上已经构建了相对成熟的应急体系。

表 11 - 1　　中国突发公共卫生事件应急管理的重要政策文件梳理

序号	政策名称	时间	主要内容
1	《突发公共卫生事件应急条例》	2003 年 5 月 9 日 2011 年 1 月 8 日 （修订）	界定了突发公共卫生事件的内涵、从预防与应急准备、报告与信息发布、应急处理、法律责任等部分明确各阶段各环节各部门的职责要求。
2	《突发公共卫生事件与传染病疫情监测信息报告管理办法》	2003 年 11 月 7 日 2006 年 8 月 22 日 （修订）	对突发公共卫生事件的监测信息报告提出明确要求。
3	《国家突发公共卫生事件应急预案》	2006 年 2 月 26 日	从应急组织体系及职责、突发公共卫生事件的监测、预警与报告、突发公共卫生事件的应急反应和终止、善后处理、突发公共卫生事件应急处置的保障、预案管理与更新等八个部分明确突发公共卫生事件的应急管理措施。
4	《国家突发公共事件医疗卫生救援应急预案》	2006 年 2 月 26 日	涉及医疗卫生救援的事件分级、医疗卫生救援组织体系、医疗卫生救援应急响应和终止、医疗卫生救援的保障、医疗卫生救援的公众参与等部分。
5	《关于进一步做好甲型H1N1 流感疫情防控工作的通知》	2009 年 9 月 10 日	在医疗救治上，首次提出实行分级分类救治原则，重症病例优先收治在定点三级医院；轻症病例可居家隔离治疗，基层医疗机构上门服务，并做好登记随访。
6	《国家卫生应急队伍管理办法（试行）》	2010 年 12 月 3 日	涉及应急队伍建设、职责、权利和义务、队伍管理、装备管理、奖励与处罚等部分。
7	《全国医疗机构卫生应急工作规范（试行）》	2015 年 10 月 28 日	二级及以上综合性医疗机构和院前急救机构开展的突发事件卫生应急相关工作的要求。

续表

序号	政策名称	时间	主要内容
8	《关于加强卫生应急工作规范化建设的指导意见》	2016 年 12 月 15 日	从组织管理、联防联控机制、预案针对性与可操作性、监测预警管理、处置效能、紧急医学救援建设、队伍建设与物资技术储备、培训演练与公众宣传、总结评估九大方面对中国卫生应急管理水平和综合能力做出工作部署要求。

　　基层医疗卫生机构的建设和运转状态关系到居民基本医疗卫生服务和公共卫生服务的提供，也影响着医疗卫生资源的利用情况。近几年，国家出台了一系列政策文件，通过推进分级诊疗制度、开展医联体建设等提升基层医疗卫生机构服务能力，全国基层医疗卫生机构得到快速发展，服务水平不断提高，但目前基层医疗服务能力较弱仍是全国医疗卫生领域普遍存在的问题。2020 年 7 月国务院办公厅印发《深化医药卫生体制改革 2020 年下半年重点工作任务》，全面推进社区医院建设，提升城乡社区医疗服务能力，健全分级诊疗制度，强化基层卫生防疫。中国卫生健康统计年鉴数据显示，2019 年中国基层医疗卫生机构达 954390 个，相较于 2015 年增长了 3.65%，同时基层医疗卫生机构的床位也在不断增加，从 2015 年的 141.38 万张增加到 2019 年的 163.11 万张。2019 年中国基层医疗卫生机构的卫生人员总数为 4160571 人，相较于 2015 年增长了 15.47%，其中执业（助理）医师增加了 30.37%；注册护士增加了 48.53%。2019 年基层医疗卫生机构诊疗人次数相较于 2015 年增长了 4.35%；入院人数由 2015 年的 4036.6 万人增加到 2019 年的 4295.1 万人。良性运作的基层卫生服务体系是一个国家医疗卫生事业发展的重要保障，更是在应对突发公共卫生事件中有效减少灾害破坏的第一防线。

二　中国基层医疗卫生机构应急管理工作困境

　　华中科技大学同济医学院联合多所高校开展了国家公共卫生应急管理体系武汉中心项目研究，课题组 2020 年从武汉市的 13 个行政区选取

13 家基层医疗卫生机构（中心城区 7 家社区卫生服务中心、远城区 6 家乡镇卫生院）进行了专家座谈与个人访谈等系列调研工作，归纳与总结了基层医疗卫生机构应急管理困境。

（一）分诊流程不明确、信息不流通，转诊通道不够通畅

医疗机构间的信息不互通，会影响工作效率。由于基层医疗机构缺乏适时调整的突发公共卫生事件的应急预案，导致在疫情前期，各级医疗机构之间没有很好的分工协作机制，对于患者的分诊、转诊流程不够明晰，影响到患者的及时就医，也在一定程度上增加了交叉感染的风险。分诊流程不明确、信息不流通，导致转诊通道不够通畅，影响到医疗服务的及时提供及服务效率，患者医疗服务需求没有得到及时满足。

（二）基础设施、应急物资与诊疗设备配置有待加强

基层医疗卫生机构的发展离不开基础设施的支撑，给社区居民提供一个良好的就医环境、就医条件，能够提高居民的信任度，吸引居民到基层就诊。当突发公共卫生事件时，基础设施较为落后、物资储备缺乏、诊疗设备配置欠缺等问题严重制约基层医疗卫生机构承担的基本职能的发挥，基层医疗服务效率影响到其应急能力的提升。即使疫情后期政府等相关部门给予捐赠、补助，受到相关设备安装及项目投标需要符合法律规范要求等条件制约，无法在短时间内得到较好的解决，硬件设施无法满足需求，很大程度上也阻碍了基层医疗卫生应急能力提升。

同时受访者均表示在疫情前期，基本物资十分匮乏，疫情发生之前物资储备较少，随着疫情的严重，出现物资严重缺乏的现象，医务人员的防护物资都在告急。后期由于卫健委的统一指挥，物资统一调配之后，医疗物资较充足。在应急药物方面，一直按照上级的要求进行储备。

（三）基层医疗卫生专业技术人员不足，应急知识水平不高

基层医疗卫生机构普遍存在人才不足、人才流失的问题。在实证调查中受访者也表示由于政策原因，编制紧缺，基层的工作环境差且待遇低，很难留住人才或引进高水平人才，在突发公共卫生事件时，基层医疗卫生机构面临最主要的问题是人才不够。同时面对突发公共卫生事件，

需要专业的公共卫生人员进行指导，制定完备的应急预案，基层医疗卫生机构卫生人员有章可循，能够尽可能避免流程混乱、权责不清等情况的出现。而目前中国基层医疗卫生机构存在公共卫生专业人员不足等问题，大部分专职从事公共卫生工作的人员并不是公共卫生专业技术人才。[①] 公共卫生人才的培养是一个周期较长的过程，在迫切需要推进公共卫生专业人才培养的同时，现有公共卫生人才的引进是基层医疗卫生机构需要重视的一个关键问题。

基层卫生人员应急知识与技能的掌握将影响基层医疗卫生机构在突发公共卫生事件背景下的应对能力，基层医疗卫生应急管理能力建设很大程度上与其卫生技术人员应急能力有关，而卫生技术人员应急能力正是其应急知识水平的有效反映。因此迫切需要提升基层医疗卫生技术人员的应急知识水平，以进一步提升基层医疗卫生应急管理能力水平。

三　策略建议

基于文献分析以及课题组前期系列调研成果，提出以下几点建议，以进一步提升基层医疗卫生机构在突发公共卫生事件中的应急管理能力。

（一）加强基层设施建设，完善设备配置，强化物资储备和采购调用能力

完善的设备和充足的物资是应急管理工作成功的前提和重要基础，由于设备配置不足，基层医疗卫生机构的预检分诊等工作会受到一定影响。部分常规性检查工作可在基层医疗卫生机构进行的，但是由于设备不足，或缺少相应的检查设备，患者需到上级医院进行就诊，因此增加了交叉感染的风险。

为避免患者在短期内向综合医院集聚，造成交叉感染，政府须加强基层医疗卫生机构的基础设施建设，配备必要的基础设备如 CT、空气消毒机、医用专车等，做好基层的首诊任务。改善基层医务人员基础的工

---

① 汪志豪、陈馨、李小宁、谢翩翩、刘万奇、刘瑾琪、杨金侠：《国家基本公共卫生服务项目人才队伍现状分析》，《中国公共卫生》2019 年第 6 期，第 670—672 页。

作环境，在空调及用电等方面进行完善，保证医务人员的工作正常开展，不受外界环境影响。需要加强基层医疗卫生机构的"三区两通道"建设，减少交叉感染，保证医务人员有安全通道。建设基层医疗卫生机构专门的发热门诊以及传染病门诊，强化预检分诊、隔离观察、协同转运、应急处置等功能，构筑公共卫生应急体系。

（二）重视基层卫生人才队伍建设，提升基层医务工作者的应急能力

基层医疗卫生机构普遍存在人才不足、人才流失的问题。基层医疗机构工作环境较差，且基本的薪资待遇也没有良好的保障，加之现在编制的管控，导致基层医疗卫生机构不仅难以吸引优质人才下到基层，引进新鲜血液到各科室，甚至还会出现机构的医务人员流失现象，因此基层医疗服务机构卫生人才队伍建设应引起重视并急需政府的政策扶持。

在基层卫生人才队伍建设方面，一是通过政策优惠待遇帮助基层医疗卫生机构更好地引进和留住优质医疗人才，与医学院校联合培养医学人才，使基层医疗卫生机构的人员配置标准化，提升基层医疗服务能力。二是需要加强公共卫生专业人才培训，打造一批专业且固定的公共卫生人才队伍，以更好应对突发公共卫生事件，提升基层应对能力。三是要强化中医药特色人才建设，引进中医药人才到基层，传承中医药文化。通过此次疫情，相信人们能够更深刻地体会到中医药的精髓与魅力，中医药不只是针对某一疾病进行治疗，讲究人体的整体性，起到对疾病的治疗、对身体进行调理等多种作用。基层医疗卫生机构作为首诊，需要有中医药人才，做到中西医结合，建立中西医结合"防治一体化"的救治体系。

与此同时，应增强对现有全科医生、护士等医务人员的应急能力培训，使其掌握必要的应急管理知识与技能。在考虑基层医务工作者的工作时间和工作内容的前提下，要常态化和规模化地推进突发公共卫生事件的相关演习活动，让基层医务工作者更多地参与到突发公共卫生事件的应急管理工作与演习活动，将教育培训中的理论知识进一步转化为实践技能。在基层医疗卫生机构的医务工作者数量有限的前提下，打造一支高水平复合型的应急管理队伍，应急管理的人才队伍可根据应急预案设置常规和机动两个应急小组，应急小组成员不仅要重视相关理论知识

的培训，还要鼓励参与到应急演习中，提升实践技能，形成一支灵活可变、训练有素的基层医疗卫生机构应急管理人才队伍，通过开展应急预案的演练实践，总结经验，以提升基层医务工作者的应急管理能力，创造出具有特色的基层医疗卫生机构应急管理新模式，充分发挥基层医疗卫生机构"健康守门人"的作用。

（三）落实医联体建设，明确功能定位，强化分工协作机制

医联体是分级诊疗制度建设的重要载体，通过紧密型医联体的建设，明确医联体内部各级机构之间的利益分配关系，在平等协商的基础上建立利益协同机制，形成有机的利益共同体，实现医疗服务体系的最大化利用。医联体的建设一方面可以促进基层首诊和双向转诊，减轻上级医院对基层医疗机构的"虹吸效应"，保障患者医疗服务的连续性。另一方面，借助医联体可以实现优质资源的下沉，通过上级医院对基层的专家下派、技术帮扶、远程医疗项目的开展，可以提升基层医疗卫生机构的技术水平和诊疗能力；基层医疗卫生机构派卫技人员到上级医院进修学习，也能提升人员的业务能力，调动人员的积极性。

在疫情防控期间，通过基层医疗卫生机构预检分诊，医联体内部的强制性联动，以实现发热病人和普通病人有序分流分诊，医联体的建立在一定程度上可以推进医疗资源的合理化分配和高效运行。目前，武汉市绝大部分的基层医疗卫生机构都与上级医疗机构建立了医联体合作关系。上级医院会每周或每月定期下派医生坐诊、查房、培训，对基层卫生人员的水平与能力起到一定的带动作用。但对于医联体建设的目标，即推动分级诊疗而言，作用并不大。尽管双向转诊平台已基本搭建，但真正做到基层首诊并通过平台上转的患者并不多，从上级机构下转到基层康复的患者更是少之又少。医联体建设大多是流于形式，没有政府相关具体实施政策和财政支持，且基层医疗卫生机构本身硬件设备不足和医疗水平较低，致使基层医疗卫生机构无法真正进行基层首诊，实行医联体的高效运行。因此，需要强化医联体的建设，落实相关政策，医联体牵头单位做好专业技术下基层，做好人员培训工作，以提升基层医疗卫生机构人员服务能力。

（四）加强基层医疗卫生机构多阶段突发公共卫生事件防控能力建设

在基层医疗卫生机构应急体系建设方面，国外相关研究主要围绕突发公共卫生事件发生与发展的不同阶段进行系列研究，涉及事前准备、事中响应和事后恢复三个阶段，其根本目的在于多方面考虑基层医疗的服务能力提升策略，以增强其突发公共卫生事件应对能力。

一是事前准备阶段：有学者指出，基层医疗服务可以改善患者健康状况，更能提升低收入国家的健康水平，完善的基层医疗服务系统可以发挥更充分的卫生应急管理作用。就备灾而言，使用基层医疗卫生机构的基础设施能降低社区的灾难风险程度并增强其灾难应对能力。二是事中响应阶段：相关研究较为关注特定类型疾病的诊断与救治工作，在灾害期间，基层医疗卫生机构提供的综合服务能大大降低患者的死亡率和发病率。如在 H1N1 流感期间，基层医疗卫生机构能协助医院急诊适当处理需要紧急护理的患者，通过提供疫苗和医护人员以减少医院急诊部门的病例。其次，关注人群的心理健康问题，重视基层医疗卫生机构对受害者精神上的积极作用，基层医疗卫生机构的全科医生在识别患者心理健康需求上具有优势，全科医生可以增加患者获得医疗服务的机会并迅速响应其需求，促进对精神问题的早期干预。同时关注基层医疗卫生机构对弱势人群的积极作用，如突发事件发生时，父母会迅速寻求全科医生的建议，以满足儿童和家庭的需求，由此强调基层医疗卫生机构的全科医生对儿童健康的积极影响。也有学者指出，尽管基层医疗服务在突发公共卫生事件中能立即做出反应，但是仍然需要将基层医疗整合到紧急医疗援助中，与之协同发挥作用。三是事后恢复阶段：此阶段研究较为关注基层医疗卫生机构的结构和功能的优化，尤其是不同层级医疗机构之间的转诊体系的完善。有学者指出，公共卫生部门与基层医疗提供者的结合是未来疾病控制的有效模式，基层医疗能在社区层面有效识别患者需求，制定针对患者需求的策略，并与公共卫生部门沟通，以实施和评价这些策略。因此，中国应针对突发公共卫生事件事前准备、事中响应、事后恢复的各个阶段，加强基层医疗卫生机构应急防控能力建设。

（五）推进基层医疗卫生机构信息化建设，强化信息互通共享

加强基层医疗卫生机构的信息化建设，对公共卫生的应急处置有积极高效的应对作用。目前二级、三级医院基本做到就诊病案首页的信息化，但是基层医疗卫生机构在医务管理信息化及智能化方面还有待加强。

《国务院办公厅关于印发深化医药卫生体制改革 2021 年重点工作任务的通知》中明确指出制定全国医疗卫生机构医疗健康信息互通共享实施方案，破除信息壁垒，促进数据共享互认。目前中国医疗机构之间信息化存在较大差异，尚未建立统一的信息平台。[①] 医疗卫生机构之间信息数据无法共享，导致部分数据信息获取较为烦琐，不利于突发公共卫生事件之时应急事件的快速响应。因此首先要从基层的硬件设备上进行调整，配备现代化的电脑设备，安装高级的病案管理系统；其次加强医务人员的培训，将信息化系统有效合理地利用到本基层医疗卫生机构中，将基层医疗机构的医务管理真正信息化起来；最后，要进一步开展医疗体系内部信息化、标准化的建设及推行工作，加强医联体建设，推进基层医疗卫生机构与医联体相关医院进行信息融合、资源共享，有效推进分级诊疗发展，便于居民更方便、快捷地就医。

（六）加强基层联防联控机制建设，构建常态化联动机制

基层医疗卫生机构在与社区（村）居委会，通过将社区（村）医生、社区（村）干部、网格员等人力资源进行整合，构成疫情排查小组，与上级定点救治医院上下联动，并在疾控机构的技术指导下，在辖区内开展发热病人筛查、预检分诊、出院患者随访监测与康复、日常诊疗、健康教育等工作。这种闭环式的联防联控运行模式，在疫情背景下充分发挥各部门联合作用，是目前中国基层医疗卫生应急机制逐步完善的表现。

突发公共卫生事件需要多个部门及机构形成合力协作应对，因此应加强完善基层医疗卫生机构、社区居委会以及基层派出所的常态化联动

---

① 卢祖洵、徐鸿彬、李丽清等：《关于加强基层医疗卫生服务建设的建议——兼论推进疫情防控关口前移》，《行政管理改革》2020 年第 3 期，第 23—29 页。

机制，能针对特殊情况主动做出应急预案，建立公共卫生应急社区防控网络，提高基层医疗卫生机构医务人员传染病早期发现、及时报告与初步救治能力，强化基层医疗卫生机构疫情防控"基层哨点"职能，建立有序高效的小区防控机制。

第十二章

中医药在重大疫情防控中的应用

中医药学包含着中华民族五千年疾病治疗实践经验和健康养生理念，是中华文化的瑰宝，凝聚着中华民族的伟大智慧。在与疫病的较量中，中医药谱写了壮丽辉煌的历史篇章。据《中国古代疫病流行年表》记载，从公元前 674 年至 1840 年，中国有史志记载的疫病发生了 998 次，在历次斗争实践中，逐步形成了成熟的中医药防疫理论和方法。传承精华，守正创新，中医药防治疫病的价值和精华值得深入挖掘整理，从而充分发挥其独特优势，为当下及今后疫病防治再做新的贡献，并为建设健康中国、实现中华民族伟大复兴的中国梦贡献力量。

一　中医药防治疫病的理论

（一）中医药学对疫病的认识

中医药学认为疫病是感受自然界疫疠之邪气而引起的具有强烈传染性和广泛流行性，不论性别和年龄，临床表现相似，起病急，危害大的一类外感疾病。

1. 命名

疫病命名方式繁多，一般根据传染和流行程度、临床特征、病证性质、五运六气等进行命名。[①] 另有如发病特点结合病症性质命名的天行寒疫、发病部位结合临床特征命名的烂喉丹毒、发病季节与时令主气结合

[①] 刘铁钢、白辰、胡莉等：《疫病中医病名探究》，《中华中医药杂志》2021 年第 4 期，第 1805—1808 页。

命名的秋燥等。八纲辨证常会区分阴阳表里寒热虚实，其中寒热属性区分相对简单直观，易于达成共识，所以疫病辨证常会根据寒热表现区分为寒性疫病和热性疫病。寒、热属性都难以全面分辨者则谓杂疫。寒性疫病又分寒疫、寒湿疫等，寒疫是感寒邪而发的疫病，寒湿疫是寒邪与湿邪相合致病。热性疫病有温热疫、暑湿疫、湿热疫等。

2. 病因

运气致疫、乖候致疫、疠气致疫、邪毒致疫等多种理论是常见的关于疫病病因的记载。[①] 运气致疫理论是《黄帝内经》的五运六气异常致疫论：在一个六十年的甲子周运气循环中，时令气候有不及和太过，表现为未至而至、至而未至的及相互胜负的"亢害承制"规律，自然界气候出现某气太过或被郁不能发挥正常政令而发生疾病。如果这一特定时段的异常气候能够推动或者利于按木、火、土、金、水分类的某种疫疠邪气的繁殖与传播，就可导致这类瘟疫类传染性疾病流行。乖候致疫是"非其时而有其气"的"乖戾之气"和时行之气致病。疠气致疫是异常之气侵袭人体所致："非风、非寒、非暑、非湿，乃天地间别有一种异气所感。"邪毒致疫认为偏盛之气为毒，由《黄帝内经》提出，寒毒、热毒、湿毒、大风苛毒概念。发病学上有阴毒、阳毒的概念，由《金匮要略》提出。

3. 病机

疫病的基本病机主要是正邪交争。正气受损、病理产物热毒痰瘀虚致害，六经、卫气营血、三焦传变，还有温毒与温疫、湿热与温热、伏气与新感、是按症状辨识的。[②] "三虚"理论代表，天虚——天气有虚而戾，虚邪——乘隙袭人之邪，人虚——有隙可乘之人。"非其时"有"虚邪贼风"侵袭"正气不足之人"。[③]

---

① 岳冬辉：《中医疫病病因学理论探析》，《中华中医药杂志》2012 年第 12 期，第 3044—3047 页。

② 戴铭、艾军、陈升、赵清山：《温病证候病机学阐析》，《辽宁中医杂志》2011 年第 1 期，第 53—55 页。

③ 顾植山：《"三虚"致疫——中医学对疫病病因的认识》，《中国中医基础医学杂志》2009 年第 5 期，第 350—351 页。

4. 辨证

现行教材体系中，疫病辨治多以辨证论治为主。但辨证论治无法解决所有的临床问题，也不是中医唯一的辨治方法。常见辨证方法有三焦辨证、六经辨证、表里九传辨证、伏气与新感、卫气营血辨证等。为避免辨治思维局限，完整的辨治方法应包括辨证论治、辨症论治、辨病论治和审因论治等。辨证论治重病位、证候；辨症论治，急治标，重症状；辨病论治鉴别寒温，一病一方；辨舌论治知应下知病根、辨体论治明常变体质、审因论治"症—证—病—舌—体—因"捣病源。

5. 用药

内服：预防方可饮用芳香化湿理气类药扶正化湿。芳香类药性辛温香燥，能升散走窜，宣清化浊，通调气机，透邪外出。如达原饮用于湿热疫，开达膜原直达病所，辟秽化浊，疏利透达。清瘟败毒饮用于暑燥疫、火毒疫，能清热解毒，凉血。

外用：疫情防控使用频率最高的中药主要有芳香化湿药及一些矿物药如朱砂等。[①] 未病时可通过药枕、烟熏避疫，塞鼻、佩戴香囊、室内悬挂香袋嗅吸防疫，已病时可辨证应用芳香解表、化湿、温通、开窍法；烟熏避疫中金石类药物雄黄、朱砂、雌黄应用较多。现代应用较多有祛湿、疏风、杀虫、解毒类药物如苍术、白芷、艾叶、石菖蒲、降香、藿香、佩兰、草果、砂仁等。

6. 新冠肺炎的中医辨证治疗

国家中医药管理局专家组对新冠肺炎中医命名为"湿毒疫"。可以兼夹时令之气如风、暑（火）、燥、寒等，变证多端，形成痰、瘀、毒，多见闭证。应用成熟方药有金花清感颗粒、连花清瘟颗粒（胶囊）、血必净注射液三种中成药，和宣清肺排毒汤、化湿败毒方、宣肺败毒方三个效验方剂。即中国方案的"三药三方"。

（二）中医药防治疫病的理论基础

中医药防治疫病的理论基础，源自中国医学"治未病"理论，主要

---

① 师玥、任小巧：《芳香类中药在疫病防治中的应用》，《中国民族民间医药》2021 年第 14 期，第 66—70 页。

有未病先防、既病防变、愈后防复等。

未病先防。《素问·上古天真论》强调扶正气——"正气存内，邪不可干。邪之所凑，其气必虚"比现代的免疫治疗早数千年；避邪气——"虚邪贼风，避之有时"，指导"早发现、早隔离"；生活调摄——"其知道者，法于阴阳，和于术数，食饮有节，起居有常，不妄作劳，故能形与神俱，而尽终其天年"指导了生活起居的保健原则。葛洪的《肘后备急方》有内服、鼻吸、外敷、佩戴、熏等法，设立数个预防方，利用内服、外用药等形式早期扶正。宋代庞安时的《伤寒总病论·辟温疫论》记载的屠苏酒，口服或入水消毒，辟温粉涂身防疫。王士雄的《霍乱论》"人烟稠密之区，疫疠流行"指出须少聚集。《本草纲目》指导应用白茅根消毒杀虫，如"白茅香、茅香兰草并煮汤浴，辟邪气"，是避其邪气理论的灵活运用，主动驱除邪气。

既病防变。感受疫邪后，及时采取措施，防止发展、蔓延，阻断传播。"医圣"张仲景的《伤寒论》的六经辨证防逆传进展，温病大家吴又可《温疫论》"表里九传辨证"防变证，叶天士的《温热论》"卫气营血辨证"，透热转气、清营凉血、"务在先安未受邪之地"都是在阻断疾病进展，吴鞠通《温病条辨》"三焦辨证"辨证体系也是分层防变。

愈后防复。正气未复，余邪未尽。中医药干预有益于正气恢复，余邪祛除，能够防止疾病复发。中医适宜技术应用过程及其间互动、疏肝理气安神中药、中医康复功法能有效消除疫病造成的身体心理创伤。

二　中医药防治疫病的历史

中医药在中国历次重大疫情救治中均建立了不可磨灭的功勋，对民族的繁衍接续做出了巨大贡献。史料的记载有：

《黄帝内经》载"五疫之至，皆相染易，无问大小，病状相似"说明了疫病流行特征，预防方法"正气存内，邪不可干，避其毒气"，是经典方剂玉屏风散的理论渊源。

东汉末年战乱频发，瘟疫横行，身居高层的"建安七子"全部死于瘟疫，可见其严重程度。"医圣"张仲景以中医药救百姓，完成巨著《伤寒杂病论》，对多种传染疾病的辨证施治做了详细论述，创立六经辨证法并系列经典名方。

隋代医家巢元方认为伤寒是"最为杀厉之气"。《诸病源候论》将外感热病分温病、热病、伤寒病、时气病、疫疠病及疟病，书中首次涉及霍乱、痢病、风病等常见瘟疫。

北宋庞安时认为"天行温病"是感受了毒性极强的"异气"。具有流行性、传染性。

金元大家刘完素在病因上重视火热毒邪，为温病病因学提供了切入点。认为伤寒六经传变皆是热证，六气皆从火热而化。李东垣亲历 1232 年的汴京大疫，创制普济消毒饮以治疗大头瘟病，提出了甘温除大热治法，注重固护人体正气。

明代吴又可经历了明末十室九空的大疫，《瘟疫论》"夫温疫之为病，非风非寒，非暑非湿，乃天地间别有一种异气所感"，"邪之所着，有天受，有传染，所感虽殊，其病则一"，认为疫病除由空气感播外，患者亦为传染源和传染媒介。指出正气在疫病防控中的重要作用，人体抵抗力"本气充满，邪不易入；本气适逢亏欠，呼吸之间，外邪因而乘之"。

清"温病四大家"把对瘟疫的辨证思路归纳为卫气营血、三焦辨证、新感和伏气温病等辨证施治体系。

中医药一次次在危急时刻挽救了瘟疫中的中国人民，延续了中华血脉。抗疫相关的诊疗理论和实践，丰富了中医学文化。

1949 年新中国成立以后，中医药在当代历次重大疫情防控中均扮演了重要角色。

流行性乙型脑炎防治。1954 年石家庄暴发流行性乙型脑炎，重者丧生，轻者也有部分人出现不同程度的精神失常、智力减退等后遗症。中医师郭克明采取解毒、清热、养阴的方法，以白虎汤为主要方药，患者服药后都能在短期内迅速稳定退烧，并且不反弹，1 周至 2 周痊愈出院，很少出现后遗症，占半数以上属极重型病例的 34 例乙脑患者，经用中药治疗全部获愈。[①] 国家对石家庄经验进行多次论证，最终确认了中医药治疗流行性乙型脑炎的显著成效，并向全国推广。1956 年，流行性乙型脑

---

①　王振瑞：《中西医结合与瘟疫的第一次对决》，《中华医史杂志》2003 年第 4 期，第 18—22 页。

炎在北京出现，名医蒲辅周在石家庄经验的基础上，根据当时北京气候特点，"采用三仁汤、三石汤、五加减正气散、千金苇茎汤等化湿清热治法，同样取得了良好的效果"[①]。

流行性脑脊髓膜炎防治。1957 年春，河南省暴发流行性脑脊髓膜炎（以下简称流脑）疫情，感染者易发展为败血症，并引起化脓性脑膜炎，一般起病后 12—24 小时内迅速死亡。[②] 国医大师李振华用清热解毒、息风透窍法，以银翘散合白虎汤加减，另服安宫牛黄丸治疗，先后治愈近百例患者，治疗流脑的中医方案在全省推广。1959 年流脑疫情在南京暴发，在发现病例的小学，大量运用银翘合剂、大蒜素片、贯众汤预防，取得良效。[③] 同年，江西赣州市发现应用硼砂、三月三和野菊花治疗流脑，效果突出，用药两个疗程以内即可全部治愈，同时还发现黄檗、黄芩、百部、土牛膝、柚子仁、明矾 6 种中药也有不同疗效。[④]

疟疾防治。20 世纪 60 年代，恶性疟疾已对氯喹等一线抗疟药物产生了抗药性，疟疾肆意蔓延，致使百国无赖。数亿患者无药物可治，特别是越战中，恶性疟疾的流行和耐药性的产生，导致氯喹等药物无效。针对医学世界当时的最大难题，美军筛选化合物达到 30 余万个，旨在寻找新的有效抗疟药，自此各方均处于无突破困境之中。中国应越南政府恳求，于 1964 年开始在军内开展抗疟实验研究，1967 年中国组建成立代号为 "523" 的专门办公室，1971 年下半年，科学家屠呦呦在葛洪的《肘后备急方》启发下分离出青蒿素，对人类战胜疟疾做出巨大贡献，并因此荣获 2015 年诺贝尔生理学奖和医学奖，获得了中国人在自然科学领域第一个诺贝尔奖。

SARS 防治。非典疫情暴发后，著名中医专家邓铁涛积极呼吁中医药介入非典治疗。广州中医药大学第一附属医院以艾条烧熏协助日常清洁

---

① 唐旭东：《发挥好中医药在抗疫中的独特优势》，《红旗文稿》2020 年第 6 期，第 36—39、1 页。

② 中国医学科学院医学情报研究所：《近年来中国流行性脑脊髓膜炎防治与研究工作概况》，《医学研究通讯》1977 年第 4 期，第 2—5 页。

③ 赵勋皋：《应用中药预防流行性脑脊髓膜炎的观察报告》，《上海中医药杂志》1959 年第 8 期，第 47 页。

④ 严国华、梁铮声、刘景、解宝光：《九种中药对流行性脑脊髓膜炎带菌者 973 例疗效观察》，《中医杂志》1960 年第 6 期，第 20 页。

消毒，防控效果确切；收治 74 例 SARS 患者，中医药治疗实现"零转院""零死亡"。非典肆虐北京期间，中国中医研究院（2005 年更名为中国中医科学院）积极参与非典防治，其三家附属医院采用以中医为主的综合治疗方法，实现了显著提升 SARS 治愈率，医护人员零感染的目标。实践证明，中医药治疗 SARS 具有稳步降温、减少重症患者激素依赖、提升血氧饱和度、缩短发热胸闷等症状持续时间、减轻病毒对机体造血等功能的影响等多方面的优势。[①]

党和国家领导人对中医药事业的传承创新发展做过多次批示或重要讲话。20 世纪 50 年代，伟大领袖毛主席要求发掘提高中医药技术，指出："中国医药学是一个伟大宝库，应当努力发掘，加以提高。"邓小平同志提出中医药现代化要敢于创新，提出"正确处理继承与创新的关系，既要认真继承中医药的特色和优势，又要勇于创新，积极利用科学技术，促进中医药理论与实践的发展，实现中医药现代化"。2019 年，习近平总书记在对中医药工作的重要指示中强调中医药创新"传承精华守正创新为建设健康中国贡献力量"，李克强总理再次强调中医药创新，批示强调"推动中医药在传承创新中高质量发展，让这一中华文明瑰宝焕发新的光彩，为增进人民健康福祉作出新贡献"等，为中医药事业的发展创造了良好环境。中医药也因此在疫病防治乙脑、麻风、结核、手足口病、SARS、甲型 H1N1 流感等传染疾病方面取得良好效果。

三　中医药防治疫病的意义

中医药在疫病诊疗实践中形成一系列成熟、可靠的理论体系，并在历次的疫病治疗中不断发展与完善，形成理、法、方、药完整系统，对指导疫病防治、增强中医药理论、文化自信，推进中医药走向世界都有极为重要的意义。

---

① 赵娜、董碧蓉、须晋等：《中西医结合治疗严重急性呼吸综合征（SARS）疗效的系统评价》，《华西医学》2004 年第 3 期，第 353—357 页。

（一）预防应用，减少发病

实践证明，对密切接触者、免疫力低下人群、一线医护人员、社区工作者、志愿者等预防应用益气固表类中药，能明显降低疫病发病率，特别是在疫情早期病原体未检出，尽早应用预防方显得尤为重要，正是"正气存内，邪不可干"，可少发或不发病。

（二）早期使用，阻断进展

尽早使用中医药能控制轻型普通型发热、咳嗽、腹泻腹胀、呕吐等症状，阻断病情进展甚至逆转病情，实现少转重或者不转重。对重症病例中医药能减少抗生素、激素等西药用量、强度和疗程，减少毒副作用、维护脏器功能，减少机体对呼吸机、CRRT 等器官支持的依赖程度，减少后遗症。

（三）恢复期用，促进痊愈

疫病初愈，正气未复，余邪未尽。中医药能够增强免疫，改善心肺功能、缓解疲乏、疼痛等后遗症，防治病后复发。同时，中国传统功法锻炼，对身体心理修复均有益。病人自住院开始就可进行康复锻炼，如八段锦、太极拳等主动锻炼的传统功法，穴位按压、中药擦浴、泡足、熏洗、艾灸、拔罐等能够居家操作的中医适宜技术能明显减轻症状，增进交流，改善心理状态，增强免疫力，促进痊愈。

（四）心理创伤，从肝论治

突如其来的疫情，病人或密接者在治疗或隔离中长时间与亲朋的隔离，以及对自身和家人未来命运的担忧，往往会使患者产生明显的紧张和焦虑情绪，表现出失眠、胸闷等症状而无器质性病变，中医从肝论治能够疏肝理气具有较好效果。

（五）理论自信，后继有人

中医药学蕴含着深邃的哲学智慧，凝聚了中华民族五千年的养生理念，是中华文明的"活名片"。中医药早介入、全程参与、分类救治，发挥了重要作用，有效阻止轻症向重症、危重症转化，能快速改善轻症患者症状，能有效降低重症病亡率、改善重症患者症状等，这让世人对中医药有了全新的认识，用事实证明了中医理论博大精深，对增强中医理论自信和文化自信起到了积极作用。

（六）科技抗疫，利在千秋

张伯礼、仝小林等中医药专家在医疗救治的同时，注重总结提炼，启动了中医药防治疫情科研应攻关项目，一方面增进了人们对中医药的信心，另一方面指导并推进了中医药临床应用。临床疗效肯定的"三药三方"就是在坚持临床科研一体化思想指导下，以疗效为导向，边救治边研究而筛选出来的。

四　中医药防控重大疫情存在的问题

（一）中医药文化宣传不够

虽然中医药在历代疫病防治中做出了很多贡献，但因为中医药文化主动的、正面的宣传、舆论导向不足，甚至一些媒体上中医药虚假广告、部分不规范执业行为的存在，加之"中医黑"从来都存在，给中医药形象造成了负面影响，使得老百姓特别是年轻人对中医药存在一定误解或偏见。

疫情早期中医药参与率不高，部分老百姓和医护人员对中医药"没信心""没想到"，不敢优先使用，中医药防疫的优势没有充分彰显。这些都与中医药本身宣传不足有关。这种不足也会导致中医药发展的不自信不大胆，也在一定程度上限制中医药社会影响力的提升。

（二）中医药参与重大疫病防控制度有待健全

公共卫生管理、疾病防控方面中医药专业人员参与度不高。疫病救治综合或者专科医院虽然有中药房，但中医药应用缺乏中医专家指导，存在辨证质量、中药质量控制不够，降低中医药应用的准确性，从而影响成功率。

长期的疫病防控机制也有待进一步明确，专家组成员的培训考核机制、对全球一定时期内的流行病及其防控动态、临床特征诊断、防控对策、治疗情况等信息获取途径不统一、不全面，可能会对专家组研判疫情防控策略造成一定影响。

（三）中医药管理体系和服务体系尚不健全

目前，少数省份尚未独立设置中医药管理局，一个省域的中医药管理仅仅是卫健委内设的 2—3 个处室，且中医药专业人员配备不足。设有地市州级及以下的中医药管理专门机构省份的亦屈指可数，管理体系和领导体系缺乏中医药传承创新发展的动力，降低了中医药的主动性、发言权。在中医医疗机构体系建设方面，总体上看，当前中医医院发展整体落后于综合医院，中医医院诊疗设备较综合医院还有一定差距，甚至不能很好地支持疫病诊断。基层医疗机构中，中医药科室和疫情防控相关科室缺乏中医药防治传染病的理论和经验。

（四）中医人才培养不足

医学生中，因中医学生涩难懂，文化自信不足，主动学习中医药的人不多。自学中医人员往往因为没有正规学历或未经专业培训，存在行医不规范风险。由于绩效分配机制等原因，从事中医药工作专业人员的绩效收入较低，导致部分中医师、中药师从事中医药工作积极性不够，甚至出现了中医师、中药师"西化"现象，导致投身中医药事业的人才远远不足。西医医师"西学中"项目时有开展，但面不足、范围不广。培养方法上存在"只可意会不可言传"、经验复制性不足；高级别中医药专业人才培养机制已经建立，但是人数远远不足，偏重于理论和科研，临床真正能够做到脱产侍诊的支持制度不够。

（五）中医药科研能力与中医药传承创新发展尚有差距

中医有辨证施治的优势，但对理论体系及时总结更新还不足。

同时，中医药科研现代技术手段运用还不够，适合中医药的科研评价体系和标准不成熟，加上中医主要是以改善临床症状的定性衡量为主、缺乏强有力的客观数据支撑，可重复性差，导致对中医科研的评价有失偏颇，中医药也因此难以获得国家重大科研立项。

中药同样存在用药安全和规范问题，特别是具有毒性的中药剂量有效性和毒性的把握还缺乏科学、客观的可用性证据，少则无效，多则中毒。如中国古人端阳节用雄黄焚烧于室内辟疫驱邪，杀灭蛇虫，[①] 孙思邈在《备急千金要方》中提及了雄黄，但实际应用中一般是凭经验，在用量方面不具体，难以把握。

（六）中药质量参差不齐

中药是中医药临床学的重要组成部分，其质量直接关系到临床诊疗效果。目前中药的质量较前有很大改善，但仍存在质量不确切，甚至假冒伪劣的现象。同时，药物的炮制质量和水平、中药饮片品种品规不全等，也影响着临床疗效。重金属残留、毒性药物应用有效性和安全性保障等都是现下急需解决的问题。中药汤剂口感不佳、携带不便问题亦未根本性改善，同样制约了中医药发展。

五　中医药防治重大疫病的对策与展望

中医药历史悠久、底蕴深厚。凝聚着中国人民和中华民族的博大智慧，担负着济世救民的重任。挖掘中医药宝库中的精华、做好传承创新工作仍任重道远。针对中医防治重大疫病问题，提出对策如下。

（一）加强中医药文化宣传教育

加大中医药科普宣传，以成功案例和大数据为证据，不断增强中医药文化自信，更加广泛地普及中医药文化知识，让人民群众科学地认识中医、深刻地理解中医、广泛地应用中医。

1. 加强中医药文化宣传教育的机构建设

按照国家中医药管理局关于中医药文化建设指南的有关标准和要求，鼓励地方各级政府和卫健机构成立专门的传统中医药文化宣传管理机构，对中医药文化建设、宣传和科普工作进行统一领导、规划、布局。

---

① 王兰、张艺璇、康雷、丁霞、姜良铎：《中医防疫思想之思考》，《环球中医药》2021年第1期，第72—75页。

2. 加强中医药文化宣传人才队伍建设

各地要充分借助中医药高校、中医医疗机构的优势力量,积极组建中医药文化和科普宣传的人才队伍,特别是要鼓励和支持各级各类中医药机构加大中医药发展历史、相关知识等科普教育力度,让中医医务工作者、中医药产业相关人员形成"人人为中医代言"的良好氛围,形成庞大的中医药正面宣传队伍。

3. 加强中医药文化宣传阵地建设

持续加强中医药高校、中医医疗机构、中医药企业中医药文化建设,鼓励有条件的地区在公园、社区等建立中医药健康科普长廊,并积极打造中医药健康科普文化示范基地、中小学生旅行研学教育基地等,广泛搭建中医药文化传播平台,通过电视、电影、报刊、节会、网络等传统媒体和新媒体,多角度、全方位宣传中医药文化。

4. 深入推进中医药文化进校园、进企业、进社区,培养一批能带动进一步宣传的潜在力量

鼓励中小学学校联合中医药高校和中医医疗机构针对不同年龄段学生的身心特点,设计适宜的中医药文化教学内容,让青少年了解中医药发展历史、中医药名人典故、中医药基本治疗理论方法、中医药在中华民族五千年文明中所做出的巨大贡献等。开展中医药适宜技术和中医药文化进企业、进社区活动,推进中医药更贴近民众。

5. 积极选树和宣传中医药先进典型

深度挖掘中医药先进工作者,选树推荐示范单位和个人,并对涌现出的中医药先进模范人物、中医药治疗危重病的经典案例深入总结宣讲,鼓励在突发公共卫生应急事件处置中的中医先进工作者讲好中医药抗疫故事,给老百姓以形象的理解,从而深刻认识到中医药辨证施治、防病治病、健康养生的科学观和发展观,增强理论自信,吸引大家学中医、用中医。

(二)加快完善中医药疫病防治机制

进一步总结中医药参与疫情防治的经验,不断完善中医药服务和疫病防治的管理体系、投入机制和中西医协同机制,保证中医药特色优势得以充分发挥,做到中西医协调发展、优势互补。

1. 健全中医药疫病防治领导机制

积极推进全国省级中医药（民族医药）管理局全覆盖，鼓励有条件的地区如副省级城市、地级市等，设立市（州）级、县（市区）级中医药发展局，加快完善中医药领导协调和行政管理审批体系，加强对中医药事业传承创新发展的组织和推动。中医药发展部门要深度参与到国家和地方各级传染病疫情防治的指挥及领导体系中，各级传染病防治工作领导小组等要有较高比例的中医药管理人员，真正建立中西医统一部署、协调一致的运行机制。

2. 完善中医药疫病防治投入机制

在医疗卫生战略布局中确保中医药财政经费投入到位，把中医药与西医药放到同等重要的位置。建立健全持续稳定的中医药发展多元投入和促进机制，各级财政在卫生健康投入中须统筹安排专门的中医药事业发展经费并稳步提高支持力度，同时加强对中医药事业发展的具体工作进行监督检查和跟踪问效，确保资金使用合规、专款专用。

3. 建立疫病防治中西医协同机制

不断完善中西医并重的突发公共卫生事件应急法律和规章制度。建立健全中西医协同救治机制，健全中西医多学科诊疗体系，开展中西医联合诊疗，构建中西医并重的突发公共卫生事件应对新体系、构建中西医优势互补的疫病诊断治疗体系。定点医院要建立紧密型、常态化中西医联合会诊制度，常规邀请高级别中医药专家制定诊疗方案。

（三）加强中医药疫病防治服务体系建设

在政府的区域卫生资源规划中，要不断完善中医药资源布局，将中医药纳入传染病预防治疗体系的总体规划中，推进优质高效的中医药服务体系建设。

1. 积极推进中医疫病防治基地和急重症医学基地建设

突出特色优势，加快启动国家中医医学科研创新中心和区域中医医学科研创新中心建设的同时，积极推动省域、市域优质中医资源扩容和均衡布局，改善现有中医药防治传染病实验室、科室、医院等的基础设施，建立以地市级中医医院为龙头的区域性中医疫病防治基地和急重症医学基地。

2. 加强城市大型公立中医医院建设

聚焦大型公立中医医院高质量发展，着力引领打造名院、名科、名医、名药，建设优势特色明显的大型中医医院，并发挥好城市大型公立中医医院的引领作用和技术资源辐射作用，带动区域中医药事业快速发展。分批做强中医优势科室，推动构建融预防保健、诊断治疗和康复于一体的中医药服务体系。加强中医医院感染性疾病科、重症医学科、急诊科、肺病科等学科建设。加强中医医院危重病救治能力建设，为中医药在危重病救治中发挥作用提供保障。鼓励和支持有条件的中医医院建设包括 P3 实验室在内的重点实验室。

3. 持续加强中医药基层服务能力建设

加强社区卫生服务中心（站）、乡镇卫生院中医科、中医馆等建设，筑牢中医药服务网底，推进基层中医药诊疗、预防、保健、康复等服务能力全面提升，充分发挥中医药"简、便、验、廉"的优势及其在预防保健、突发公共卫生事件应急救治、重大传染病防控方面的特色，更好地运用于城乡居民疾病预防和疫病的防治中。注重中医药社区门诊干预、中医个体诊所干预，赋予地方政府在辖区各社区内及农村地区强力推进疫病通治方的责任和义务。

4. 提升综合医院和传染病专科医院中医服务技术能力

三级综合医院要独立设置中医科或中西医结合科，建议在三级医院的发热门诊中配置一定比例的中医医师，对西医人员要有中医课程学习及考核要求。对未设置中医（中西医结合）科或中医力量薄弱的医疗机构，要建立常规邀请院外中医专家参加收治患者中医药治疗方案的制定和疑难病例讨论的机制并考核。

（四）加强中医药疫病防治队伍建设

不断创造条件让中医专业队伍第一时间参与到疫病防治中，进一步完善中医药传染病防治、预防医学学科体系建设和教学管理制度，着力培养中医药疫病防治复合型专技人才。

1. 健全中医药防疫专家团队

组建专门的各层次中医药防疫专家工作组和中医应急医疗队伍，确保各级联防联控医疗救治专家组中，有较高比例的中医药专家参加，在国家和地方启动应急机制时，优化中西医联动机制，充分听取并主动收集各地各级中医药专家的意见和建议，确保中医药第一时间介入和使用。鼓励综合医院设置中医防疫专家组，疫情期间每日查房并会诊。完善中医专家巡诊制度，常规通报中医药参与率，建立健全定点医院中西医会诊制度，考核通报中医会诊率。

2. 加强中医药疫病防治专业人才培养

在高等院校设置中医药防治传染病、中西医结合防治传染病等相关专业，建立高质量的中医药传染病防治体系。持续培养高水平的具有预防医学、临床医学结合背景的中医药复合型人才，提升中医药人才防治传染病和重症救治的能力。加强对中医师中医基础理论、基本技能培训，提升中医辨证施治和中医适宜技术、中草药的应用能力。注重在中医疫情防控方面优势专业医师的能力提升，在高级别专家培训方面给予政策支持，鼓励院士、国医大师在疫情防控角度献力。强化综合医院临床科室中医师配备，提高中医师配比。重视并规范民间特色技术的保护、发掘、传承、发扬，允许确有专长的民间中医师经验传人经过考核等程序后规范执业，建立长效考核机制，确保技术传承和规范执业。

3. 深入推进"西学中""中学西"

国家中医药管理局组织了多批次的"西学中"，但参与的范围和人数极为有限，建议各级医疗机构在中医药行政管理部门和中医药大学大力开展"西学中"项目，在全国范围内进一步拓展，鼓励和支持西医基础扎实的西医医师学习中医，培养造就高水平的中医医师队伍，提升辨证施治和中医适宜技术应用能力。同时，还要倡导中医医师学习西医，特别是西医的现代诊疗技术和方法，构建中西医结合的复合型人才。

（五）深入推进中医药防疫科研工作

结合现代科学技术手段，建立科学规范的中医药防疫科研体系，并增加中医科研防疫项目投入，深入开展基于临床的中医药科研防疫项目，推进中医药成果转化和中药新制剂、新药研发与应用。

1. 进一步健全中医药科研评价体系

要在忠于中医药经典、遵循中医药发展规律的基础上，用现代科学语言阐释独具特色的中医药病因病机和证治方药，持续改进并创新中医药科研方法，探索适合自身特点的中医药学现代研究与评价体系。

2. 注重对中医药防疫经验的总结

深化中医药疫病理论研究，进一步总结中医药抗疫经验和挖掘临床数据，科学总结分析中医药防治疫病的机制，形成覆盖全过程的中医药治疗方案，深入梳理总结中医药防控重大疫情名医学术思想，更好发挥中医药学整体观念和辨证施治的特色优势，既把握传统经典理论，又能持续守正创新。

3. 积极开展中医药防疫重大项目科技攻关

推动中医药科学技术进步与创新的战略部署落实落地，在重点研发计划、国家自然科学基金等项目增加中医药专项资助数量和力度。在科研平台建设上推进中医药类的国家级的技术创新、临床医学研究中心和国家重点实验室，中医药为主要研究对象的国家工程技术研究中心建设，开展防治重大、难治、罕见疾病和新发突发传染病等中西医联合攻关，研究针对性诊疗方案，加快中药新药创制和临床应用研究。

4. 鼓励中医临床与药学研究

加快推进源于临床的中医药防疫科技项目成果转化，激发临床一线中医药的创新活力，积极推进防疫中药新制剂研发和应用。深入开展中药药效学、药动学、毒理学研究，保障临床用药安全。

（六）加强中药质量管控

好的中医必须要有好的中药做支撑，中医药的医和药密不可分，中医的临床效果在很大程度上取决于中药质量，因此，要加快健全中药材和中药饮片全过程质量管理体系。

1. 加强中药材全产业链质量监管

修订和完善中药材质量管理规范，建立中药材全链条、全过程的质量管理体系监管机制。强化中药材道地产区环境保护，规划道地药材基地建设。完善中药材农药残留、重金属限量标准并实时监测控制。加强珍稀濒危野生药用动植物保护，支持珍稀濒危中药材替代品的研究和开发利用。

2. 加强中药饮片质量管理

建立和完善中药饮片质量管理流程和管理制度，完善各生产和配送企业、各级医疗机构全流程的中药饮片质量管理体系，加强中药饮片质量综合执法，确保中药处方或制剂的临床疗效与安全。

（七）加速推进中医药现代化和国际化进程

习近平总书记强调，要深入发掘中医药宝库中的精华，推进产学研一体化，推进中医药产业化、现代化，让中医药走向世界。中医药作为祖国宝贵的优秀历史文化，在传承的过程中，不断地发展和创新，推进中医药的现代化、国际化，不仅符合一个学科、一种文化在历史长河中科学发展的客观规律，也是中医药守正创新、传承精华的必然。

1. 秉持开放包容的发展理念，充分吸纳现代科学技术

现代科学技术、诊疗设备、仪器等本身不具备中医或西医的属性，因此，推进中医药事业传承创新发展要在始终坚持中医药的系统思维和基础理论前提下，充分吸收和运用现代科技，比如在中医辨证施治中要以现代化的检查检验设备所检测出的客观指标作为重要参考；在中医科研中，要利用现代化的仪器设备和科学的技术路径和方法，以对中医药的学术思想、学术经验、经方验方等做出更加科学精准的总结和判断，从而提升中医药科研水平和成果产出效率；在中医药为病人的服务中，要充分利用现代信息技术所搭建的平台，更加高效、便捷地服务于病人。

2. 增强中医药文化自信，着力推进中医药走向国际舞台

中医药为中华民族繁衍生息做出了巨大贡献，在历次重大疫病防治和保障人民群众的身体健康和生命安全中，有着数不尽的典型案例和成功经验。因此，我们在加快中医药传承创新发展的同时，要积极运用标准化的方法、同质化的诊疗掌握话语主动权，与国际社会对话，加强中医药学与现代医学的沟通和交流，开展国际合作，推进中医药标准化、国际化、现代化、产业化发展，促进中医药文化走向世界，为人类健康造福，为构建人类命运共同体贡献更大力量。

第十三章

重大疫情应急管理信息化
规划与能力建设

  当前针对新发突发重大疫情时信息化工作还存在诸多不足。一是数据采集不智能不全面，数据延时严重且人为报送易出错，未打通与医疗机构数据共享；二是数据应用与分析较薄弱、业务条块化、工作分割化，缺乏协同联动的融合应用与分析能力，缺乏数据预警模型和数据驱动决策，疫情信息无法准确、及时提交到防控指挥决策者手中，造成不能及时抓住最佳防控"战机"，增加疫情蔓延的风险；三是基层工作仍旧是通过基础办公软件完成，工作任务重复繁重，占用工作人员大量的时间、精力，基层人员苦不堪言，严重影响工作效率，一定程度上也制约了疫情防控速度。

  习近平总书记在 2020 年 2 月 14 日主持召开的中央全面深化改革委员会第十二次会议上发表了重要讲话，强调"确保人民群众生命安全和身体健康，是我们党治国理政的一项重大任务"。"既要立足当前，科学精准打赢疫情防控阻击战，更要放眼长远，总结经验、吸取教训，针对这次疫情暴露出来的短板和不足，抓紧补短板、堵漏洞、强弱项，该坚持的坚持，该完善的完善，该建立的建立，该落实的落实，完善重大疫情防控体制机制，健全国家公共卫生应急管理体系"。

  为进一步落实国家卫健委《关于加强疾病预防控制信息化建设工作的通知》《国家卫生健康委办公厅关于做好信息化支撑常态化疫情防控工作的通知》和中国疾病预防控制中心发布的《疾病预防控制信息系统建设指导方案（2018 年版）》，信息化必须加强资源整合共享，夯实基础，强化运用，补齐短板，建立健全重大疫情防控体系和防控机制。从全民健康保障信息化的全局谋划疾病预防控制信息化的发展和建设，为人民健康、社会稳定和经济建设发挥良好的服务保障作用。

本章对重大疫情应急管理信息化规划与能力的建设从中国重大疫情应急管理信息化水平现状，重大疫情应急管理信息化建设问题及应急管理信息化建设趋势三个方面进行了描述，并分析了重大疫情应急管理业务各方面存在的问题，结合现行业务的开展情况，对应急管理信息化的未来发展进行了展望。

一　中国重大应急管理信息化水平现状

（一）政策支持

《中华人民共和国国民经济和社会发展第十四个五年规划和 2035 年远景目标纲要》中明确：要"完善国家应急管理体系"，提出"构建统一指挥、专常兼备、反应灵敏、上下联动的应急管理体制，优化国家应急管理能力体系建设，提高防灾减灾抗灾救灾能力"，"构建应急指挥信息和综合监测预警网络体系，加强极端条件应急救援通信保障能力建设。"

为加快"互联网＋政务服务"和"互联网＋监管"系统建设，2019年 1 月，应急管理部就研究部署政务办公系统试用，并加快"互联网＋政务服务""互联网＋监管"系统等建设工作，确保系统安全、稳定运行。

在 2019 年全国应急管理科技和信息化工作会议上，应急管理部门提出：积极探索"互联网＋监管"模式、利用科技信息化规范执法活动、利用大数据分析发现系统性问题，并着力提高监督、管理、执法能力。

2020 年 7 月，应急管理部门举行了"互联网＋监管"系统建设应用协调推进会，贯彻落实国务院"以公正监管维护公平竞争"的任务部署，加快推进"互联网＋监管"系统应用，促进监管方法变革升级，实现精准、智能监督管理。

2021 年 3 月，国家应急管理部办公厅颁布了《"工业生产网络＋危化安全"试点建设实施方案》，明确提出要继续进行系统规划、试点先行，建立一些使用情景、工业生产 App 和工业生产机制模式，争取经过三年的不懈努力，初步建立"工业生产网络＋危化安全"的整体架构。

2021 年全国应急管理工作会议强调，应急管理信息化工作要更加坚定地走集约化建设、融合型快速发展、扁平化运行的道路，在现有成果基础上推进高质量发展。针对统筹不到位的问题，要统一规划格局、统一部署管理模式、统一信息技术框架、统一数据分析汇集；面对信息基础不扎实的重大问题，尽快补齐数据服务、信息安全保障、人才基础建设等方面的短板；根据应用技术不全面的重大问题，坚持实战引导，开展信息化重大工程项目，做好在极端条件下重大地震巨灾应对信息化准备；面对社会经济发展不均衡问题，认真做好各地建设发展和绩效考评工作，通过"智慧应急"为牵引，促进各重要信息应用领域的智能提升。

（二）建设成果

通过政府和主管部门的统一要求和积极推动，中国应急信息化的建设已初步实现了应急信息管理，全国针对应急的管理模式和协调机制正在转变，中国应急信息化建设取得了初步成效。重大疫情应急管理正从传统的经验管理向智能化、高效化、科学化、规范化的大数据高新模式转变。在体系完善规范、能力提高的背景下，重点加强监测预警和应急处置，从卫生部门单一应对向跨部门协调联动转变，确立"平战结合"的指导思想，应急管理信息化在应急管理科学化、高效化方面得到了进一步提升。

目前，中国已基本按照国家、省、地市三级完成应急体系建设，特别是国家和省的应急体系。该系统在完成基础建设的同时，也已实现初步应用，在应急响应中发挥了一定的作用。初步构建了应急指挥系统的总体建设框架，网络和技术环境基本完善，安全保障体系以外的基础设施也具备。通信方式逐渐多样化、高效化，视频通话技术日趋成熟和应用。人力、财力、物力保障机制和相关制度保障也日益完善。

现阶段，全国"一案三制"已取得明显的建设成效，[①] 主要包括应急预案、应急管理体制、法制、机制，其应急能力十分强大。结合应急防控管理体系，全国上下正在积极构建疫情联防联控工作机制，以此来应

---

① 周雷、刘维蓉：《公共卫生应急管理体系的健全探讨》，《财政与金融》2021 年第 21 期。

对突发急性传染病，其中，卫生健康部门和诸多部门等扮演着突出角色，而且也注重部门之间、区域之间信息沟通的强化，基于跨部门、跨区域视角，大大提高了协调联动效果。在突发公共卫生事件应对方面，以人为本、公开透明以及监测预警为不可忽视的原则。

目前全国多个省、市、地区均已建设重大疫情应急管理平台，例如：

贵州省应急管理指挥中心建设贵州省应急管理指挥系统，实现将分散在各部门的风险防控大数据资源进行汇聚、整合。

武汉搭建疫情大数据监控平台，建立"疫情地图"。构建城市级公共卫生突发事件预警及指挥体系，同时武汉市公共卫生应急指挥系统日前已经建成投用，武汉市公共卫生应急指挥系统本着"数据同城同管"的原则，实现了与国家、省、市多个系统（共45个）的数据互联互通。

深圳市成立深圳市应急管理监测预警中心暨城市公共安全技术联合创新中心，结合应急管理信息化发展规划，以"一库三中心N系统"为原则构建整体框架，建设深圳市应急管理监测预警系统。

广州市花都区应急指挥中心，是目前广州市最先进的现代化、信息化、智能化的应急指挥中心，建设的广州市花都区应急指挥系统也已正常投入使用。

（三）现状分析

1. 中国疾病预防控制总体现状

中国的法定传染病疫情通报与反馈系统初建于1950年，当时主要为被动采集的传染病安全检测资料，而后再逐级提交至国家的卫生主管部门。1978年逐渐采集人口相关统计资料，并推广到对行为性危害因素的检测，同时形成了单病种感染检测体系和综合疾病监控点。2003年的SARS疫情暴露了中国传染病监测预报系统信息技术严重落后的问题。所以，畅通的全国疾病监测信息网络就成为中国疾病防控信息化建设的当务之急。

2004年初，以现代互联网信息传输技术为基础，在以"横向到边、纵向到底"连通全国的基本原则下，以统一、高速、快捷、精确地传递健康信息为目标的中国疾病预防控制管理信息系统初具雏形，2005—2006年间，结核病、艾滋病等单病、专病报告子系统及健康危害因素监测等子系统陆续启动。

疾病防治控制体系逐步完善。从 2003 年开始，国家逐渐加大了对疾病防控体系建设的投入力度，比如中央政府通过国债项目投入 29.2 亿元，地方投入约 75.8 亿元，落实完成 2448 个县级及以上疾病预防控制机构的基础设施建设。截至 2021 年 3 月底，全国共计疾病预防控制中心 3387 个、卫生监督所（中心）2936 个，各级疾病预防控制机构基础设施进一步得到完善，逐步实行全额预算管理，业务能力得到显著提升。

工作机制进一步完善。相继组建了全国爱国卫生运动委员会和国务院防治艾滋病工作委员会，形成了血吸虫病防治、精神卫生工作和职业病防治部际联席会议制度。国家卫生健康委员会和相关部门建立了人畜共患病防治、应对气象条件引发公共卫生问题等部际协作和协调机制；与有关省份就重点疾病防治建立了省部联动机制；先后与港、澳和台湾地区建立了三地合作和两岸合作机制。根据《国际卫生条例（2005）》的相关规定，同世界卫生组织及相关国家之间建立了信息互通互报、病原样本共享和技术交流机制。

规范与政策的不断完善。在疫病防控管理方面，相继制定、修订了《国境卫生检疫法》《传染病防治法》《职业病防治法》《精神卫生法》等多部法律，制定实施了《食盐加碘消除碘缺乏危害管理条例》《疫苗流通和预防接种管理条例》《艾滋病防治条例》《血吸虫病防治条例》《结核病防治管理办法》《性病防治管理办法》等多部行政管理规定、部门规章制度，国务院办公厅印发了《关于加强传染病防治人员安全防护的意见》等政策，国务院和有关部门先后印发了 17 个与疾病预防控制工作相关的规划，建立了比较完善的法律法规政策体系，为依法开展疾病预防控制工作提供了法律法规政策依据。

传染病防控能力明显提高。目前，中国已建立了世界规模最大的法定传染病疫情和突发公共卫生事件网络直报系统，支撑了全国 100% 县级以上疾病预防控制机构、98% 县级以上医疗机构、94% 基层医疗卫生机构完成法定传染病实时网络直报，平均报告时间由原来的 5 天缩短为 4 个小时。各级疾控机构现场流行病学调查能力得到明显提高，为病因确认、措施选择、疫情控制提供了有力的技术支持。建立了中国法定传染病疫情和突发公共卫生事件信息定期公布机制，及时、准确、公开、透明地进行信息发布，有效引导和响应社会关注。

中国免疫规划继续稳固增长。到 2007 年，中国免疫规划疫苗品种已扩大至 14 种，可预防 15 种传染性疾病。从 2009 年开始，把预防接种列入中国的基本公共卫生服务项目中，免疫规划保障水平得以进一步提高。建成覆盖全国城乡的预防接种服务网络和疫苗冷链配送及运输系统，全面实施儿童入托入学查验接种证明制度，以乡镇为基本单位的疫苗接种比例总体稳定在 90% 以上，多数免疫规划疫苗可预防传染病的发病率和死亡率下降至历史最低水平。

经过多年的努力奋斗，中国疾病预防控制工作取得了重要成绩，但仍存在诸多困难与挑战。各类疾病负担仍然沉重，重大疾病的发展蔓延趋势没有从根本上得到控制；疾病预防控制体系建设亟须完善，服务网络仍不够健全，人才梯队整体素质仍需提高；疾病预防控制工作长久有效的保障机制尚没有建立；多部门协作、医防融合、动员社会各界积极参与等工作体制仍需完善。未来，中国将贯彻落实"预防为主、防治结合"的工作方针，进一步加强医疗卫生体制改革，积极推动并实现把健康融入所有政策的理念，完善疾病预防控制体系，创新疾病防控工作机制，全方位实施各种防控政策及措施，继续开拓疾病预防控制工作新局面，为全面提升中国人民健康水平做出更大贡献。

2. 重大疫情应急管理软件建设情况

从软件层面而言，国家层面已初步建成应急指挥中央基础系统，在应急信息化管理标准、管理要求和权责分配等方面提出明确指示，全国各地正在逐步落实。国家卫生健康委应急指挥与决策的相关建设已可以支持中心应急指挥、大屏幕实时显示、视频会议、全国数据上报、决策支撑、地理信息呈现、综合信息展示、数据交换等功能。具体应用中，实现了视频会商、重大疫情空间分布展示、重大疫情相关信息收集管理并分析、历史重大疫情信息存储、专家调用、应急队伍指挥、重大疫情知识汇总、重大疫情应急预案管理、全国资源情况查询等场景应用。参照国家中心，全国各省市陆续启动应急指挥中心建设，大部分已初步建成，但进度情况不一。总体来看，省会均已初步建成应急指挥决策系统，而非省会城市进度整体较慢，部分尚处于建设中。

3. 重大疫情应急管理基础设施建设情况

从基础设施层面而言，应急中心基础设施包括工作环境、环境设备、办公设施等。

工作环境即为中心的使用面积，目前全国各地面积不一，地区间差异较大，部分地区不包含应急会商室和应急机房，应急中心主要仍是用作视频会议和领导监督的工作场所。

环境设备即为中心的硬件物资，包括配电系统，空调系统，弱点控制，网络设备、电话与 UPS、监控设备等，全国各地应急中心的基础设施建设情况，整体较完备，但各地差异较大。

办公设施与环境设备建设情况类似，仅有网络设施在国家级与各省级应急中心较为成熟，各地市间虽差异极大，但仍满足使用。而办公用到的通信设备、应答设备、视频设备、网络与安全设备、集中控制设备、系统桌面设备等，则根据各地应急中心建设成熟情况，无法对应满足，导致大部分应急指挥作业中心"有耳无嘴"。

4. 重大疫情应急管理数据信息管理建设情况

数据信息管理一部分是数据服务器建设，分为数据处理服务器和数据存储服务器。整体来看，数据服务器整体配备较为完善，好于基础设施建设情况，但各地间的差异仍大。地区间差异可能与上层缺乏统一规划，建设单位不同以及资金投入多少有关。

另一部分是数据库建设，涉及对疫情基础数据、疫情应急专题数据的存储、加工、处理、分析与备份，主要包括应急业务信息专题、应急预案及知识专题、地理信息专题（GIS 地图）、资源管理专题、疫情监控与管理专题、专家资源等专题库。数据库的建设成熟度，严重制约系统的功能运用效果。总体来看，各地区间数据库建设呈现严重的两极分化。

（四）建设标准和要求

1. 重大疫情应急信息化建设标准[1]

（1）资源信息管理要求

实现卫生应急机构、卫生应急专家、卫生应急装备与物资等卫生应

---

[1] 《全国公共卫生信息化建设标准与规范（试行）》，2020。

急资源的动态信息管理。具备应急资源相关数据记录、上报、查询、调派等4项管理功能；支持数据录入、数据逻辑校验审核、应急资源数据查询、历史数据下载、数据上报进度查询、统计分析、可视化展示、地理信息系统（GIS）8种技术。

省级卫生健康管理部门具备4项功能，支持8种技术。

地市级卫生健康管理部门同上。

县区级卫生健康管理部门具备3项功能，支持7种技术。

省级疾病预防控制中心具备4项功能，支持8种技术。

地市级疾病预防控制中心同上。

县区级疾病预防控制中心需具备3项功能，支持7种技术。

二级及以上医院具备2项功能，支持3种技术。

（2）队伍信息管理要求

实现卫生应急队伍的基本信息、建设过程、日常管理、培训演练、物资与装备运维、队伍使用等应急队伍相关动态信息管理。具备应急队伍相关信息记录、上报、查询、调派4项管理功能；支持数据录入、数据自动采集、数据逻辑校验审核、应急队伍数据查询、历史数据下载、数据上报进度查询、统计分析、可视化展示、GIS 9种技术。

省级卫生健康管理部门具备4项功能，支持9种技术。

地市级卫生健康管理部门同上。

县区级卫生健康管理部门具备3项功能，支持8种技术。

省级疾病预防控制中心具备4项功能，支持9种技术。

地市级疾病预防控制中心同上。

县区级疾病预防控制中心需具备3项功能，支持8种技术。

国家卫生应急队伍具备2项功能，支持9种技术。

（3）预案信息管理要求

实现各类突发公共卫生事件应急预案的信息管理。具备应急预案管理、预案分类、事件预案关联、预案内容检索4项功能；支持数据录入、数据审核、应急预案数据查询、历史数据下载、统计分析、可视化展示、卫生应急预案知识库7种技术。

省级卫生健康管理部门具备4项功能，支持7种技术。

地市级卫生健康管理部门同上。

县区级卫生健康管理部门同上。

（4）演练信息管理要求

实现对应急演练过程记录、评估、上报的信息管理。具备演练计划制订、演练过程信息记录、演练总结评估、演练信息上报 4 项功能；支持数据录入、应急演练数据查询、数据逻辑校验审核、历史数据下载、统计分析、可视化展示 6 种技术。

省级卫生健康管理部门具备 4 项功能，支持 6 种技术。

地市级卫生健康管理部门同上。

县区级卫生健康管理部门同上。

省级疾病预防控制中心同上。

地市级疾病预防控制中心同上。

县区级疾病预防控制中心同上。

基层医疗卫生机构推荐要求。

（5）培训信息管理要求

实现应急培训课件内容和培训过程记录，以及对应急人员考核评价的信息管理。具备培训计划制订、过程信息记录、总结评估报告生成、信息上报 4 项功能；支持数据录入、应急培训数据查询、数据审核、历史数据下载、统计分析、可视化展示 6 种技术。

省级卫生健康管理部门具备 3 项功能，支持 6 种技术。

具体内容和要求地市级卫生健康管理部门同上。

县区级卫生健康管理部门同上。

省级疾病预防控制中心同上。

地市级疾病预防控制中心同上。

县区级疾病预防控制中心同上。

（6）资料信息管理要求

实现卫生应急法律法规文件、卫生应急知识、卫生应急案例等相关应急资料的信息管理。具备相关应急资料的采集、关联、分类管理 3 项功能；支持数据录入、数据审核、应急资料数据查询、历史数据下载、数据上报进度查询、统计分析、可视化展示、应急资料知识库 8 种技术。

省级卫生健康管理部门具备 3 项功能，支持 8 种技术。

地市级卫生健康管理部门同上。

县区级卫生健康管理部门具备3项功能，支持7种技术。

省级疾病预防控制中心具备3项功能，支持8种技术。

地市级疾病预防控制中心同上。

县区级疾病预防控制中心需具备3项功能，支持7种技术。

2. 国家对重大疫情应急信息化建设要求

（1）应急管理信息化"十四五"规划

应急管理信息化"十四五"规划提出"3个新"。[①]

一是新要求。应急管理工作是中国治理体制和管理力量的重要组成部分，肩负预防化解重大经济社会安全风险、有效应对处理各种重大灾难事件的主要职责，同时肩负保护人民自身平安和保持国家社会稳定的重大责任。所以，新时代的应急管理发展一定是在总体国家安全观的基础上来进行设计、建设和发展的。

二是新理念。中国将充分发挥应急管理的特点和优点，并参考境外应急管理工作的有益经验，积极推动中国应急管理制度和服务能力现代化建设。在中国现实的应急管理中，除了有非常态的指挥救援工作之外，常态的管理要实现监督管理的精准、预警预报的精准、责任主体认定的精准。

三是新格局。应急管理信息化建设具有典型的一体化特征。中国2018年成立应急管理部，对行业信息化建设提出了明确要求：各地应急管理信息化发展规划要统一根据《关于加快编制地方应急管理信息化发展规划的通知》中的有关规定，即"四横四纵"总体架构进行设计，确保体系完备、层次清晰、技术先进；准确把握网络定位、系统部署、安全管理等要求，确保顶层设计技术路线一致。

（2）强化疫情信息监测预警

强化区域整合，进一步健全国家疾病预防控制信息系统，改善软、硬件环境，支持地方医疗卫生机构按照国家疾病监测数据集规范，实现与国家疾病预防控制信息系统的数据交换，有效打通公共卫生、医疗、实验室等基础数据，实现医疗卫生机构、疾控相关机构快速上报疫情核心信息；以大型传染病"哨点"医院为重点，加强信息共享，实现疫情

---

① 高智世：《数据要素牵引应急管理科技信息化发展》，《张江科技评论》2021年第3期。

信息自动上报，健全传染病防控制度；利用大数据分析支撑重点人群排查工作，突出疾病防控重点，落实疫情精准防控。

（3）完善预警指挥系统

提倡以省为单元，在码头、空港、陆路边境等重要区域完善疫情防控信息管理平台建设，并积极推进跨部门的信息资源共享与服务合作，进一步完善人员跟踪管理、信息快速上传、疫情趋势分析、应急指挥处置等服务，为疫情输入提供有力支撑。

（4）强化数据共享

当地卫生健康行政部门要促进医疗机构的信息整合、数据共享、业务协同。推动区域平台与各类医疗卫生机构间的数据对接，有效衔接线上、线下业务，为患者提供全流程的医疗服务。研究建立以患者为主体的诊疗信息共享制度，并结合区块链等技术保障信息安全。

（5）完善标准规范

强化对"互联网＋医疗健康"规范的标准化管理，逐步建立健全医疗服务、卫生应急、数据安全、信息保障、资源共享等基础规范，并协助医疗卫生机构、社会团体等拟定相关团体规范，逐渐使符合实际、实施有效的团体规范上升为行业标准和国家标准。

（6）持续完善平台功能

坚持多方参与、多部门协作，逐步完善全民健康信息平台建设，健全平台功能，改造医疗卫生机构基础数据接口，并且与各级相关平台实现数据对接，加快推进业务协同、资源共享、统一监管。

（7）建立基础数据库

推动在公共卫生领域和医疗服务行业中的数据融合应用，健全全员人口库、电子健康档案库、电子病历库、卫生应急库的建设，完善全国行政区划代码、卫生机构代码、应急资源、医疗术语、疾病分类代码等基础数据库建设，最终实现医疗资源数据可视化。

（8）建立应急指挥系统

通过对监测与预警数据进行研判分析、仿真建模、预测预警分析，构建跨部门的多元化融合的大数据分析平台，实现高效、互联的统一指挥作业信息平台，迅速提高数据收集、分析能力，实现重大突发公共卫生事件的快速防控与有效应对。

（9）开展大数据综合分析

通过汇集公共卫生、医疗、人口等多源多态数据，结合"智慧城市"的建设思路，促进实现跨部门、跨行业、跨层级的数据共享，并进行大数据智能分析，比如时空分析、研判分析、风险评估分析等，运用可视化技术手段实现综合展示，为决策过程提供有效的数据分析支持。

3. 建立重大疫情应急信息安全管理制度

（1）涉密数据保密管理制度

重大疫情应急管理有关信息多为敏感数据，是中国的重要数据资料，所以要建设国家安全保密工作管理体系，必须贯彻落实"谁主管、谁负责""谁主办、谁负责"的原则，并严格执行国家安全保密工作责任制。确定负责人和责任目标，细化工作举措和业务流程，建设完善管理体系和实施制度，保障应用网络安全和提供信息服务的安全性。建立并严格执行网络安全管理制度，加强宣传教育，提高安全意识，自觉遵守网络安全管理相关法律、法规，做到不泄密，不制造、不传播有害信息。

（2）网络安全管理制度

网络安全管理主要通过身份验证、权限控制、授权管理、数据备份、灾备管理、安全分域、边界保护、防病毒管理、攻击测试、补丁管理、远程接入等安全技术手段以及与之相匹配的管理制度，确保主机和相关设备、设施的安全以及网络环境的安全，并以此达到保障计算机网络系统安全与信息数据安全的目的。

（3）数据安全管理制度

按照《中华人民共和国网络安全法》《中国计算机信息系统安全保卫管理条例（国务院办公厅）》《中国计算机技术信息网络全球互联管理工作临时规则（国务院办公厅）》《计算机技术信息网络国外互联信息安全保障办法（公安信息部）》等相关要求，须落实开展网络信息安全管理工作，明确安全责任，建立完善安全管理体系，实施防范技术措施，严防数据的非法生成、更改、泄露、丢失和被破坏，以保证数据的有效性、准确性、及时性、完整性、保密性。

二　中国重大疫情应急管理信息化存在的问题

（一）重大疫情应急管理业务问题

1. 涉及重大疫情应急管理的业务部门权责过于分散

面对重大疫情应急管理，各业务部门存在效率低下、部门间配合不默契、部门权责分散等问题，需要完善进一步防治结合、联防联控、群防群控机制，强化部门职责、属地责任、社区管控、社会动员，推进区域协同合作，健全公共卫生应急管理体系；明确相关部门职责，加强卫生健康部门与应急管理部门协同联动，构建统一领导、权责匹配、权威高效的公共卫生大应急管理格局。

2. 重大疫情应急管理业务无标准

中国应急指挥体系相关管理机制不完善，部分地区尚未建立现代、完善的突发重大疫情应急管理体系，导致对危机的反应缓慢，应对重大疫情的应急能力不强。应急涉及的各部门职能不明确，沟通不畅。重大疫情协同信息缺乏可行的联动保障机制，缺乏专业的技术支撑。此外，在各类重大疫情现场指挥方面，尚未形成规范、通用的重大疫情现场指挥应对系统，影响了中国面对重大疫情时的应对策略，响应能力。

目前，应急体系开展的各项业务管理与服务职能，在业务实行上，还缺乏有效的权威标准支撑。目前使用的信息系统大多是省级参照国家、地市参照省级建设的，不同地区体系差异极大，无法对应急业务形成直接的支撑，导致协同应急业务还需要大量的多余操作，造成应急事件发生时处置能力低下，无法提高，并且对应急数据的提供服务效率造成了负面影响，也难以保证数据的实时性和准确性。

应急各项业务之间既相互独立，又相互协作。大量的信息需要进行内部的共享与关联，才能最大限度地发挥应急处置服务能力。目前的各项业务之间还彼此独立，不论是数据还是业务，彼此之间没有串联，业务线自成"孤岛"，没有切实可行的标准用以促进信息融合。

3. 重大疫情应急管理业务保障规则不清晰

当前中国的重大疫情应急体系运行保障机制还没有明确的标准和规

范，很大原因是当前重大疫情应急涉及的部门太多，没有一个明确的综管部门，实际工作中，多由卫生体系内的信息部门负责信息化维护升级，造成懂业务的部门不懂信息化，懂信息化的部门不懂业务，多方协调无法达成共识。并且，中国应急人员资源管理也不完善，没有充足的人力资源，大部分是涉及部门的人员进行专职重大疫情应急管理，人员水平和数量还欠缺。目前，应急体系及人员组织框架刚刚建立，人才短缺是应急信息化过程中最薄弱的环节，亟须构建科学高效的应急人才体系。针对各地业务部门与信息化脱节的情况，国家逐步提出业务线更替要求，以保证更多的高层次专业人才与复合型人才的数量占比，通过改变业务人员的业务线，强制推送不同背景的人才接触不同的知识与业务，交叉融合综合能力，强化人员素质，弱化人才对应急能力和应急信息化的限制。除此以外，重大疫情应急管理业务的财政保障，虽然近期国家和地方财政均逐步加大了对应急体系的建设投入力度，但相对于建设需要，仍有不足，这也是造成各地应急能力差异化的关键原因之一。资金的投入不合理，后期资金无法保证到位，长效的财政机制未建立，均会影响重大疫情应急信息化建成后的实际应用效果。

（二）重大疫情应急管理信息化建设问题

中国重大疫情应急信息化已完成初步建设，但全国各地建设情况与建设进度不一，部分地区尚在建设中。系统总体实质应用有限，应急管理机制亟须完善。传统的应急管理模式不能发挥信息化的优势，信息平台应用不充分，信息化的投入并没有显著提高危机应急管理水平。

同时，中国地区间、行业间以及部门间的应急联动不足，易导致地区间应急资源协调困难，行业间的相互合作较少，政府部门间的同等级协调常因"谁牵头、谁负责"等问题影响协调效率。

1. 无典型信息化应急成果应用便于参照

研究发现，中国在针对应急信息化建设的方针上都普遍存在"关心有无，不计实用"的情况。系统规划和设计脱离了实际需求，运作和维持机制不能跟上系统建设结果后，使得系统无法履行职责，除了因为实际应用次数少等客观情况造成严重紧急情况近乎不存在外，系统也存在不同程度的惰性。更多的部门更侧重投资建设现场指挥和更新相关设备，而不会及时更新信息化系统和相关信息化技术。在缺乏标准系统管理模式的情况下，信息化结果仍然没有变化，造成系统应用能力、决策分析早期预警、知识库管理、GIS 可视化等能力不足。目前，应急指挥信息化的方向更多的是信息处理汇总，系统的实际应用，特别是在战时应用有限，信息化最有意义的决策支持能力没有显示出来。应急信息化的能力没有充分发挥作用，应急能力的提高就有限。辅助作用的应急决策尚未被证明在战时得到实际应用，常规应急功能在战时使用次数不高，应急信息化管理的方式与现有的应急信息管理缺乏一致性，应急信息化的真正建设之路还有很多问题需要解决。

2. 不同省市信息化建设水平高低不一

中国重大疫情应急信息化的建设和实施仍处于初步阶段。通过调查可知，由于缺乏高层次的统一计划，中国重大疫情应急信息化的建设和运行、地区差异、分权建设、分层建设和进步系统以及其他应急信息系统，总是出现重复建设和建设错误，这表明不同层级对应急的信息化理解存在一定程度的误差。每个地区在重大疫情应急信息化紧急情况方面的进展各不相同，不同级别和区域之间有很大差异。在行政层面上，应急体系的结构和运作方面，在国家、省、市三级明显呈现重视度、进度、响应程度出现递减的情况。省一级的管理水平不够好，基层一级的应急处理能力不足，建立和实施在各区域之间明显出现能力与职责的不平衡。在不同地区不同部门进行重大疫情应急信息化，系统的构成也各不相同，系统的建设方向甚至会出现两极分化。在城市和少数边境地区上，基础设施、技术网络、其他硬件和软件在某种程度上也有很大的差异，这是由区域治理、社会经济发展、资本投资、地方政府和其他管理决策层次的不同造成的。

3. 信息"孤岛"严重，数据共享困难

目前，部分省份在信息化建设方面统筹规划不到位，重大疫情应急管理相关系统重复建设、各自为政的情况尤为突出，省、市、区、县各级分别建设的应急管理系统横立，却又无法实现数据互联互通。

重大疫情应急管理过程中需要实现相关部门的相关信息系统之间的数据交互共享，各部门之间存在信息系统不相同、网络安全要求级别不一致等问题，常常出现数据共享方式单一、数据共享不畅、共享周期较长等现象。如气象、环保、卫生、交通、消防、公安、市场监管等部门均布设了大量的执法终端、移动终端、摄像头、传感器等设备，虽然收集信息众多，但由于每个数据收集系统往往只为其主管部门所用，只有在特殊条件下，依据政府领导人指示才能汇集多部门各自收集的数据，不仅在日常工作中缺乏信息交流，在突发事件发生时信息共享仍旧不足。

不同部门间的信息系统大多按单个项目进行建设，缺乏整体规划，使得开发、运维成本高昂，系统间的数据交互困难、核对工作量大，难以从整体上高效运用。而且因为这些系统都有一个独立的数据库，因技术、管理利益等问题，经常存在数据共享困难等问题，导致数据资产价值难以有效发挥。

4. 资金投入不足，人才缺口严重

当前，大部分地区虽建有重大疫情应急管理信息系统，但由于建设时间相对较久，信息技术发展的速度又比较迅猛，现有系统的整体架构、数据结构、硬件能力、网络带宽等恐难以满足现有信息技术的要求，亟须基于现有的信息系统的基座，实现信息化升级，通过结合云计算技术、物联网技术、移动互联网技术，配合以大数据分析、人工智能等内容，实现系统迭代。信息升级建设新内容往往需要投入大量资金，在当前政府部门大多需要"勒紧裤腰带过紧日子"的背景下，大额的支出不但需要经过重重审核，而且即使通过审核，其最终落实的资金往往也会"打折"，一定程度上也导致应急管理信息化技术升级困难。

根据相关统计报道，中国在 2020 年底的时候，掌握并从事安全方向的监管、服务、技术应用的从业缺口多达 43 万，尤其对于基层的业务而言，大量基层人员的专业技能比较薄弱。中国不仅缺乏专业从业人员，更缺乏专业从业人员的管理团队，应急信息化专业人才的匮乏，已经成为当前推进应急管理信息化建设亟须解决的一大难题。①

---

① 宋元涛、王大伟、杨春立、隋秀峰：《以信息化加速推进应急管理现代化》，《中国应急管理》2021 年第 6 期。

三 重大疫情应急管理信息化建设趋势展望

（一）建立标准体系，统一标准建设

按照以"防控重大疫情"为目标的应急管理体系建设，首先，需要拥有应急业务自身的标准体系，做到应急相关的法律法规、配套制度、规范文件发布并实施；其次，要对应急行政管理加强管理，加大执法力度，实现应急早期防控；最后，要通过应急平台、应急演练等方式，补强应急标志标识的张贴，完善风险识别和评估，做到应急预警有效可行，应急场所建设完备充实，一切应急储备都按照规定标准执行。

积极开展国际应急规范的制定工作。推动应急处置规范的实施和应用，推动应急处置工作标准化和应急技术装备标准化。在此基础上，进一步完善应急组织体系，健全"统一领导、综合协调、分组管理、分级分类责任、集中管理主导"的应急体系，鼓励地方政府自主创新突发事件。响应组织方式，强化全面和谐责任；健全大城市应急机构服务体系，强化大城市应急机构协助管理决策的职责并配置专职人员。

实现应急管理工作机制和联动机制，根据信息报告要求，完善应急联动方式，在突发疫情防控与管理的所有环节，建设部门联动强协作模式，针对性优化数据共享沟通和业务协作；满足国家区域发展战略，实现区域优势互补。

（二）落足顶层设计，实现数据共享

参照系统论，用全局设计的角度，对单个任务或单个项目的所有方面、所有层次、所有要素统一安排，统一设计，统一实现，汇集有效资源，站在顶层设计，快速、有效地实现建设要求。党的十八大以来，中国领导人就基于顶层设计，做出了多个治国重大问题的决定。

应急管理中体系非常庞大和复杂，有党政机关、应急管理、公安、交通、医疗、交通运输、人防、民政、工信、科技等众多系统间的分工与协作；有应急指挥平台、消防指挥平台、森林防火应急指挥系统、地震应急系统、危化品监管与应急处置系统等众多信息系统的数据共享与融合；还有受灾群众、专业应急救援队、企业应急救援队、民间应急救

援队、志愿者等个人和团体信息的采集与分析。因此，要深入研究信息
化建设过程中应急体系存在的业务复杂度、业务多层的工作内容、业务
在不同情况下的开展要求、不同业务的范围大小、应急疫情的变化趋势、
应急业务数据的交互要求等，以及体系组成中的业务自主要求、上下级
协同要求、不同病种间的细微区别等。

这要求我们一定要通过完善顶层设计和系统思维，来提高应急管理
相关系统的高效交互以及数据融合。包括依托现有应急指挥平台和信息
化基础，建立一体化作战的应急指挥体系，完成应急指挥数据专线、固
定场所指挥中心、可移动的指挥中心和疫情应急指挥信息化平台的建设，
贯通公共卫生应急各层级部门与同层级公安消防部门、赈灾救援部门等
的联系，实现应急指挥平台上下一条线严格执行，平行多部门贴切合作，
减少数据封闭，完成远程应急指挥、全线精准调度。

（三）加强政策支持，增加资金投入

《应急管理部关于推进应急管理信息化建设的意见》是指导"十四
五"时期应急管理信息化建设的重要政策文件。文件从总体要求、坚持
集约化发展、夯实大数据基础、深化应用系统建设、提高应急支撑能力、
强化试点示范带动、加大支持保障力度七个方面，就促进信息技术与应
急管理业务深度融合，推进"十四五"应急管理信息化建设提出了要求。
其中，第七部分专门提出要"争取政策支持"，地方各级应急管理部门要
推动将应急管理信息化建设纳入当地经济社会发展"十四五"规划及相
关专项规划。（见图 13 - 1）

根据相关法规要求，针对应急专项的资金费用方面，各级政府都会
以自身一般公共预算支出额为基础，乘以 1%—3% 的系数，得到的结果
即为应急专项自己的预备费用，指定性用于本年度预算执行的应对突发
事件处置支出。应急管理部在《对十三届全国人大二次会议第 4417 号建
议的答复》中提出，下一步，中央财政将根据国家应急管理体系建设
情况，不断完善财政应急管理政策，发挥好财政资金使用效益。《应急
管理部关于推进应急管理信息化建设的意见》特别提出，要"鼓励地
方设立专项，加大重点行业安全风险监测预警联网、自然灾害综合风险
监测预警等方面投入"，要"研究新型信息化建设模式和运营要求，扩

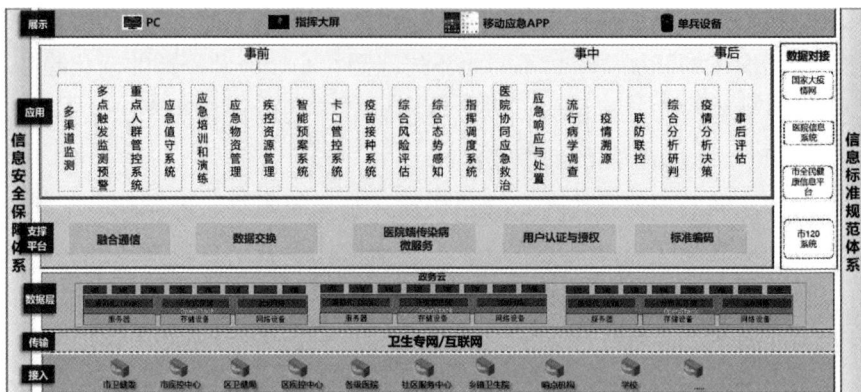

图 13 - 1 重大疫情应急管理总体架构

大资金筹措渠道,鼓励社会更多投入",为信息化建设运维提供稳定的经费支撑。

(四) 加强产教融合,提升人才培养

近年来,中国经济发展进入新常态,工业化、信息化深度融合带来新业态、新技术、新模式等新经济蓬勃发展。新兴产业发展对人才的创新性、实践需求正逐步渗透到人才培养的方方面面,迫切要求学校打开大门,创新教育培养方式、组织形态和服务模式,将教育内容延伸到社会,加快校企合作育人。只有深化产教融合,才能充分支撑和引领产业转型升级,进一步促进教育与经济社会协调发展,通过人才创新创业加快新旧动能转换。比如,中国科学院大学应急管理学院在加强产教融合的过程中,一方面,优化整合各类科技资源,积极推进应急管理科技自主创新,致力于打造国内一流的、国际自然灾害防治先进科研平台;另一方面,将精准聚焦应急管理人才培养存在的不足,积极探索以"政产学研"为核心、产教融合的创新培养模式,建设国家高端应急管理人才培养基地。

(五) 融合高新技术,深化创新改革

中国早在 2018 年就明确了应急管理信息化 2020 年和 2022 年技术路

线图，明确指出，要"把握全球信息技术发展趋势，推动云计算、大数据、物联网、人工智能、移动互联、IPV6、虚拟现实（VR）、增强现实（AR）等新一代信息技术深度应用"①。要求到 2020 年，初步形成较为完备的应急管理信息化体系，基本建成覆盖重点风险领域的感知网络、多手段融合的国家应急通信网络和北京主数据中心，计算、存储等基础设施全民云化。并指出"到 2022 年，再上一个台阶，全面形成应急管理信息化体系，感知网络实现全域覆盖，天地一体化应急通信网络韧性、高速、智能、融合，信息化基础设施性能强大、稳定可靠，大数据、人工智能、移动互联等新技术得到广泛应用"。夯实技术基础和短板成为"十四五"时期推进应急管理信息化建设内容。2021 年 5 月，应急管理部发布文件提出夯实信息化发展基础，补齐网络、数据、安全、标准等方面的短板弱项。②

1. 重大疫情总体防控

实现多点触发和智慧预警的疫情防控，按照重点场所、重点机构、重点人群把全市进行风险类别划分，对各类场所、机构、人群进行日常或定期的健康信息、核酸检测和健康码行程收集管理，对发热等异常症状的人员由"哨点"单位进行就诊引导、转运追踪等管理，提高健康异常人员的早发现、及时通知和快速信息收集。通过多点触发设计使用健康监测信息与医院信息进行比较，发现发热未就诊人员、核酸超时人员、核酸阳性人员等，及时通知"哨点"单位进行追踪；智慧预警利用多点触发中的信息来进行及时预警预测和核实；应急协同对核酸阳性人员等预警核实成立事件进行快速响应处置。（见图 13 - 2）

2. 重大疫情预警处置

通过健康监测信息及其他各渠道监测采集的数据，可以分为可形成事件的监测数据和用于预测的监测数据，通过配置的预警模型进行预警，产生预警信号然后进行核实、流调、处置等，预测预警信息进行分析并上屏展示。（见图 13 - 3）

---

① 《应急管理信息化发展战略规划框架（2018—2022 年）》，2018 年 12 月。
② 《关于推进应急管理信息化建设的意见》（应急〔2021〕31 号），2021 年 5 月。

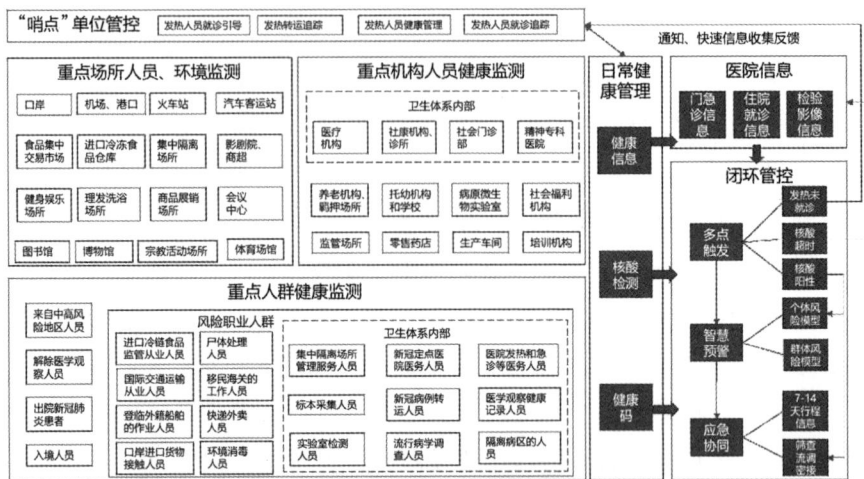

图 13-2　重大疫情总体防控业务流程示意

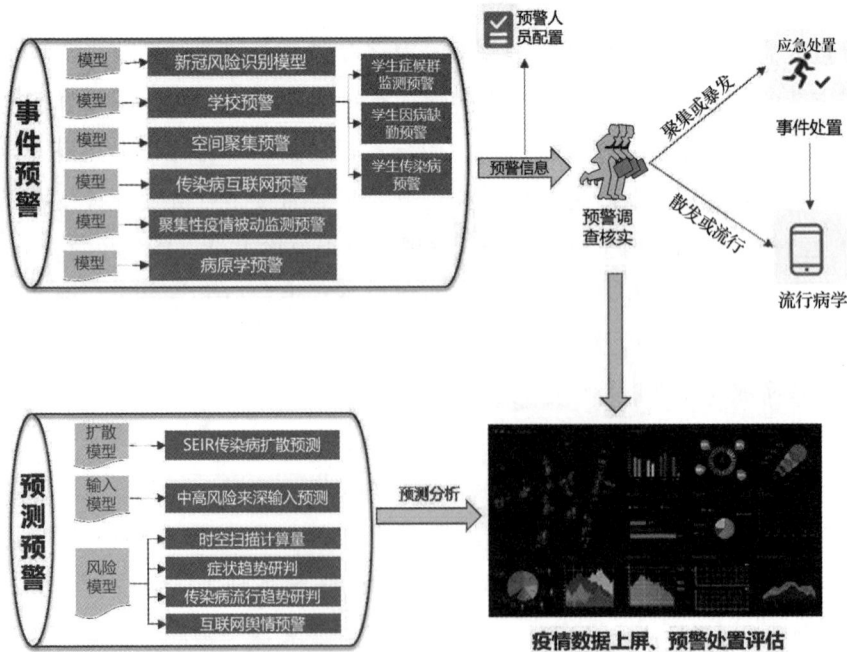

图 13-3　重大疫情预警处置业务流程示意

3. 重大疫情应急协同

以疫情应急工作的便利和实用为出发点,打通多点触发监测预警、应急值守、现场应急处置、联防联控等的关联,使得在有暴发或聚集疫情事件时,与联防联控各协作单位进行联动。

应急指挥中心的指挥人员可以在地图上查看到正在处置的事件的状态、应急队伍信息、物资信息、处置进展等信息。并可根据事件地点位置,由近到远地显示出物资储备地点及应急物资储备数量,线下进行应急物资的及时调度。基于应急队伍现场应急移动端的位置定位、视频连接等功能,可实现后端应急中心人员与现场处置人员实时在线协同,在 GIS 地图上展示实时在线的设备及其位置,可实现音视频连接,查看现场情况。

4. 重大疫情联防联控

在疫情发生时,通过联防联控任务督导各协同单位的队伍人员,根据事件类别、事件级别、协作级别等进行应急处置任务的下发,相关人员对各位任务通过指挥调度、疫情溯源、医院协同等相互配合与数据流转,完成协作工作有序开展(见图 13 - 4)。以发热异常症状人员需要到发热门诊就诊为例进行联防联控思路介绍。

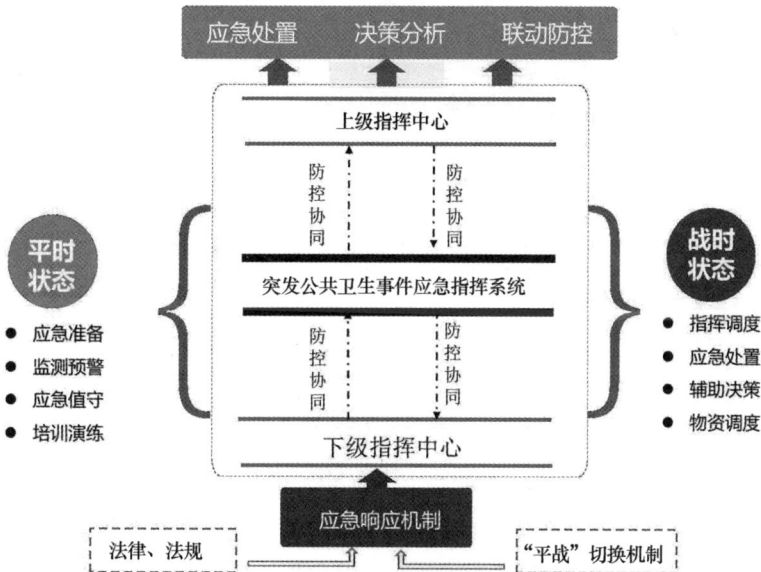

图 13 - 4　突发公共卫生事件应急指挥系统

将发热门诊医院、社区中心、非发热门诊医院、学校、零售药店、机场、火车站等交通场所、养老机构、羁绊场所等重点场所作为新冠肺炎疫情监测"哨点"单位，系统收集发热门诊医院的诊疗信息、检验检查信息和其他"哨点"单位的发热登记信息，通过病人主索引，对比筛查出发热未就诊的人员数据，并推送至社区联防联控系统提醒"社区网格人员"进行追踪、引导发热人员自行前往发热门诊就诊。通过对门诊患者的主诉、症状描述进行症状抽取，使用急性传染病个体风险识别模型，得到个体风险值，对风险值高的疑似高危人员，连续医院信息系统提醒医院进行优先核酸检测、配合进行流病学调查等工作。（见图 13 – 5）

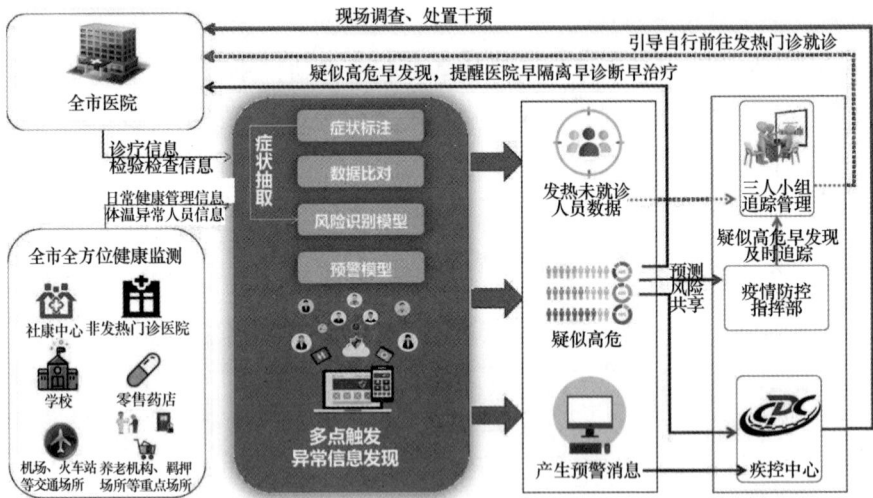

图 13 – 5 重大疫情联防联控业务流程示意

（六）实现重大疫情智慧预警，完善多点触发监测网络

通过建立"哨点"体系来对重点场所人员和环境、重点机构人员、重点人群健康进行健康监测管理，通过健康信息、核酸检测信息、健康码等信息，结合医院的门急诊信息、住院就诊信息和检验影像信息，通过运用云计算、大数据等现代信息技术，建立基于健康管理的多点触发和智慧预警的疫情防控系统，做到对健康管理的异常发热和症状人员的

排查和追踪管理、利用智慧预警模型早发现个体和群体高危风险进行筛查管理、确定疫情进行快速应急协同，达到疫情的早发现、早报告、早响应的闭环管理。并结合联防联控机制中各相关局委办的多渠道疫情防控相关数据，依托互联网大数据，提高实时分析、集中研判的能力，实现全面多点触发多渠道监测预警机制和疫情风险实时感知、识别、态势研判、协同处置的全流程管理，构筑疫情防控的一张"天网"。（见图13－6）

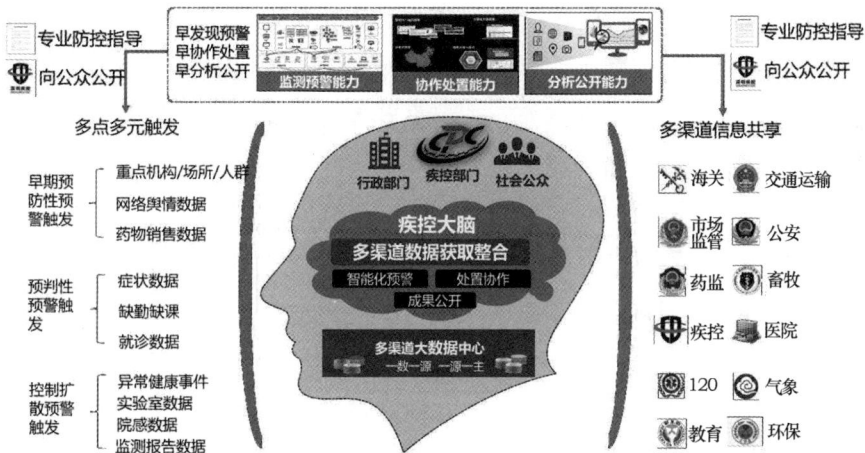

图 13－6　重大疫情多点触发监测防控网络概念

1. 建立"哨点"监测体系，扩大异常监测范围

通过对重点场所的人员健康和环境监测（口岸、机场、火车站、集中隔离场所、进口冷冻食品仓库等）、重点机构的人员健康监测（医疗机构、社康机构、诊所、养老机构、生产车间等）、重点人群的健康监测（来自中高风险地区人员、解除医学观察人员、入境人员、出院患者、定点医院医务人员等），形成"哨点"单位管控体系，对发热人员就诊引导、发热转动追踪、发热人员健康管理、发热人员就诊追踪。

2. 建立多点触发机制，增强疫情预警能力

通过重点场所、机构、人群的健康信息、自然因素信息（气象数据、环保数据）、社会因素信息（药店药物销售、重点场所分布等）、互联网

舆情事件信息等数据，结合预警预测模型建立预警触发的多点性机制，实现个体和群体风险识别模型、学校预警、空间聚集预警、传染病互联网预警等的事件预警，及 SEIR 传染病扩散预测、症状趋势研判、传染病流行趋势研判等的预测预警，达到增强疾病预防早期预警能力的目的。

3. 强化信息支撑水平，提升联防联控能力

通过多点触发智慧预警、应急值守、转运调度、现场应急处置、社区联防联控、医院信息系统等的相互结合，完善应急协作机制，实现智慧化预警与应急响应打通、日常应急值守与智慧化预警打通、应急指挥与现场队伍打通，达到提高应急指挥调度实用性的目的。

多点触发智慧预警与应急响应打通，实现智慧化预警中核实达到突发事件要求的聚集或暴发事件，自动将事件预警信息、核实内容等在应急响应中建立并初步划分应急队伍、应急资源等进行应急处置，并通过风险评估办法、会商决策支持等进行评估分级和决策支持。

应急值守与多点触发智慧预警打通，实现对日常应急值守接报信息快速通过智慧化预警的预警核实通道，进行接报信息的快速核实，并对核实为真实的事件直接进入应急响应环节。

应急指挥与现场队伍打通，在应急响应环节中结合现场应急处置移动端和多媒体通信指挥进行现场与指挥中心的联动，基于应急队伍的移动端位置定位、视频连接等功能，实现后端应急中心人员与现场处置人员实时在线协同，在 GIS 地图上展示实时在线的设备及其位置，实现音视频连接和查看现场情况。

4. 建设移动支撑途径，提高应急处置水平

通过整合疫情防控移动化现场业务，建立移动化现场应急处置、移动化数字流行病学调查等调查系统。特别是流行病学调查，在现实工作中调查方法陈旧、手段落后，需要耗费大量的时间、人力等进行工作。移动化数字流行病学调查系统可利用移动设备完成现场音视频、图像、文本等信息的采集，实现智能采集流行病学调查数据，尽可能地使疾控流调人员在与被调查人员对话的过程中就完成流调信息的收集，提高疾控业务响应的实时性。

第十四章

疫情分析及传播动力学
模型的运用

在疫情防控工作中，实时的疫情分析是正确研判疫情形势，评估防控措施效果，调整防控措施的依据。如何科学研判疫情形势，确定防控的关键区域、人群，正确评估干预措施效果，这些疫情分析工作直接决定了疫情处置的及时性和有效性。疫情分析工作在整个疫情防控工作中处于中心环节，是十分重要和关键的一环。同时，正确研判疫情发展趋势，特别是借助流行病学传播动力学模型对疫情的发展趋势进行科学预测，对于预判疫情走势，及时组织防控资源具有重要的参考价值。本章介绍了疫情防控中的疫情分析方法及传播动力学模型的运用，并结合若干实例进行了介绍。

一 疫情防控中的疫情分析

在应对传染病疫情中，深入、细致的疫情分析，对于了解疫情的发展趋势，评估各种干预措施的效果，找出影响疫情发展的关键因素和环节十分重要。在应对重大突发疫情时，高效执行干预措施并且精准评估干预措施效果，对于评估疫情应对是否得当，是否需要改进干预措施起到十分关键的作用。疫情分析是我们应对疫情过程中每日都需要认真仔细进行的工作，是疫情应对指挥中关键的参谋工作。随着信息技术的进步，已经可以实现多种健康相关数据的整合，疫情分析的技术和方法取得了快速的发展。

（一）疫情分析的思路与方法

疫情分析即通过对搜集到的各类疫情相关的数据进行分析，弄清病例的来源，追踪和判断病例的密切接触者，了解影响病例发病的危险因素，以及临床特征，探明病例的传播链和传播特征，为疫情溯源提供数据支持以及为制定相应的防疫措施提供依据。

1. 疫情分析的数据来源

根据病例的性质，分别就输入性散发病例，本土散发病例，聚集性病例分别调查其基本信息，发病和就诊，个人防护情况，接种疫苗情况，接受实验室检测的结果，接触人员信息（包括人物关系、接触类型、接触时间等），到过的场所环境和接触的物品等进行调查和检测，了解其活动轨迹、传染性及传播途径等信息。对于特定的场所，还需要有针对性地了解场所相关的信息，比如医疗结构，需要了解病例在管控前病例在有效管理之前至发病前 14 天（无症状感染者为标本采样前 14 天）到过医疗机构的名称、到医疗机构的目的、所到的科室、到达和离开的时间、接触人员、接触人员的信息、医疗机构的环境情况（通风、消毒情况）、是否乘坐箱式电梯、患者个人的防护情况等。如果病例是医护人员或医院其他工作人员，调查可能受到感染的来源（接触病例或暴露场所）、感染的日期、感染的方式和途径、当时的防护情况、感染后隔离治疗情况。针对特定的场所需要调查的信息，需要参考相关的防控指南和防控方案。需要说明的是，在相关的调查中，要坚持对人、物、环境的同时调查，才有可能将可能的信息都纳入调查框架内。

2. 疫情分析的内容

疫情分析包括流行病学特征分析、病例传播链分析、溯源分析、病例代际分析、潜伏期分析、潜伏期传染性分析、无症状感染者传染性分析、传播途径分析、干预措施效果评价分析等多个内容。

（1）疫情流行特征分析

①流行水平的变化及趋势

对传染病疫情病例（包括本地感染与输入病例）进行疫情概述。以 COVID‐19 疫情为例，包括分析疑似病例、无症状感染者、实验室确诊病例及临床诊断病例等的流行水平变化（报告数及频数分布情况），按年度、季度、月度、周或天对病例数与发病率的变化进行描述分析，可绘制不同类型 COVID - 19 疫情的本地感染病例与输入性病例数和报告发病率的统计表，可用线—柱图直观反映变化趋势，如图 14 - 1 所示。

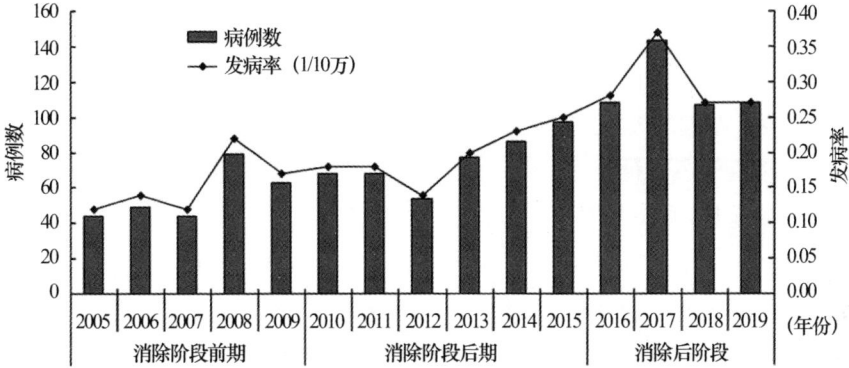

图 14 - 1　某传染病疫情病例不同年份（时期）发病情况及趋势

②时间分布特征

描述时间分布时，可分年度或时期来分析病例在不同月份的分布情况，用病例数（构成比）列表表示，也可用线—柱图直观反映时间分布，如图 14 - 2 所示。并且可以利用季节性指数对病例季节性发病趋势进行非线性回归分析，例如余弦模型 $y_i = \mu + M \cdot \cos (2\pi [j/k + \varphi] + \varepsilon_j)$，可分析病例的季节性分布特征及变化趋势。

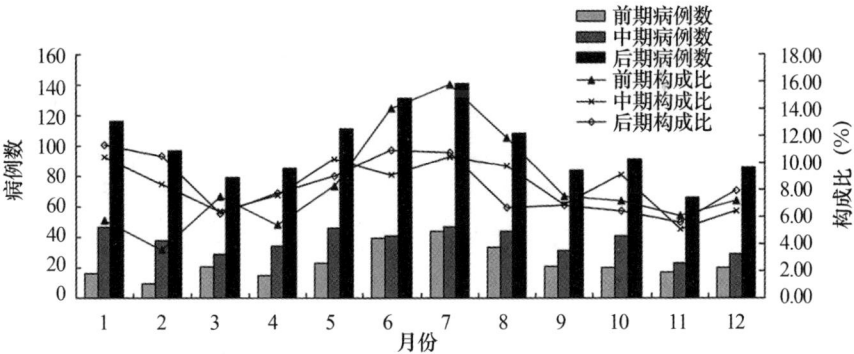

图 14 - 2　某传染病疫情病例不同年份（时期）的月份分布及趋势

③人群分布特征

人群分布特征的描述，可按年度（时期）分析病例的年龄、性别、职业和籍贯等的构成特征；年龄性别分布除用统计表列出发病数和构成比外，可用折线图分析其随时间变化的趋势；职业分布可用饼图表示；如果能从统计年鉴中查到不同性别、年龄、地区的人口数，还可计算其发病率，以分析时间变化趋势。如果资料详细，还可分析不同人群中不同类型病原感染情况的差异，或分析不同输入来源地的差异。

④时空分布特征

A. 病例输入来源

病例输入来源地是某些输入性传染病的重要分析指标，分析境外输入病例来源地时，可进一步分析不同输入来源国病原类型的差异，用地图展示输入性病例来源国的地理分布。可比较来自不同输入地病例的年度变化趋势、病原类型区别，并对输入性病例数的逐年变化趋势进行分析。

B. 地区分布

可用 kernel density 法和 Getis – Ord Gi * 法分析病例的空间聚集性特征，按省、地市或者县区整理 Excel 数据，包括各县区名称、国标码 code 和病例数。用软件绘制专题地图展示不同年度（时期）报告病例数在某个区域内的地理分布，也可在同一地图上再绘制柱状图以表示不同年度（时期）的病例数分布。如果研究区域较多，在列表时可侧重分析前 10 顺位的发病情况。

a. 空间自相关分析

可以使用 ArcGIS 软件进行全局和局部的空间自相关分析。制作报告病例分布图时，可用渐进颜色逐级表示（病例可按 0、1 ~ 、5 ~ 、10 ~ ，15 ~ 例分组）。全局空间自相关分析方法可用于某区域内某传染病发病率的空间模式分析。全局莫兰指数（Moran's I）可以用来判断是否具有全局空间自相关性，其中 I 值的范围为 – 1 – 1。局部空间自相关分析可用于反映某地区与邻近地区的相关程度，并且可以使用局域 Gi * （d）统计量对是否有局部空间自相关性进行判断，如表 14 – 1 所示。

b. 时空聚集性分析

SaTScan 软件可对时空聚集性进行分析，按研究需要设置时间范围、时间周期、空间维度及病例数对数似然比（log likelyhood ratio，LLR）的检验水准。当 P < 0.05 时认为存在聚集性。选择 LLR 值最大的窗口作为一类聚集区，其他 LLR 有统计学意义的窗口作为二类聚集区。

表 14 –1　　　　　　　　全局及局部空间自相关分析指标及其标准

分析方法	分析指标	结果判定
全局空间自相关分析	莫兰指数（Moran's I）	当 I > 0 时反映空间正相关，I 值越大表示空间聚集程度越显著；当 I < 0 时反映空间负相关，I 值越小表示空间差异性越大；I = 0 时表示为事件随机，并无空间聚集性。可通过 Z 转换实现此统计量的假设检验：当 Z（I）> 1.96 或 < –1.96 时有统计学意义。
局部空间自相关分析	局 Gi＊（d）统计量	正值表示空间热点区域，提示有高值的空间聚集性；负值表示则为空间冷点区，提示有低值的空间聚集性。

分析传染病疫情流行特征及监测数据，可为逐步调整传染病的监测方案与措施提供理论支撑。在不同年份（时期）对传染病流行特征和发病趋势进行分析研究，非常重要。传染病疫情特点与监测数据分析，是传染病监测和防治的基础。疫情数据的准确分析研究，应在不同的年份（时期），找准特异的分析指标。网络直报监测数据是基于各地区各级疾控与相关医疗机构逐级报告并审核的一种被动监测，其数据来源覆盖范围广，数据量庞大、病例诊断可靠性高，可相对准确地在总人群上反映各类传染病的分布特征和流行趋势，但可能会降低传染病流行水平，并且可能会对无症状感染者、发病后未就诊者或就诊后漏报者造成漏报缺失，且不能揭示输入性传染病的感染与发病特征。

因此，对疫情资料的流行病学研究时，为更好了解感染来源及病例特征，应对研究期间报告的所有病例资料进行系统清理、发现逻辑错误、剔除重复病例，并进一步收集病例的流行病学个案调查数据，根据分析指标需要，建立符合研究病例定义的病例数据库。在对传染病的时间、空间和人群分布描述分析的基础上，通过时空聚集性分析来说明流行变化趋势，为调整日常监测方案提供参考，并在此基础上采取精准的监测措施，才能取得较好的防治效果，遏制疫情的持续发展。

（2）疫情溯源分析

针对感染来源不明的病例，迅速开展溯源调查，对病例、疑似病例、密接及其工作、生活环境等进行流行病学调查，坚持人、物及所属环境同时进行调查并及时采样。通过流行病学调查及分析、病毒全基因组测序比对、进化树分析、核酸动态检测、血清抗体检测及大数据等技术手段。从人、物品以及所属环境等多个方面逐一分析并论证，对传染源、传播途径以及传播链等进行综合分析及研判。如图 14－3 所示。

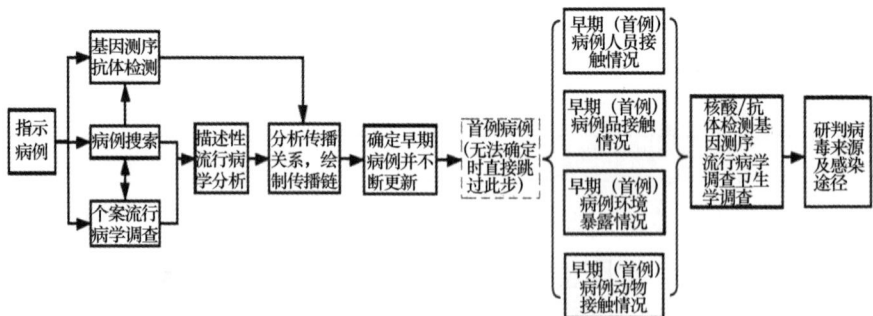

图 14－3　疫情溯源调查及分析流程

①病例传播链分析

根据传染病病例的发病时间绘制传染病流行曲线，结合与首发病例的关系、发病前 14 天的暴露史以及发病后的活动轨迹，绘制病例关系图或发病时序图，并且分析传播链。如图 14－4 所示。

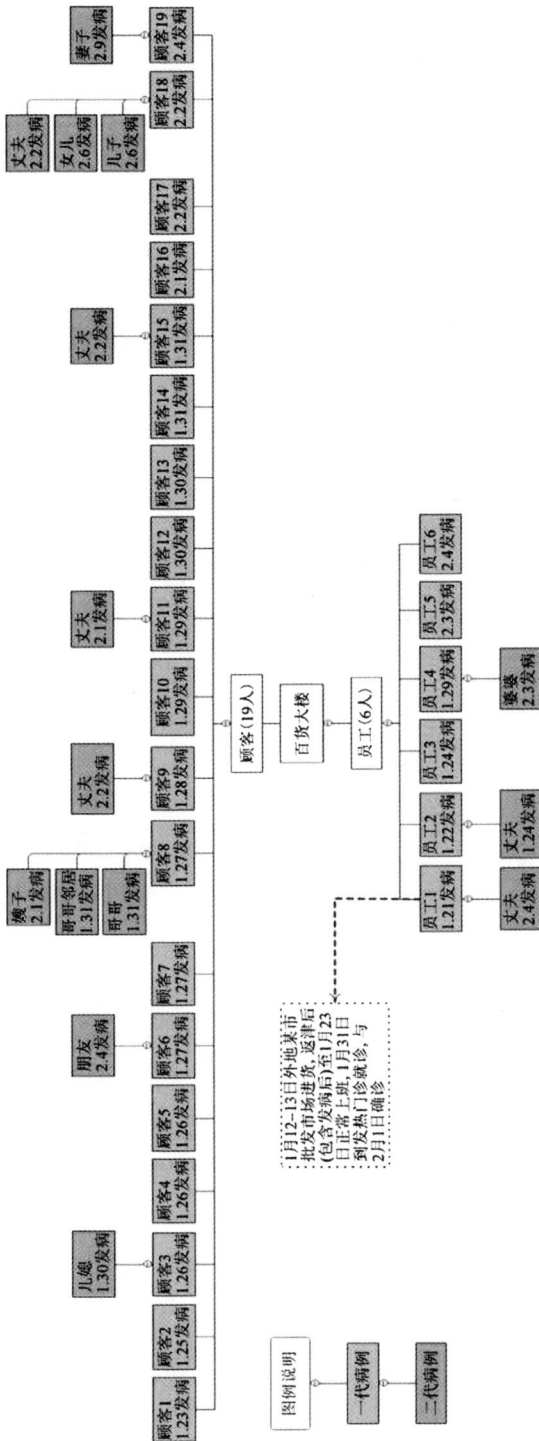

图14-4　某市某百货大楼COVID-19聚集性疫情病例关系示意

②病例代际分析

根据流行曲线、病例关系图或病例时序图，结合暴露史及潜伏期，依次分析病例代际。聚集性疫情的代际判定标准可参照以下原则：第一代病例通常是最早的病例，即聚集性疫情暴发的第一批病例。若怀疑出现无症状感染或潜伏期内发生感染，应结合流行病学调查及实验室相关检测结果进行综合研判分析。

判断是否为第二代病例需要同时满足以下三个条件：在发病前14天内只和第一代病例有接触；未曾去过或居住过境内有报告病例的社区或境外疫情严重的地区；近期没有去过医院就诊等可疑暴露史，或所在地区没有发生社区传播。第三代及以上病例可参照第二代病例认定原则进行认定。如果病例在发病前14天内与前两代病例均有过接触，则无法确定代际。如图 14-5 所示。

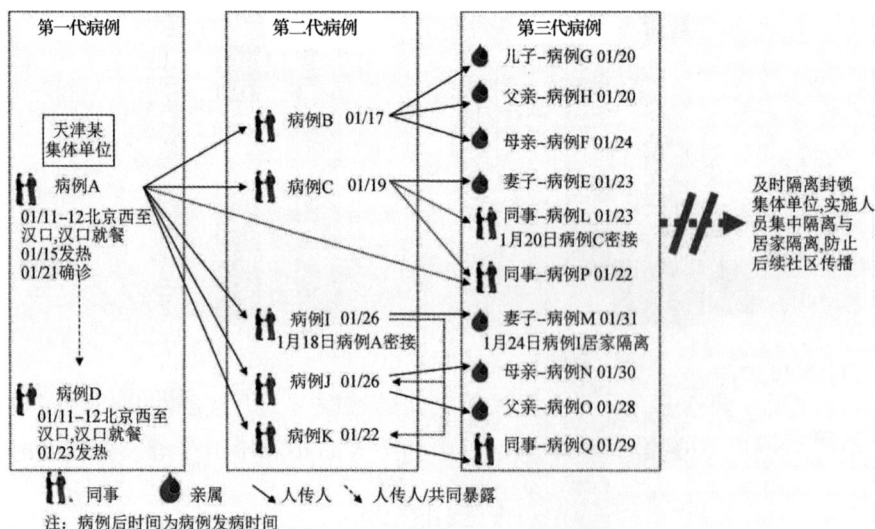

图 14-5 某市某集体单位 COVID-19 聚集性疫情病例传播关系

③潜伏期分析

准确计算单个病例的潜伏期应满足以下三个条件：第二代病例与第一代病例有明确的接触史；第二代病例与第一代病例的接触时间较短；第二代病例除与第一代病例接触外，在发病前并无其他相关接触或暴露史。在聚集性疫情中，如果发现单例病例的潜伏期超出现有的最短及最长的潜伏期范围，需要核实是否满足前述条件，确定发病时间及与第一代病例接触时间的准确性。

④潜伏期传染性分析

在聚集性疫情中，如果确定第一代病例有潜伏期传播，应满足以下三个条件：第一代病例与第二代病例接触时无临床症状或体征，并且二者发病后无接触史；第二代病例在与第一代病例最后一次接触后 14 天内起病；第二代病例除与第一代病例接触外，无其他接触或暴露史。除此之外，建议尽可能早地对第一代病例进行采样。如果首例病例阳性标本的采样时间早于第二代病例的发病时间，证据会更强。另外，建议在首例病例发病后的 7 天内和 3—4 周内采集双份血清样本，以供备查。

⑤无症状感染者传染性分析

在聚集性疫情中，如果确定无症状感染者为传染源，应满足以下三个条件：无症状感染者与第二代病例要有明确的接触史，且第二代病例发病后与无症状感染者并无接触史；第二代病例在与无症状感染者最后一次接触后 14 天内发病；第二代病例除与第一代病例接触外，无其他接触史或暴露史。建议在调查过程中尽可能早地收集样本。如果在第二代病例发病之前就收集无症状感染者的阳性样本，证据会更强。另外，建议在调查当天和 3—4 周后收集血清样本，以供备查。

⑥传播途径分析

在现场调查中，需要收集病例之间的接触方式、接触距离以及接触时间，此外，还应当收集接触过程中的个人防护和手卫生等。并且及时调查暴露场所的面积、人员密集程度、场所或室内通风及空调使用等情况，综合判断及分析所有可能的传播途径。如果聚集性疫情发生在飞机、高铁车厢、网吧、KTV 等密闭空间，需要分析与首发病例的座位距离、交谈时间、手卫生、厕所暴露及个人防护等暴露因素之间的相关性。如果病例的时间和空间分布情况不能用飞沫传播或接触传播进行解释，而是怀疑存在气溶胶传播的可能时，建议及时采集飞机机舱、高铁车厢、厕所等相关场所的空气样本和空调通风系统的环境拭子来检测病毒。必要时，应开展测序工作进行序列比对，以确定传播链的关系。

⑦干预措施效果分析

由于疫情分析中，评估干预措施效果是十分关注的问题。在疫情干预措施效果评估中，通常采用 Rt，有效再生数，来评估疫情防控措施效果。当 Rt 降到 1 以下时，表明防控措施已经达到了阻止某传染病进一步在人群中传播的效果。其计算是基于似然（likelihood - based）估计来进行计算，其计算过程简述如下。

采用 Poisson 分布来拟合传染病在人群中传播过程。在时间段 $t - s$ 中，某感染的个体感染新个体的率为 $R_t w_s$，其中 R_t 是在时间 t 的有效再生数，w_s 是描述个体感染后其传染性的概率分布。因此，发病人数在时间 t 时刻时服从均值为 $R_t \sum_{s=1}^{t} I_{t-s} w_s$ 的 Poisson 分布。t 时刻的发病率 I_t 的似然比是：

$$P\left(I_t \mid I_0, \cdots, I_{t-1}, w, R_t\right) = \frac{\left(R_t \Lambda_t\right)^{I_t} e^{-R_t \Lambda_t}}{I_t!}$$

其中 $\Lambda_t = \sum_{s=1}^{t} I_{t-s} w_s$.

如果在时间段 $[t - \tau + 1; t]$ 的传染性是一个常数，期间的发病率的似然比为：

$$P\left(I_{t-\tau+1}, \ldots, I_t \mid I_0, \cdots, I_{t-\tau}, w, R_{t,\tau}\right) = \prod_{s=t-\tau+1}^{t} \frac{\left(R_{t,\tau} \Lambda_s\right)^{I_s} e^{-R_{t,\tau} \Lambda_s}}{I_s!}$$

采用 Bayesian 方法结合 Gamma (a, b) 先验分布，那么 $R_{t,\tau}$ 的后验分布为：

$$
\begin{aligned}
P\left(I_{t-\tau+1}, \cdots, I_t, R_{t,\tau} \mid I_0, \cdots, I_{t-\tau}, w\right) &= P\left(I_{t-\tau+1}, \cdots, I_t \mid I_0, \cdots, I_{t-\tau}, w, R_{t,\tau}\right) P\left(R_{t,\tau}\right) \\
&= \left(\prod_{s=t-\tau+1}^{t} \frac{\left(R_{t,\tau} \Lambda_s\right)^{I_s} e^{-R_{t,\tau} \Lambda_s}}{I_s!}\right)\left(\frac{R_{t,\tau}^{a-1} e^{-R_{t,\tau}/b}}{\Gamma(a) b^a}\right) \\
&= R_{t,\tau}^{a+\sum_{s=t-\tau+1}^{t} I_s - 1} e^{-R_{t,\tau}\left(\sum_{s=t-\tau+1}^{t} \Lambda_s + \frac{1}{b}\right)} \prod_{s=t-\tau+1}^{t} \frac{\Lambda_s^{I_s}}{I_s!} \frac{1}{\Gamma(a) b^a}
\end{aligned}
$$

因此，$R_{t,\tau}$ 的后验分布符合 Gamma 分布，其参数为 $\left(a + \sum_{s=t-\tau+1}^{t} I_s, \right.$

$\left. \dfrac{1}{\dfrac{1}{b} + \sum_{s=t-\tau+1}^{t} \Lambda_s} \right)$。其中，$R_{t,\tau}$ 的均值为 $\dfrac{a + \sum_{s=t-\tau+1}^{t} I_s}{\dfrac{1}{b} + \sum_{s=t-\tau+1}^{t} \Lambda_s}$。

（二）疫情分析报告的撰写

疫情分析报告是总结疫情概括，分析疫情进展及趋势的重要内容。一般来说，一份完整的疫情报告应有下列内容。

1. 背景

介绍突发疫情事件的发现及报告详细过程，以及描述当地疫情的总体情况，包括发病例数、死亡例数、罹患率、发病率及病死率等相关流行强度指标，反映疫情的严重程度等情况。

2. 流行病学调查

（1）描述疫情事件的总体发病例数及疾病类型（包括疑似病例、无症状感染者、临床诊断病历、实验室确诊病例等）、病例严重程度分类（包括轻、中、重症）以及死亡情况。

（2）根据发病日期逐一描述并分析每个病例的一般情况（姓名、性别、年龄、居住地址、职业、身份证号码等）、发病、就诊及治疗等详细经过、临床特征及表现情况、病情进展及转归情况、标本采集及检测情况、暴露史、密切接触者（1 密和 2 密等）、病例活动轨迹情况、个人防护措施情况等。

（3）根据流行病学调查结果，绘制疫情流行曲线、病例发病时序图、病例关系图及传播链等，梳理并总结聚集性疫情流调的关键点。

3. 病例暴露场所调查

描述重点暴露场所的环境（包括接触物品、货物等）、共同暴露的人数以及人员接触及防护等情况。同时，还需要绘制暴露场所平面图。

4. 密切接触者调查

描述病例与密切接触人员的社会关系、接触方式、不同接触方式的接触频率、接触时间（包括最早和最晚），并且需要确定密切接触者（包括 1 密和 2 密等）总数、疾病转归及防护情况。

5. 采取的措施

描述针对此次聚集性疫情采取防控措施的种类、时间及落实情况。

6. 调查结论

结合上述调查及分析内容，综合分析疫情发生规模、判断传播链及病例代际关系，明确传染源及传播途径。

7. 建议

基于此次聚集性疫情调查结果和发现的问题，提出针对性防控建议。

二 疫情分析中传播动力学模型及运用

（一）经典的传染病传播动力学模型介绍

为了描述传染病流行时人群中感染病人数量的变化规律，Kermack 和 McKendrick 于 1927 年首先提出了 SIR 仓室模型（SIR 模型），用于解释传染病流行时感染病人数量的快速上升和下降。SIR 模型将在传染病传播过程中的人群分为三种状态，分别为易感者类（susceptibles），即由尚未感染但是有可能被传染的人群组成；感染者类（infectives），即由已经感染并且具有传染性的人群组成；移出者类（removed），即死亡或者感染得以恢复且获得免疫力的人群。t 时刻，三种状态人群数量分别用 S（t）、I（t）、R（t）表示。SIR 模型主要用于感染恢复后获得永久免疫力的传染性疾病的研究。经典的 SIR 模型的构建是基于以下三个假设条件：（1）假设被调查地点的总人口数不变，即不考虑该地人口的出生、迁移及死亡等。（2）假设感染者与易感者每次接触都能有效传播疾病。（3）在单位时间 t 内，移出者与感染者人数成正比。

基于上述假设，可利用微分方程来阐述整个传染病流行期间三种状态人群的动态变化。

$$\frac{dS}{dt} = -\beta * S(t) * I(t)$$

$$\frac{dI}{dt} = \beta * S(t) * I(t) - \gamma * I(t)$$

$$\frac{dR}{dt} = \gamma * I(t)$$

有效接触率（β）表示一个感染者与易感者接触，并将疾病传播给易感者使其发生感染的可能性大小。在单位时间 t 内，全部感染者能够感染的易感总人数，即新发病例数为：$\beta * S(t) * I(t)$。恢复率（γ）指单位时间 t 内，感染者从感染状态移出的可能性大小。在单位时间 t 内，新增加的移出者数 $\triangle R(t) = \gamma * I(t)$，并且假定恢复者获得长久免疫，不会再次感染传染病。

SIR 模型作为传染病传播动力学中最经典的模型，在很多传染病中得到使用，如黑死病、麻疹、水痘。有些研究在该模型的基础上进行了修改和调整，从而提出多种传染病动力学模型，仅以若干典型的例子进行介绍。

（二）基于 SEIR 模型评估武汉市疫情干预措施的效果

描述传染病在人群中传播的经典传播动力学模型是 SEIR 模型，该模型将人群分为四类人群，包括易感者（Susceptible）、潜伏者（Exposed）、感染者（Infectious）和康复者（Recovered）。我们在经典的 SEIR 模型的基础上，引入传播中潜伏期感染性进行评估的参数，以及人群感染后分为有症状感染者和无症状感染者的流行特点，构建调整的 SEIR 模型，其模型框架如图 14 - 6 所示。

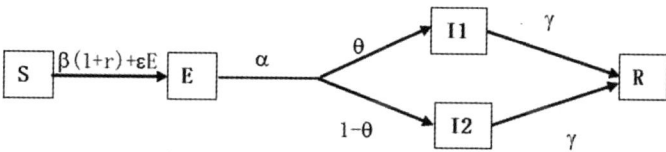

图 14 - 6 调整的 SEIR 模型框架

根据该模型框架，构建的微分方程组为：

$$\frac{dS}{dt} = -\frac{S(1+r)}{N} - ES/N$$

$$\frac{dE}{\mathrm{d}t} = \frac{S(1 + r)}{N} + ES/N - E$$

$$\frac{dI1}{\mathrm{d}t} = E - I1$$

$$\frac{dI^2}{\mathrm{d}t} = E(1 -) - I^2$$

$$\frac{dR}{\mathrm{d}t} = (I1 + I^2)$$

结合专家意见，文献报告及实际数据分析结果，设置参数如表 14 - 2所示。

表 14 - 2 调整的 SEIR 模型的参数初始设定及范围

参数	含义	初始值设定及范围	依据
N	人口数	1000 万	统计年鉴
I1	有症状感染者	161	疫情网数据
I2	无症状感染者	0	专家建议
β	有效接触率	0.3, (0.01 - 0.99)	专家建议
ε	潜伏者传染力	0.3, (0.01 - 0.99)	专家建议
θ	有症状在感染者中的比例	0.3, (0.1 - 0.5)	专家建议
r	无症状者相对于有症状者的传染力	1/3	文献*
γ	恢复率	1/10（根据不同阶段设定不同的参数）	实际数据

*许等在宁波的调查研究结果。

（三）基于 TSIR 模型构建手足口病流行趋势分析

经典 SIR 模型是假定疾病流行过程较短，以至于不受人口出生和死亡的影响。然而当研究类似手足口病这类传染病的长期流行动态时，需要考虑人口动力学因素的影响，尤其是新生儿的出生使易感者得到补充，而人口出生率是随时间动态而变化的。传染病传播过程中人群的三种状态中，只有感染者类能够实际观察到，但是报告的感染者数量往往是低估的。SIR 模型是连续的动态系统，而实际过程中收集到的数据是离散的。

鉴于 SIR 模型的上述不足点，2000 年 Finkenstadt 和 Grenfell 提出了 TSIR 模型。该模型考虑了新生儿的出生情况，并且能够估计报告病例的漏报率。此外，TSIR 模型并未在连续时间内进行模拟，而是将整个时间序列拆分成等间距的时间段，称为时间步长（time-step）。TSIR 模型假定，时间步长与病原体代时（generation time）相近时，某个时间步长 t 内出生的新生儿，直接进入易感者状态；与感染者接触后，在下一个时间步长 $t+1$ 内进入感染状态；在时间步长 $t+2$ 内进入恢复状态。模型示意图如图 14-7 所示。代时是指宿主发生感染与其感染力达到最大时的时间间隔。有研究表明当改变时间步长时，季节性估计结果依然稳健。任何新感染的产生是源于上一个时间步长内易感者与感染者相互作用。

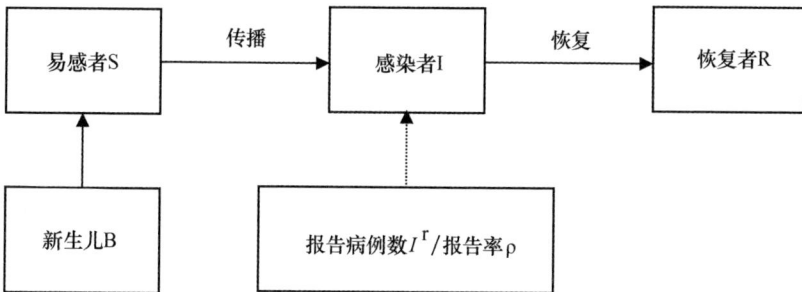

图 14-7 TSIR 模型图示

对 EV71 疫苗使用前期手足口病总病例使用不同的参数值进行 TSIR 建模。不同的模型参数取值及模型拟合效果如表 14-3 所示。从表中前三行的结果来看，改变参数 Method 的取值，保持其他三个参数 "regtype"、"family"、"link" 取值不变，发现模型结果及模型拟合效果参数均未发生改变，表明参数 "Method" 对模型构建无影响。

表 14 - 3 手足口病总病例 TSIR 模型参数选择

编号	模型参数				模型结果				模型拟合效果参数		
	Method	regtype	family	link	α	$\bar{\beta}$	$\bar{\rho}$	$\bar{S}$	R^2	PE	MAPE
1	deterministic	gaussian	gaussian	identity	0.79	5.92E - 05	0.28	60200.88	0.77	0.16	0.38
2	pois	gaussian	gaussian	identity	0.79	5.92E - 05	0.28	60200.88	0.77	0.16	0.38
3	negbin	gaussian	gaussian	identity	0.79	5.92E - 05	0.28	60200.88	0.77	0.16	0.38
4	negbin	lowess	gaussian	identity	0.84	4.99E - 05	0.28	48675.87	0.63	0.14	0.54
5	negbin	loess	gaussian	identity	0.85	4.63E - 05	0.29	49883.35	0.64	0.11	0.51
6	negbin	lm	gaussian	identity	0.91	3.12E - 05	0.29	52392.40	0.31	0.15	0.48
7	negbin	spline	gaussian	identity	0.92	3.17E - 05	0.29	50888.59	0.33	0.13	0.46
8	negbin	gaussian	quasipoisson	log	0.88	5.12E - 05	0.28	41301.61	0.82	0.11	0.38
9	negbin	lowess	quasipoisson	log	0.88	6.14E - 05	0.28	34106.52	0.78	0.14	0.44
10	negbin	loess	quasipoisson	log	0.88	5.66E - 05	0.29	37416.32	0.77	0.13	0.44
11	negbin	lm	quasipoisson	log	0.89	4.30E - 05	0.29	46061.19	0.79	0.17	0.44
12	negbin	spline	quasipoisson	log	0.89	4.50E - 05	0.29	44539.30	0.79	0.16	0.43
13	negbin	gaussian	poisson	log	0.88	5.12E - 05	0.28	41301.61	0.83	0.11	0.37
14	negbin	lowess	poisson	log	0.88	6.14E - 05	0.28	34106.52	0.77	0.14	0.43
15	negbin	loess	poisson	log	0.88	5.66E - 05	0.29	37416.32	0.77	0.14	0.44
16	negbin	lm	poisson	log	0.89	4.30E - 05	0.29	46061.19	0.78	0.17	0.44
17	negbin	spline	poisson	log	0.89	4.50E - 05	0.29	44539.30	0.78	0.16	0.43

对于手足口病总体病例而言，除模型表 14 - 3 外，拟合效果均较好，R^2 为 0.77 - 0.83，PE 为 0.11 - 0.17，MAPE 为 0.37 - 0.46。根据选定的模型参数取值，利用 TSIR 模型分别拟合出疫苗使用某地从 2013 年 1 月到 2016 年 9 月的手足口病病例发生数，并将 TSIR 模型拟合的病例数与观察的病例数进行比较，如图 14 - 8 所示。黑色虚线为 TSIR 模型拟合 100 次病例数的中位值，模型拟合的病例数能够有效体现手足口病的季节性分布特征。

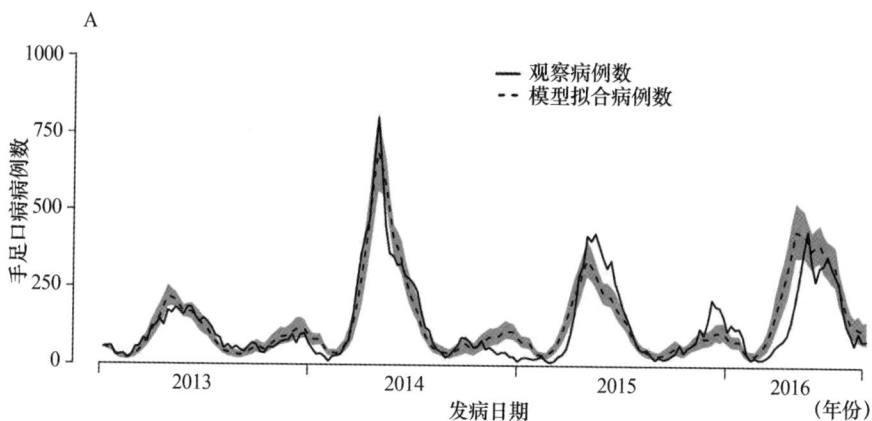

**图 14 – 8 2013 年 1 月至 2016 年 9 月某地手足口病病
例数与 TSIR 模型拟合病例数分布**

可见基于该模型可以有效拟合手足口病的流行特征，然后可以基于
该模型开展相应的趋势预测，干预措施效果评估等分析工作。

三 疫情分析发展的趋势与展望

今后对于疫情相关资料的整合，分析方法快速、准确的要求也会越
来越高。可能会出现基于多部门、多平台数据的整合，数据采集的实时
化和分析的动态化。传统的调查，分析，行动的模式会逐渐变成调查、
处理的并行模式。疫情分析工作随着数据量的加大，各种类型数据的加
入，分析工作的挑战越来越大。因此，未来会出现多种学科特别是计算
机科学、信息科学等学科的融合，从而成为多个学科共同参与疫情分析
的新局面。尤其是大数据技术、人工智能技术的运用，会彻底改变传统
的疫情分析的思路和方法，这方面的应用值得期待。具体而言，有以下
几个方面的发展趋势。

（一）疫情分析涉及的数据来源的多样化

今后疫情分析工作中，所涉及疫情防控的数据不仅限于个案的流调

数据，还可能涉及个人的行动轨迹，重点人群就医行为监测、环境监测、野生动物监测等数据。数据的来源多样化，数据的类型多样化。传统的医学统计学的分析方法越来越不适应疫情分析工作的要求，因此需要和数据科学等学科融合，借助其他学科新的方法和技术来完善并优化疫情分析工作。

（二）疫情分析的实时化

既往先调查，后分析的模式在需要及时研判，动态调整的疫情防控要求下，已经越来越不适应疫情防控工作对于疫情分析工作的实际要求。因此，构建基于云平台的实时数据采集，实时疫情分析，动态提供疫情分析报告的新的疫情分析模式提上了工作日程。在国内某些地区已经开展了基于云平台的实时疫情分析，对于动态研判疫情走势，及时调整防控措施起到了关键性的作用。在可预见的未来，该模式将成为疫情防控的主要范例。

（三）信息科学技术的广泛运用

疫情防控的诸多数据，仅有少量的是需要现场采集的，大多数数据存在于各个部门和系统之中，需要借助信息科学的数据，实现各部门各系统的数据采集、清洗和推送，这必然要借助信息科学的技术去实现这样的过程。特别是对于非传统意义上的数据，比如图像、视频等资料，如何整理为可供分析的数据，也需要借助信息科学技术来实现。

（四）人工智能技术的深度介入

由于疫情防控中涉及的数据量大，数据类型多，因此数据的整理、分析工作量是传统医学统计分析方法难以胜任的，并且如何从中挖掘相关的信息，传统的医学统计学分析方法存在较多局限性。因此，人工智能技术等必将在这个领域得到广泛的运用，进一步改进疫情分析和研判工作，从而为精准防控提供助力。

第十五章

突发公共卫生事件国际合作机制

国际公共卫生事件逐年频发，已构成国际性的非传统安全威胁，成为全球面临的新挑战。随着经济全球化的逐渐深入，仅靠一国之力应对突发公共卫生事件是不够的，遏制突发公共卫生事件在全世界造成更大的破坏，越来越需要各国共同应对，如何在国与国之间构建更顺畅的卫生合作机制，促进全球一起共同有效应对公共卫生危机，具有重大现实意义。

一 突发公共卫生事件国际合作现状

（一）突发公共卫生事件国际合作的起源

突发公共卫生事件国际合作起源于最大限度地防止传染病跨境传播的需要。1347—1353 年暴发的黑死病，起源于中亚地区，传至欧洲，从意大利蔓延至北欧直到俄罗斯，约 2500 万欧洲人因此而失去生命。19 世纪暴发于印度的霍乱从亚洲传至非洲、美洲等地，是 1851 年第一次国际卫生大会唯一关注的传染病，揭开了现代意义上多边防疫的序幕，到 20世纪末，霍乱大流行共出现过七次。[①] 20 世纪初，暴发的西班牙流感起源于美国堪萨斯州，传播至西班牙、英国、法国、澳大利亚、日本、中国台湾等，蔓延至世界各地，导致全世界 2000 万—5000 万人死亡，2 亿—10 亿人受感染。1926 年，在第十三次国际卫生会议上诞生了世界第一个

---

① 孙统达：《突发公共卫生事件引起的反思及对策研究》，博士学位论文，浙江大学，2004年。

区域性的《国际卫生公约》，国际卫生合作机制初见雏形。1945 年，联合国决定成立一个国际卫生组织以应对全球性的公共卫生危机。1946 年通过的《世界卫生组织法》明确规定世界卫生组织的主要职能是负责指导和协调国际卫生问题，拟定全球卫生研究议程，推进国际合作与国际援助，共同抗击传染病给全世界人民带来的灾难。1948 年 4 月宣布成立世界卫生组织，并且起草了适用于全世界的《国际卫生条例》，从此世界卫生组织成为一个高于主权国家的、可以在主权国家之间协调卫生合作的国际机构，《国际公共卫生条例》在 1951 年的世界卫生大会获得通过，1969 年变更为《国际卫生条例》，在这期间，由于全球化问题并不突出，所以《国际卫生条例》的价值并未受到国际社会的重视。

突发公共卫生事件国际合作第二个起源是全球化进程加速。进入 21 世纪，环境污染、生物安全、传染病以及烟草危害等成为突出的公共卫生问题，全球化所呈现的商品和人员的跨境流动使得一国境内的公共卫生危机可以迅速演变为全球公共卫生危机。20 世纪 70 年代之后，新型传染病在发展中国家以每年一种以上的速度出现，流感、疟疾、霍乱、黄热病等疾病也卷土重来，给全球造成灾难性影响。1981 年艾滋病首次被发现并在全球迅速传播；1998 年暴发的登革热传播到全球 56 个国家，确诊病例 120 万人，在此后的 40 年里，登革热流行一直持续，从拉美到东亚和南亚，有数百万人感染。各国根据本国实际，针对新发传染病制定各自的防疫措施，国际卫生检验秩序比较混乱，各国不一致的应对措施严重扰乱了国际贸易的发展，1969 年修订的《国际卫生条例》已经无法适应新的局面，1981 年第五十六届世界卫生大会要求加快修订工作。2003 年非典型肺炎（SARS）暴发，为了较好地对抗疫情，也为了适应国际贸易的发展、国际交往形式多样背景下国际疾病发展的新态势，世界卫生组织需要对《国际卫生条例》添加更多的内容。经过两年的征求意见与修改，《国际卫生条例》才获得通过。2005 年修订后的《国际卫生条例》成为国际卫生安全领域具有法律约束力的指导性文件，该条例于2007 年 6 月生效，所有世界卫生组织成员都是缔约方。《国际卫生条例(2005)》对其获取疾病信息来源、争端解决、监测与报告制度等国际合作机制做出具体规定。

因此，突发公共卫生事件国际合作机制经历了从"各家自扫门前雪"，到地区性合作，到松散型国际合作，到以世界卫生组织为主导的协调性国际合作。

（二）突发公共卫生事件国际合作机制的定义

世界卫生组织定义突发公共卫生事件的国际合作机制，指的是为防止传染病扩散或生物恐怖活动对人类的卫生威胁而采取的情报及医学应对措施所形成的相应机制。国际合作机制的三个要素是协调关系的共同原则、准则和决策程序，一致的国际行为模式以及某一特定问题领域。[①]在突发公共卫生事件的国际合作中，世界卫生组织在关键的国际公共卫生突发事件中发挥领导、制定规范和标准、提供技术支持、政策制定等作用。《国际卫生条例》为防止、发现、评估突发公共卫生事件提供了指南。为了加强各国在预防和控制大规模流行病暴发方面的合作，除了由世界卫生组织协调多国进行医疗、检测、评估技术合作，还需要各国提高自身卫生系统对流行病发现和响应的能力，在一些国家不能控制自身疫情的情况下，世界卫生组织可向其提供迅速的、专业的技术援助。

（三）突发公共卫生事件国际合作领域

突发公共卫生事件国际合作领域目前主要体现在疫苗研发使用、卫生人力资源、疫情溯源、医疗物资和信息通报等方面。

1. 疫苗研发和使用的国际合作

防控疫情效果最好的方法历来被认为是接种疫苗，因此，每当急性传染性疾病在全世界暴发时，研发疫苗成为各国防治疾病的首要工作。

中国在新型传染病疫苗方面积极参与国际合作，其中埃博拉病毒疫苗的研发是合作成功案例之一。自 1976 年以来，埃博拉已在世界范围内多次暴发，达三十余次，死亡率高达 90%，被人们称为"人类生命的黑板擦"。2014 年，西非暴发埃博拉疫情，当很多人因为埃博拉病毒离开非洲的时候，中国却因为埃博拉病毒来到了非洲，带来了物质、药物、技术、人才，这也是中国第一次成建制地在境外进行疾病防控。埃博拉疫

---

① 张业亮：《加强全球应对突发公共卫生事件的国际合作机制》，《世界知识》2020 年第 4 期，第 68—70 页。

苗的第二、三阶段临床试验是在非洲完成的。同时，中国军事医学科学院陈薇院士与加拿大专家进行研究合作，在 P4 实验室做疫苗评价。2017年10月19日，在中国的参与下首个埃博拉疫苗研发成功。2018年埃博拉再次袭击刚果（金）时被世界卫生组织推广接种。

在疫苗研发方面的合作还表现为大量科研论文成果的产出，最近中国研究者发表了多篇有关抗埃博拉病毒疫苗研制的中英文研究性论著，大多是与国外机构合作完成。如高福院士研究团队在 Cell 上发表了一篇关于新的病毒膜融合激发机制的文章，这篇文章可能为埃博拉病毒的破解提供了某种新思路。[①]

2. 卫生人员的国际合作

面对突发公共卫生事件，全球医务人员、科研人员、企业技术人员等进行了广泛的合作。

2014年，西非暴发埃博拉疫情，并且传播范围广，感染速度快，因此引起全球恐慌。为了阻止疫情继续扩散，陈薇院士前往非洲一线开展研究工作。2015年底陈薇带领团队研发了首个2014基因型埃博拉疫苗，并且在非洲实现了临床试验。

3. 卫生信息的国际合作

1978年，黄热病跨越海洋传播至美国，并在密西西比河流域大规模暴发，引起美国政府高度重视。1880年，美国总统邀请可能受到黄热病影响的国家参加一次国际卫生会议，决定实行国际通报制度。1881年，在华盛顿召开第五届国际卫生大会，来自26个国家的参会代表围绕疫情通报制度开展讨论，但是由于绝大多数参会者认为黄热病是由美国导致，所以美国倡导的疫情通报制度没有得到通过。但是，自此之后，国际疫情通报制度逐渐被许多国家关注。1885年，在第六届国际卫生大会上，重要议题之一是怎样建立一个国际通报机构。1893年，在德国举行的第八次国际卫生大会上，第一次正式在《国际卫生公约》中明确建立通报制度，主要通报内容是针对霍乱病例和各国应对政策。1907年，在巴黎组建国际公共卫生办公室获得国际卫生大会批准，为国际疫情通报工作

---

① Wang H., Shi Y., Song J., et al., "Ebola Viral Glycoprotein Bound to Its Endosomal Receptor Niemann – Pick C1.", *Cell*, Vol. 164, No. 1 – 2, 2016, pp. 258 – 268.

实施提供了基本的保障，并把鼠疫、霍乱、黄热病纳入疫情通报范围。直到 1926 年，国际疫情通报工作在新的《国际卫生公约》中进行调整，国际公共卫生办公室具体负责疫情通报制度，在全球范围内交换和发布流行病信息。直到二战结束前，国际公共办公室主要通过《流行病学周报》、电报、航空邮件、无线电台等方式来发布流行病学信息。

但是发展至今日，卫生信息的国际合作范围已经非常广泛，不仅仅是疾病的流行病学特征的通报，还涉及基因序列通报、疫情数据互通、诊疗方案共享、防控策略借鉴等。

二　突发公共卫生事件国际合作机制存在的主要问题

随着新型传染病的不断出现，国际合作机制中的一些问题急需解决。比如缺乏主要针对疾病大流行的、更加具体的国际规则，缺乏疫苗互认标准和疫苗共享机制，缺乏灵敏的疫情监测国际合作机制和高效的国际医疗救援机制，缺乏早期公共卫生应急防控计划与专业应急人员。因各国政治、文化背景不同，会不同程度影响到突发公共卫生事件的国际合作。缺乏国际综合救援队，应急救援能力上也存在不足。突发公共卫生事件的信息全球发布周期时间较长，导致疫情不能及早被通报、确认，经常会错过最佳防控时期。卫生应急资源普查数据库较为薄弱。野生动物市场监管不力等。

（一）疫苗研发的国际合作有待加强
疫苗研发需要全球共同努力，各国需保持更加开放的模式。

疫苗在国与国之间的互认还需要建立更明确的规则和标准。

疫苗分配的公平性需要建立新的国际合作机制。在疫苗有限的情况下，国与国之间按何种比例进行疫苗分配？哪些人优先获得疫苗？发展中国家如何实现疫苗的可及性和可负担性？这些问题的解决都急需新的国际规则。

（二）缺乏高效的国际医疗救援机制
突发公共卫生事件一般具有突发、快速发展与破坏强烈等特点。因此，医疗物资与医疗援助对于灾区是最需要的。但世界卫生组织缺少统一行动的应急国际医疗队。一些医疗水平相对落后的发展中国家，医护人员应对新发传染病的专业知识非常有限，整个社会对突发公共卫生事件的认识普遍缺乏，综合救治能力不强，疫情对这些国家造成的损失严重。已经有应对经验的或者医疗技术水平先进的国家有必要开展国际紧急医疗援助，各国非常有必要成立外国急救医疗队（Emergency Medical Team，EMT），能及时、主动为他国提供医疗帮助。[1] 但目前多数 EMT 是出于人道主义责任自发建立而不具有强制性；受到经济水平、医疗条件、认知水平等因素的影响，各国 EMT 在能力水平、应急反应速度、物资准备等方面存在较大差异，国与国之间缺乏协调机制，导致合作时容易出现配合不协调等问题。[2]

（三）政治、文化因素影响突发公共卫生事件的国际合作

早在 1851 年第一次国际卫生会议时，就显示了政治因素对于卫生国际合作的巨大影响，当时美洲主要受到黄热病影响，但这次会议的重点是大西洋两岸都存在的霍乱，因此，美洲国家认为此次卫生大会存在"欧洲中心"的政治倾向。

（四）突发公共卫生事件信息全球发布周期长

根据《国际卫生条例》的信息通报规定，缔约国须先将信息报送给世界卫生组织，待专家对信息进行评估与分析之后，才能告知缔约国其具体的建议与行动部署。从信息通报到采取具体行动所需的程序比较烦琐，信息发布周期比较长。例如 2013 年 12 月在几内亚发现埃博拉病毒疫情，2014 年 3 月西非各国向世界卫生组织（WHO）上报疫情，但直到 2014 年 8 月 WHO 才做出相关部署，宣布埃博拉疫情为"国际关注的突发公共卫生事件"，从信息上报到做出行动部署，历时半年，最佳控制疫

---

① 冯睿：《医学院校非医学新生入学适应教育调查与思考——以安徽医科大学为例》，《教育与教学研究》2016 年第 2 期，第 63—67 页。

② 姚天冲、鲁思睿：《浅析国际突发公共卫生事件中的合作机制》，《中国卫生法制》2020 年第 5 期，第 1—6、49 页。

情阶段可能已经错过了。①

（五）缺乏灵敏的疫情监测国际合作机制

一些国家病例数逐渐增加，疫情形势依然严峻。部分发展中国家由于医疗水平的有限与群众危机意识的欠缺，疫情监测缺乏灵敏性。疫情监测在全球范围内缺乏联动，病例诊断标准不一致，监测指标存在差异，对疾病的认知存在政治、文化差异等，导致难以在全球范围内形成防疫的合作共识。

三　突发公共卫生事件国际合作的建议

虽然目前国际突发公共卫生事件国际合作存在一些问题，但是全球应对突发公共卫生事件变得比以往更加及时高效，国际卫生合作机制逐渐成熟。重大突发公共卫生事件的每一次全球性应对，都为建立更加完善的国际合作机制提供机遇，促进国际合作机制不断调整与改进，使新型传染病等突发公共卫生事件的应对变得更加公平、有效。针对本部分所述的具体问题，提出以下相关建议。

（一）加快疫苗研发和使用的国际合作

制定疫苗研发、分配、互认、定价等国际规则变得迫切。疫苗的研发需要漫长的时间，其过程也很复杂。为了力争尽早取得惠及全人类的突破性疫苗研发成果，必须有效促进疫苗研发的跨国家、跨部门、跨领域的广泛合作，必须在疫苗研发、生产、专利转让等方面进一步深化国际科研合作。

（二）紧急医疗救援的国际合作

为了及时应对突发公共卫生事件，以便统一行动，提高应对效率，世界卫生组织有必要组建一支统一调配的国际应急医疗救援队。

---

① 姚天冲、鲁思睿：《浅析国际突发公共卫生事件中的合作机制》，《中国卫生法制》2020年第5期，第1—6、49页。

可以借鉴联合国维和部队的组建经验，由各国选派医护人员，医疗水平的提升训练统一进行，主要培养团队在应急状态下的默契程度和合作能力，形成医疗援助待命机制。[①] 一旦出现新的突发公共卫生事件，国际医疗救援队具备迅速赶赴现场进行医疗救援的能力。面对越来越复杂的病毒，对医护人员的救治水平需要逐步提高，国际卫生合作的需求越来越强烈，组建统一科学高效的应急医疗队伍具有越来越重要的意义。

（三）非政府组织积极参与

各国政府作为对抗突发公共卫生事件的主力军，起着关键性的作用。非政府组织积极参与到对突发公共卫生事件的处置，发挥了非常重要的作用，具有十分重要的意义。2020 年 2 月 5 日，比尔及梅琳达·盖茨基金会官方宣布，承诺在全球抗疫事业方面最高捐赠 1 亿美元。无国界医生，作为一个独立的国际医疗人道主义救援组织，致力于帮助受武装冲突、流行病自然灾害影响与被排除于医疗体系以外的人群，其在全球设有 25 个分会，其内部人员在超过 70 个国家中服务，数以万计专业人士投身组织的救援工作。

（四）完善信息发布机制

在一国发生突发公共卫生事件之后，其他国家能否及时反应并采取措施受到其信息上报效率的影响，因此完善信息共享渠道显得尤为重要。应在全世界范围内建立疫情监测预警"哨点"，形成疫情通报国与世界各国的信息联动机制，保证信息能与其他各国第一时间共享。周边国家乃至世界各国收到疫情警报后可以及时进行边境检疫，对国民宣传警告，限制人员流动等，防止疫情进一步加重。

上报信息的内容在《国际卫生条例》中并没有明确规定，疫情通报国可以决定通报具体信息，因此可能会隐瞒部分内容。例如 2015 年在韩国暴发的中东呼吸综合征（Middle East respiratory syndrome，MERS），最

---

① 姚天冲、鲁思睿：《浅析国际突发公共卫生事件中的合作机制》，《中国卫生法制》2020年第 5 期，第 1—6、49 页。

早是由一名沙特阿拉伯医生发现并迅速将病毒研究报告上报给世界卫生组织，然后他将获取的病毒样本寄送给伊拉斯谟医学中心（Erasmus Medical Center，EMC）研究小组，该研究小组成功获得病毒的 DNA 序列，但并未对外界公布基因序列，反而声称其享有序列的专利权。虽然美国后来派遣法律团队与该研究小组进行谈判，但还是未能获得病毒相关材料，直到 2015 年 MERS 疫情大暴发，EMC 研究小组的这一行为饱受到国际社会的诟病。[1] 病毒材料具有一定的特殊性，有的国家或者研究机构认为其享有病毒材料的专利权，不应与其他国家共享；而有的国家认为病毒材料应当向全世界通报，因为其属于全球公共卫生信息。[2] 应该增加奖励条例用以激励缔约国全面上报信息，完善由共享病毒生物信息带来收益分配的相关机制，有效解决各国之间的信息不对称问题。

（五）加强建立国际联防联控机制

全球疫情发展情况应受到各国密切关注，主动向国际社会分享在疫情防控方面积极有效的做法、成功经验和失败教训，为有关国家提供有效的群体防控技术。最大限度地降低疫情跨境传播风险，努力推进"一带一路"建设以及在拉美、非洲等局部地区和阶段性国际防疫合作的基础上，尽快建立全球疫情联防联控的应急国际合作机制。支持世界卫生组织积极采取行动，指导各国制定疫情防控应急标准与政策规范。在联合国框架下，进一步加强公共卫生领域深层次协同治理，建立标准一致的常态化合作机制，推动疫情防控全球一盘棋，共同应对疫情扩散，提高全球卫生治理效力。

（六）加快制定应对全球性大流行病框架公约

在所有突发公共卫生事件中，疾病大流行带来的国际防控最难、周期最长、涉及面最广、危害最大，可以考虑在世界卫生组织框架下，制

---

[1]　刘嘉玥：《论〈国际卫生条例（2005）〉下的传染病防控国际卫生合作机制》，硕士学位论文，华南理工大学，2016 年。

[2]　姚天冲、鲁思睿：《浅析国际突发公共卫生事件中的合作机制》，《中国卫生法制》2020 年第 5 期，第 1—6、49 页。

定世界卫生组织防范和应对大流行国际协议框架，在框架公约内制定基本原则，针对当前国际法律制度存在的制度不健全、制度缺少问题，制定一系列针对性的公约，例如病原体和基因序列数据共享。也可以在联合国框架下，以公约、峰会等形式制定大流行病的国际合作规则。

参考文献

一　中文

《2020 年国务院政府工作报告》，2021 年 6 月 13 日，http：//www. gov.
　　cn/premier/2020 - 05/29/content_5516072. htm。

鲍勇：《中国公共卫生应急管理体系的变迁与效果分析》，《中国公共卫
　　生》2021 年第 12 期。

薄涛：《疾病预防控制机构突发公共卫生事件应急能力理论与评价研究》，
　　博士学位论文，山东大学，2009 年。

曹海峰：《新形势下如何完善应急预案体系》，《学习时报》2019 年 6 月
　　5 日。

曹志辉、臧春光、韩彩欣：《河北省突发公共卫生事件应急能力现状及提
　　升策略》，《统计与管理》2015 年第 5 期。

陈宏伟：《科学处理应急管理"防"和"救"的关系》，《社会主义论坛》
　　2020 年第 8 期。

陈少贤：《国外公共卫生危机管理经验与启示》，《人民论坛》2020 年第
　　Z1 期。

陈玉芳：《情景应对型高校社会安全突发事件应急准备体系构建研究》，
　　博士学位论文，中国科学技术大学，2017 年。

陈卓敏：《大规模伤亡事件过负荷医院护理质量评价指标体系研究》，硕
　　士学位论文，第二军医大学，2013 年。

程丽萍、武华：《感染性疾病门诊建设现状调查分析》，《中国卫生质量管
　　理》2007 年第 5 期。

崔薏薏、万立东：《京沪粤三地卫生应急体系建设意见的对比》，《中华卫

生应急电子杂志》2020 年第 6 期。

崔巍：《院前急救管理模式探讨》，《成都医学院学报》2014 年第 1 期。

崔瑛：《中国公共卫生队伍建设存在的问题与对策探讨》，《现代商贸工业》2021 年第 16 期。

戴铭、艾军、陈升、赵清山：《温病证候病机学阐析》，《辽宁中医杂志》2011 年第 1 期。

邓莘、李自力、郭豫学等：《关于应急物资储备的思考》，《甘肃科技》2009 年第 25 期。

董建坤、邢以群、张大亮：《备而有用，用而有备：应急管理的"平战结合"模式研究》，《中国应急管理科学》2020 年第 12 期。

杜汋、王延赏、杨雪倩等：《医疗机构应对突发公共卫生事件能力评估策略研究》，《中国卫生质量管理》2019 年第 6 期。

方鹏骞、罗力、钱东福等：《建立医防结合、综合连续的公共卫生管理体系与运行机制》，《中国卫生事业管理》2019 年第 12 期。

方鹏骞、张泽宇：《"十四五"期间中国疾病预防控制机构发展战略与重点方向探析》，《中国卫生事业管理》2021 年第 8 期。

冯睿：《医学院校非医学新生入学适应教育调查与思考——以安徽医科大学为例》，《教育与教学研究》2016 年第 2 期。

傅蔚：《浅议马斯洛需求层次理论对员工进行激励》，《经营管理者》2013 年第 14 期。

高路：《中英公共卫生应急体系比较与经验借鉴》，《中外医学研究》2011 年第 12 期。

高智世：《数据要素牵引应急管理科技信息化发展》，《张江科技评论》2021 年第 3 期。

顾亿芯：《面向突发公共卫生事件的医院应急管理系统》，硕士学位论文，浙江大学，2020 年。

顾植山：《"三虚"致疫——中医学对疫病病因的认识》，《中国中医基础医学杂志》2009 年第 5 期。

《关于推进应急管理信息化建设的意见》（应急〔2021〕31 号）（2021 年5 月）。

管向东：《中国重症医学四十年》，《中华医学信息导报》2019 年第

12 期。

规划发展与信息司:《2020 年中国卫生健康事业发展统计公报》，2021
    年 10 月 8 日，http：//www. nhc. gov. cn/guihuaxxs/s10743/202107/af8a
    9c98453c4d9593e07895ae0493c8. shtml。

郭雪松、赵慧增:《突发公共卫生事件应急预案的组织间网络结构研究》，
    《暨南学报》（哲学社会科学版）2021 年第 1 期。

国家卫生健康委员会:《2019 中国卫生健康统计年鉴》，中国协和医科大
    学出版社 2019 年版。

国家卫生健康委员会:《2020 中国卫生健康统计年鉴》，中国协和医科大
    学出版社 2020 年版。

国家卫生健康委员会:《关于政协十三届全国委员会第三次会议第 3988 号
    （资源环境类 241 号）提案答复的函》，2021 年 10 月 8 日，http：//www.
    nhc. gov. cn/wjw/tia/202101/1ace60a10b0e4710ba84a30216ccfc14. shtml。

国家医疗保障局:《国家医保局"两个确保"全力开展疫情应对与救治保
    障》，2020 年 1 月 22 日，2020 年 3 月 5 日，http：//www. nhsa. gov. cn
    / art /2020 /2 /6 / art_14_2494. html。

国务院:《国家突发公共卫生事件总体应急预案》，2021 年 6 月 13 日，ht-
    tp：// www. gov. cn/yjgl/2006 - 01/ 08 /content_ 21048. htm。

国务院:《突发公共卫生事件应急条例》（2011 年 1 月 8 日），2021 年 12 月 13
    日，http：//www. gov. cn/gongbao/content/2011/ content_1860801. htm。

《国务院办公厅关于印发全国医疗卫生服务体系规划纲要（2015—2020
    年）的通知》，2015 年 3 月 6 日，http：//www. gov. cn/zhengce/content/
    2015 - 03/30/content_9560. htm。

韩扬眉、陈晓红:《中国公共卫生应急管理体系将迎改革契机》，《中国科
    学报》2020 年 2 月 27 日。

胡凌锋:《基于案例推理的台风灾害应急物资需求预测研究》，硕士学位
    论文，华南理工大学，2020 年。

胡印斌:《领导被问责，慈善机构会更透明吗?》，《民生周刊》2020 年第
    3 期。

胡圆圆、魏书华:《浙江省企业人才激励机制研究——基于企业文化视
    角》，《东方企业文化》2015 年第 20 期。

《湖北省突发公中毒事件卫生应急信息平台》，http：//123.127.60.131：
8080/preplan/app。

黄春燕、王晓欢、郑月燕：《传染病流行病学特征分析常用方法介绍》，
《海峡预防医学》2021 年第 27 期。

黄娇：《EV－A71 疫苗上市后对襄阳市城区手足口病流行影响研究》，博
士学位论文，华中科技大学，2018 年。

黄奇帆：《疫情下对中国公共卫生防疫体系改革的建议》，2021 年 6 月 13
日，http：// www.xinhuane t.com 2020 02/19/c_1 125593623.htm。

疾控预防控制局：《2020 年全国法定传染病疫情概况》，2021 年 10 月 8
日，http：//www.nhc.gov.cn/jkj/s3578/202103/f1a448b7df7d4760976fe
a6d55834966.shtml。

《重症医学科建设与管理指南》（2020 版），健康界：https：//www.cn－
healthcare.com/articlewm/20210401/content－1205567.html。

江苏省卫生健康委员会：《关于建立并实施江苏省医疗机构医院感染防控
长效工作机制的通知》，2021 年 8 月 23 日。

姜淮芜等：《综合医院重大传染病预检分诊体系的审视与完善》，《医学与
哲学》2020 年第 13 期。

金其林、许建、徐斌等：《中国卫生应急体系建设的现状与分析》，《中国
医药指南》2012 年第 34 期。

玖九、解伟、张英：《公共卫生科室如何"刷出存在感"？》，《中国卫生
人才》2020 年第 6 期。

阚庭、陈楚琳、黄燕：《医护人员传染病突发事件核心应急能力指标体系
的构建》，《中华护理杂志》2018 年第 4 期。

［美］劳伦斯·高斯汀、林赛·威利：《公共卫生法：权力·责任·限
制》，苏玉菊等译，《政法论坛》2021 年第 2 期。

李爱军：《基层疾控机构绩效考核工作的难点与对策》，《中国公共卫生管
理》2012 年第 3 期。

李昊、段德光、陶学强、陈恩、高树田：《传染病动力学模型及其在新型
冠状病毒肺炎疫情仿真预测中的应用综述》，《医疗卫生装备》2020 年
第 3 期。

李红、古满平、杨旭红：《综合医院护士重大传染病疫情应急能力及影响

因素调查分析》，《护理学杂志》2021 年第 4 期。

李剑：《中国院前急救体制及网络建设现状浅析》，《中华急诊医学杂志》2007 年第 12 期。

李君、李莉：《突发重大传染病应急响应下的医院人力资源管理》，《中国医院》2020 年第 12 期。

李胜军：《健全完善相关法律法规　推进公共卫生应急法制体系建设》，《法制与社会》2020 年第 25 期。

李希文：《朔州市卫生应急物资储备模式探讨》，硕士学位论文，山西医科大学，2012 年。

李岳德、张禹：《〈突发事件应对法〉立法的若干问题》，《行政法学研究》2007 年第 4 期。

李志芳：《信息化建设在医院传染病疫情报告中的创建与应用》，《河南预防医学杂志》2017 年第 7 期。

《谋篇"十四五"——习近平为这四大领域指明方向》，2020 年 12 月 17 日，央广网（http：//news. cnr. cn/native/gd/20200923/t20200923 _525272245. shtml）。

梁思园等：《中国医疗联合体发展和实践典型分析 》，《中国卫生政策研究》2016 年第 5 期。

林枫、王鹏菲：《从机构职能配置入手完善突发公共卫生事件应急管理体系建设》，《决策探索·收藏天下》（中旬刊）2020 年第 4 期。

林枫、杨扬：《关于医保推动公卫和医疗服务融合的几点建议》，《中国医疗保险》2020 年第 8 期。

刘海波：《疾病预防控制中心现代化建设的探索及思考》，《中国初级卫生保健》2012 年第 1 期。

刘嘉玥：《论〈国际卫生条例（2005）〉下的传染病防控国际卫生合作机制》，硕士学位论文，华南理工大学，2016 年。

刘剑君：《卫生应急物资保障》，人民卫生出版社 2017 年版，第 2—3 页。

刘铁钢、白辰、胡莉等：《疫病中医病名探究》，《中华中医药杂志》2021 年第 4 期。

刘霞等：《基于政策工具的中国公共卫生应急管理体系建设政策文本量化分析》，《中国公共卫生》2021 年第 5 期。

刘一欧：《中国医疗服务体系发展历程及思考》，《现代商贸工业》2017年第 34 期。

刘志昌：《加快推进社会治理体系和治理能力现代化——以防控新冠肺炎疫情为例》，《中国井冈山干部学院学报》2020 年第 2 期。

卢峰：《关于疾控机构绩效管理机制的思考》，《江苏卫生事业管理》2018年第 10 期。

卢祖洵、徐鸿彬、李丽清等：《关于加强基层医疗卫生服务建设的建议——兼论推进疫情防控关口前移》，《行政管理改革》2020 年第3 期。

路辰、杨建斌、袁克虹：《5G 移动式互联网急救医院重构院前急救体系》，《中国医院院长》2020 年第 8 期。

吕传柱：《院前急救和灾害医学紧急救援体系建设的反思与建议》，《中华急诊医学杂志》2009 年第 7 期。

罗奕、王聪、童心卢、汤佳威、黄仙红：《杭州市基层医务人员卫生应急能力现状及影响因素分析》，《职业卫生与应急救援》2021 年第 3 期。

麦剑荣、周玲、许镇：《实习护生突发公共卫生事件风险认知及应急能力的调查研究》，《护理学杂志》2020 年第 14 期。

宁杰、邹佳辰、王延赏等：《天津市医疗机构卫生应急能力因子分析法评价》，《中国公共卫生》2018 年第 10 期。

庞宇：《中国应急预案管理的问题及对策》，《科技管理研究》2013 年第11 期。

戚淇、韩玉珍、刘国栋等：《公立医院公共卫生服务监管能力研究》，《中国医院管理》2015 年第 9 期。

钱琴：《信息通讯技术在出院患者回访中的应用现状与展望》，《当代护士》2013 年第 9 期。

乔红英：《医院信息化建设在传染病报告监控中的作用》，《医药论坛杂志》2021 年第 4 期。

乔文玲、杨文华：《急诊护士突发公共卫生事件应急能力评价体系的构建》，《中国护理管理》2014 年第 7 期。

秦怡、黄元英、何中臣、张检、罗蓝、唐贵忠：《基于案例梳理的基层医疗卫生机构重大传染性疾病防控：经验、问题与对策》，《中国全科医学》2021 年第 1 期。

《全国公共卫生信息化建设标准与规范（试行）》。

人民日报：《覆盖全民全国基本医疗保险参保人数超过 13.5 亿人》，http：//
　　news. cctv. com/2020/01/17/ARTI8YN26paFZzJk3u8zAIcc200117. shtml。

闫祥岭、蔺娟、马晓媛等：《"平战结合"纾解传染病诊疗困境》，2021 年 6
　　月 15 日，http：//lw. xinhuanet. c om/2020 -04/：l5/c_138971646. htm。

尚晓鹏、徐校平、杨清等：《浙江省公立医院公共卫生服务补偿现况分
　　析》，《中华医院管理杂志》2019 年第 1 期。

社区卫生服务中心：《疫情期负责预警分诊、对密切接触者居家医学观
　　察、健康教育工作》，2020 年 5 月 11 日人民网，（http：//health. peo-
　　ple. com. cn/n1/2020/0511/c14739_ 31704734. html）

申曙光：《关于医疗保障发展的三点思考》，《中国医疗保险》2020 年第
　　3 期。

申曙光、朱艺唯：《重大疫情防控与中国医疗保障体系的完善》，《中共中
　　央党校（国家行政学院）学报》2020 年第 3 期。

师玥、任小巧：《芳香类中药在疫病防治中的应用》，《中国民族民间医
　　药》2021 年第 14 期。

石东风、万兵华、谭畅：《〈传染病防治法〉的创新与意义》，《中国公共
　　卫生》2005 年第 21 期。

石钢：《公立医院应急管理存在的现实问题和对策研究——以成都中医药
　　大学附属医院为例》，硕士学位论文，中共四川省委党校，2018 年。

税章林等：《突发急性传染病的门诊防控策略初探》，《中国医院管理》
　　2020 年第 3 期。

［美］斯科特·斯内尔、乔治·伯兰德：《人力资源管理》，东北财经大学
　　出版社 2011 年版。

宋元涛、王大伟、杨春立、隋秀峰：《以信息化加速推进应急管理现代
　　化》，《中国应急管理》2021 年第 6 期。

搜狐新闻：《郑州市成立紧急医疗救援中心特勤大队》，2021 年 10 月 28
　　日，http：//news. sohu. com/ 20070417/n249486195. shtml。

粟锋：《新中国成立以来党领导人民抗击重大疫情的历史回顾与经验启
　　示》，《思想教育研究》2020 年第 3 期。

孙丁、李幼平、冯曦兮：《从 SARS 防治绩效对比研究各国公共卫生应急反应体系》，《中国循证医学杂志》2004 年第 4 期。

孙菊枝：《紧急状态下的公共卫生法律法规建设》，《中国公共卫生》2003 年第 10 期。

孙统达：《突发公共卫生事件引起的反思及对策研究》，博士学位论文，浙江大学，2004 年。

锁箭、杨涵、向凯：《中国突发公共卫生事件应急管理体系：现实，国际经验与未来构想》，《电子科技大学学报》（社会科学版）2020 年第 3 期。

谈志文：《浅谈国内外院前急救现状与基层协同新模式》，《中华灾害救援医学》2020 年第 12 期。

唐旭东：《发挥好中医药在抗疫中的独特优势》，《红旗文稿》2020 年第 6 期。

陶芳标：《弥合公共卫生与临床医学教育裂痕推动医防融合实践》，《中华预防医学杂志》2020 年第 5 期。

陶红兵：《湖北省医疗救治体系建设现状研究报告》，2021 年。

田伟、张鹭鹭、欧崇阳等：《中国公共卫生服务系统的历史沿革和存在的问题》，《中国全科医学》2006 年第 17 期。

仝小林：《中医抗疫三项新成果》，《世界中医药》2020 年第 8 期。

仝小林、朱向东、赵林华等：《加强中国新发突发传染病中医药应急防控体系建设的战略思考》，《中国科学院院刊》2020 年第 9 期。

万钦：《关于社区卫生管理"医防融合"模式的研究》，《中国卫生产业》2020 年第 12 期。

汪志豪、陈馨、李小宁、谢翩翩、刘万奇、刘瑾琪、杨金侠：《国家基本公共卫生服务项目人才队伍现状分析》，《中国公共卫生》2019 年第 6 期。

王玎：《公立医院参与突发公共卫生事件应对的问题与策略研究——以滨州医学院附属医院为例》，硕士学位论文，山东大学政治学与公共管理学院，2021 年。

王东博、陈威震、韩德民：《中国突发公共卫生事件体系中医院感染应急管理现状》，《中国医院管理》2020 年第 4 期。

王兰、张艺璇、康雷、丁霞、姜良铎：《中医防疫思想之思考》，《环球中医药》2021 年第 1 期。

王楠等：《中国综合医院发热门诊现状及存在问题分析》，《中国医院管理》2020 年第 11 期。

王显君、唐智友、杨文梅等：《基层医疗卫生机构医防"五融合"健康管理服务模式研究》，《中国全科医学》2020 年第 31 期。

王振瑞：《中西医结合与瘟疫的第一次对决》，《中华医史杂志》2003 年第 4 期。

网易新闻：《凝聚应急救援力量！珠海市香洲区应急救援中心揭牌》，2021 年 10 月 28 日，https：//www. 163. com/dy/article/GNGJKTH50550AXYG. html。

温志强、郝雅立：《〈突发事件应对法〉实践十年：成绩、问题与未来展望——中国〈突发事件应对法〉实践十年（2007—2017）》，《江西财经大学学报》2017 年第 5 期。

邬璟璟等：《智能经济应对重大公共卫生危机的机制与作用》，《当代经济研究》2020 年第 6 期。

吴嘉杰：《疫情之下的综合医院建筑传染门诊应对策略》，《建筑·节能》2020 年第 9 期。

《习近平主持召开中央全面深化改革委员会第十二次会议强调完善重大疫情防控体制机制　健全国家公共卫生应急管理体系　李克强王沪宁韩正出席》，2021 年 6 月 16 日，http：//www. cac. gov. cn/2020 – 02/14/c_ 1583221601462311. htm。

谢金月、苏迎、常红等：《疾病预防控制人才激励机制存在的问题及对策》，《中国卫生资源》2013 年第 2 期。

《新组建的国家疾控局如何推进医防协同》，2021 年 6 月 18 日，http：//www. eeo. com. cn/2021/0428/48 6395. shtml。

徐娟、余鸣人：《中国医药应急物资储备政策溯源》，《中国卫生》2020 年第 5 期。

徐婷、鲍勇、王韬：《中国公共卫生应急管理体系的变迁与效果分析》，《中国公共卫生》2020 年第 12 期。

薛湖、张强、钟开斌：《危机管理：转型期中国面临的挑战》，清华大学出版社 2003 年版。

薛鑫、韩黎:《武汉火神山医院感染防控技术指引体系建设》,《中华医院感染学杂志》2020 年第 12 期。

严国华、梁铮声、刘景、解宝光:《九种中药对流行性脑脊髓膜炎带菌者973 例疗效观察》,《中医杂志》1960 年第 6 期。

杨丽:《浅析期望理论在疾病预防控制机构人力资源激励中的应用》,《财经界》(学术版) 2016 年第 27 期。

杨倩:《应急医疗物资调度中的联合运送路径优化研究》,硕士学位论文,西安电子科技大学,2019 年。

杨诗雨、张晓娜、张霄艳:《武汉市公立医院公共卫生人才队伍建设现况调查分析》,《湖北文理学院学报》2019 年第 5 期。

姚天冲、鲁思睿:《浅析国际突发公共卫生事件中的合作机制》,《中国卫生法制》2020 年第 5 期。

叶善文:《构建基于需求层次理论的研究生激励机制》,《宁波大学学报》(教育科学版) 2007 年第 4 期。

医防融合:《如何从效果图变成实景图——瞭望周刊社》,2020 年 12 月 3日,http://lw. xinhuanet. com/2020 - 06/01/c_139100302. htm。

医政医管局:《关于进一步做好常态化疫情防控下医疗机构感染防控工作的通知》,2021 年 10 月 8 日,http://www. nhc. gov. cn/yzygj/s7659/202012/ec6dd39670c94f55ace6ac9b3c4fe3ec. shtml。

《应急管理信息化发展战略规划框架 (2018—2022 年)》(2018 年 12 月)。

《应急预案体系建设的几点思考》,2021 年 6 月 13 日,http://www. safe-hoo. com/Emergency/System/ 2020 04/1599871. shtml。

余国珍、郑彩云、王德文:《基层医疗卫生机构疫情常态化防控应对举措探讨》,《中国农村卫生事业管理》2021 年第 3 期。

余雪梅、乐虹:《国内外突发公共卫生事件应急管理体系比较研究》,《医学与社会》2007 年第 7 期。

岳冬辉:《中医疫病病因学理论探析》,《中华中医药杂志》2012 年第12 期。

《扎紧基层防控篱笆,丽岙在全省分享经验》,2021 年 10 月 29 日,瓯海新闻网 (http://www. ohnews. cn/system/2021/01/18/013965325. shtml)。

张丹、程锦泉：《医疗机构公共卫生工作指南》，人民卫生出版社 2013 年版。

张观连、黄桂玲、刘清香等：《突发公共卫生事件应急机制研究》，《中国卫生产业》2018 年第 25 期。

张海波、童星：《中国应急管理结构变化及其理论概化》，《中国社会科学》2015 年第 3 期。

张擎、李开涛、赵凯等：《中国紧急医学救援体系现状与建议》，《中华医院管理杂志》2017 年第 8 期。

张蕊：《中国事业单位薪酬激励机制的分析》，《经营管理者》2011 年第 19 期。

张沙沙：《我国应急人力资源网格调配研究》，硕士学位论文，电子科技大学，2013 年。

张晓玲：《新中国成立以来中国突发公共卫生事件应急管理的发展历程》，《中国应急管理科学》2020 年第 10 期。

张业亮：《加强全球应对突发公共卫生事件的国际合作机制》，《世界知识》2020 年第 4 期。

张颖熙：《疫情下的中国公共卫生服务体系：严峻挑战与改革路径》，《黑龙江社会科学》2020 年第 5 期。

张云飞：《2004—2017 年全国医院感染引起的突发公共卫生事件流行特征分析》，《疾病监测》2020 年第 2 期。

张志深、徐会选：《建立感染性疾病防治联合体的实践研究——以沧州市传染病医院为例》，《中国医学伦理学》2019 年第 8 期。

赵娜、董碧蓉、须晋等：《中西医结合治疗严重急性呼吸综合征（SARS）疗效的系统评价》，《华西医学》2004 年第 3 期。

赵昕宇：《俄罗斯"早产"疫苗饱受质疑：刚完成二期临床试验尚未公布任何数据》，《高科技与产业化》2020 年第 8 期。

赵轩毅：《论突发公共卫生事件中的公民知情权——以〈传染病防治法〉中的信息传导机制为视角》，《法治社会》2021 年第 3 期。

赵勋皋：《应用中药预防流行性脑脊髓膜炎的观察报告》，《上海中医药杂志》1959 年第 8 期。

郑舒、李颖：《中国公共卫生服务发展现状研究》，《中国卫生产业》2017

年第 31 期。

郑拓：《突发性公共事件与政府部门间的协作及其制度困境》，博士学位论文，复旦大学，2013 年。

中国经济网—《经济日报》：《中国公众急救意识缺乏　公共急救知识和技能普及已刻不容缓》，2021 年 10 月 28 日，http：//politics. people. com. cn/n/2015/0910/c70731 - 27566051. html。

中国医学科学院医学情报研究所：《近年来中国流行性脑脊髓膜炎防治与研究工作概况》，《医学研究通讯》1977 年第 4 期。

中华人民共和国国家卫生健康委员会：《中华人民共和国突发事件应对法》，2021 年 6 月 14 日，http：//www. nhc. gov. cn/jnr/fzjzrflfg/201405/00c9736e4e7b46f29f4ece289b2b3592. shtml。

中华人民共和国教育部：《2019 年全国教育事业发展统计公报》，2020 年 5 月 20 日，http：//www. moe. gov. cn/jyb_sjzl/sjzl_fztjgb/202005/t20200520_456751. html。

中华人民共和国教育部：《关于政协十三届全国委员会第三次会议第 4352 号（医疗体育类 580 号）提案答复的函》，2020 年 11 月 19 日，http：//www. moe. gov. cn/jyb_xxgk/xxgk_jyta/jyta_gaojiaosi/202101/t20210126_511087. html。

中华人民共和国卫生健康委员会办公厅：《国卫办医函〔2019〕480 号关于进一步加强医疗机构感染预防与控制工作的通知》（2019 年 5 月 23 日），2021 年 12 月 13 日，http：//www. nhc. gov. cn/yzygj/s7659/201905/d831719a5ebf450f991ce47baf944829. shtml。

中华人民共和国中央人民政府：《北京出台突发公共卫生事件应急条例医疗卫生人员可越级报告》，2021 年 6 月 14 日，http：//www. gov. cn/xinwen/2020 - 09/25/content_5547235. htm。

中华人民共和国中央人民政府：《国务院常务会议要求积极推进〈中华人民共和国传染病防治法〉修订工作》，2021 年 6 月 14 日，http：//www. gov. cn/zhengce/2021 - 01/08/content_5578327. htm。

中华人民共和国中央人民政府：《突发公共卫生事件应急条例》（2003 年 5 月 9 日中华人民共和国国务院令第 376 号公布，根据 2011 年 1 月 8 日《国务院关于废止和修改部分行政法规的决定》修订），2021 年 6 月 10

日，http：//www. gov. cn/zhengce/2020 – 12/26/content_5574586. htm。

中华人民共和国中央政府：《突发公共卫生事件应急条例》，2021 年 6 月 13 日，http：//www. gov. cn/zhengce/content/2008 – 03/28/content_6399. htm。

钟开斌、张佳：《论应急预案的编制与管理》，《甘肃社会科学》2006 年第 3 期。

钟育云：《马斯洛需求层次理论对完善组织激励机制的启示》，《中国经贸》2009 年第 14 期。

周雷、刘维蓉：《公共卫生应急管理体系的健全探讨》，《财政与金融》2021 年第 21 期。

周书铎、金音子、郑志杰：《急救医疗体系运行机制优化研究进展及启示》，《中国医院管理》2020 年第 11 期。

周永根：《中国社区应急管理预案法制体系研究》，《湖南社会科学》2018 年第 5 期。

朱凤才、沈孝兵：《公共卫生应急——理论与实践》，东南大学出版社2017 年版。

朱光明、王洪秋：《补齐短板　加快公共卫生人才队伍建设》，《光明日报》2021 年 7 月 13 日，https：//m. gmw. cn/2020 – 07/13/content_1301363496. htm。

朱荟、陆杰华：《中国特色公共卫生应急联动体系的支撑条件与实践路径》，《上海行政学院学报》2021 年第 2 期。

朱永兴：《国内应急管理研究现状与展望》，《管理观察》2017 年第22 期。

訾春艳、胡银环、程思雨等：《国外疫苗安全监管措施比较及对中国的启示》，《中国公共卫生》2017 年第 5 期。

二　外文

Franklin White, "Primary Health Care and Public Health：Foundations of Universal Health Systems", *Med Princ Pract*, Vol. 24, No. 2, 2015.

Jian M. J., Chung H. Y., Chang C. K., et al., "Genomic Analysis of Early Kumar, Anand., "Critically ill Patients with 2009 Influenza A（H1N1）Infection in Canada", *Jama*, Vol. 302, No. 17, 2009.

Ong M. , Perkins G. D. , "Cariou A . Out – of – hospital Cardiac Arrest: Pre-hospital Management", *Lancet*, Vol. 391, No. 10124, 2018.

Pan H – X, et al. , "Immunogenicity and Safety of a Severe Acute Respiratory Syndrome Coronavirus 2 Inactivated Vaccine in Healthy Adults: Randomized, Double – blind, and Placebo – controlled Phase 1 and Phase 2 Clinical Trials", *Chinese Medical Journal*: June 05, 2021 – Volume 134 – Issue 11.

Patel M. , MMWR Morb Mortal Wkly Rep, Vol. 68, No. 17, 2019.

Redwoodcampbell L. , Abrahams J. , "Primary Health Care and Disasters – the Current State of the Literature: What We Know, Gaps and Next Steps", *Prehospital and Disaster Medicine*, Vol. 26, No. 3, 2011.

Swathi J. M. , Gonzalez P. A. , Delgado R. C. , "Disaster Management and Primary Health Care: Implications for Medical Education", *International Journal of Medical Education*, Vol. 8, 2017.

Wang H. , Shi Y. , Song J. , et al. , "Ebola Viral Glycoprotein Bound to Its Endosomal Receptor Niemann – Pick C1. ", *Cell*, Vol. 164, No. 1 – 2, 2016.

WYNN A. , MOORE K. , "Integration of Primary Health Care and Public Health During a Public Health Emergency", *American Journal of Public Health*, Vol. 102, No. 11, 2012.